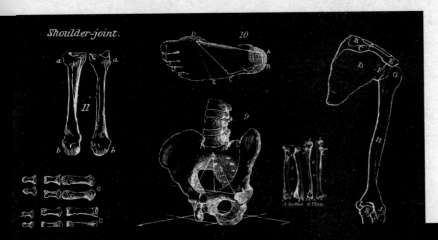

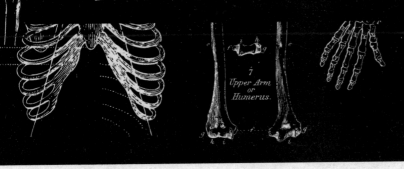

实用骨科疾病综合诊疗学

主 编 宋敬锋 周 彬 舒尺祥 刘永强 王海涛 曹红星

SHIYONG GUKE JIBING

ZONGHE ZHENLIAOXUE

黑龙江科学技术出版社

图书在版编目（CIP）数据

实用骨科疾病综合诊疗学 / 宋敬锋等主编. -- 哈尔
滨：黑龙江科学技术出版社, 2018.2
ISBN 978-7-5388-9741-8

Ⅰ.①实… Ⅱ.①宋… Ⅲ.①骨疾病－诊疗 Ⅳ.
①R68

中国版本图书馆CIP数据核字(2018)第114614号

实用骨科疾病综合诊疗学
SHIYONG GUKE JIBING ZONGHE ZHENLIAOXUE

主　　编	宋敬锋　周　彬　舒尺祥　刘永强　王海涛　曹红星
副 主 编	陈顺广　李永辉　陈　洋　牟乐明
	刘　丹　李保杰　谌洪亮
责任编辑	李欣育
装帧设计	雅卓图书
出　　版	黑龙江科学技术出版社
	地址：哈尔滨市南岗区公安街70-2号 邮编：150001
	电话：（0451）53642106 传真：（0451）53642143
	网址：www.lkcbs.cn www.lkpub.cn
发　　行	全国新华书店
印　　刷	济南大地图文快印有限公司
开　　本	880 mm×1 230 mm　1/16
印　　张	10
字　　数	329 千字
版　　次	2018年2月第1版
印　　次	2018年2月第1次印刷
书　　号	ISBN 978-7-5388-9741-8
定　　价	88.00元

前　言

近年来，骨科学的理论和技术已取得了前所未有的发展，对指导诊断、治疗骨科疾病发挥了重要作用。同时，由于国际、国内同行之间交流的不断增进，许多新技术和新方法在临床上得到了推广和应用，极大地推动了现代骨科、手足外科诊断和治疗水平的提高与发展，本书正是在这样的背景下编写而成的。

本书重点介绍了骨科基本手术技术、创伤急救、常见骨科疾病的诊疗等内容，选材新颖，内容简明，图文并茂，实用性强。本书坚持基础理论与实际应用相结合，集众家之所长，融汇了众编者多年丰富的临床经验，对骨外科及手足外科医师具有一定的参考价值，也可作为各基层医生和医务工作者学习之用。

在编写过程中，我们虽力求做到写作方式和文笔风格的一致，但由于参编人数较多，加上编者时间和精力有限，书中难免有一些疏漏和缺点错误，希望广大读者提出宝贵意见和建议，以便再版时修订。

编　者

2018 年 2 月

目 录

第一章　骨科基本手术技术 …………………………………………………… 1
　　第一节　骨膜剥离技术 ………………………………………………… 1
　　第二节　肌腱固定技术 ………………………………………………… 3
　　第三节　骨牵引术 ……………………………………………………… 3
　　第四节　支具与石膏固定 ……………………………………………… 7
　　第五节　植骨术 ………………………………………………………… 13
　　第六节　微创技术 ……………………………………………………… 20

第二章　创伤急救 …………………………………………………………… 24
　　第一节　创伤的分类 …………………………………………………… 24
　　第二节　创伤救治原则 ………………………………………………… 27
　　第三节　创伤严重程度的评估 ………………………………………… 29
　　第四节　创伤的早期救治 ……………………………………………… 30
　　第五节　四肢及骨盆骨折 ……………………………………………… 37

第三章　创伤患者的围手术期处理 ………………………………………… 48
　　第一节　术前处理 ……………………………………………………… 48
　　第二节　术中准备 ……………………………………………………… 53
　　第三节　术后处理 ……………………………………………………… 54

第四章　手部损伤 …………………………………………………………… 57
　　第一节　指骨骨折 ……………………………………………………… 57
　　第二节　掌骨骨折 ……………………………………………………… 60
　　第三节　指间关节脱位、骨折－脱位及韧带损伤 …………………… 62
　　第四节　掌指关节脱位、骨折－脱位及韧带损伤 …………………… 63

第五章　上肢损伤 …………………………………………………………… 65
　　第一节　锁骨骨折 ……………………………………………………… 65
　　第二节　肩胛骨骨折 …………………………………………………… 68
　　第三节　肩关节脱位 …………………………………………………… 71
　　第四节　肱骨近端骨折 ………………………………………………… 75
　　第五节　肱骨干骨折 …………………………………………………… 80
　　第六节　肱骨髁上骨折 ………………………………………………… 83
　　第七节　肱骨髁间骨折 ………………………………………………… 85

第六章　下肢损伤 …………………………………………………………… 89
　　第一节　髋臼骨折 ……………………………………………………… 89
　　第二节　骨盆骨折 ……………………………………………………… 92
　　第三节　股骨颈骨折 …………………………………………………… 97
　　第四节　股骨干骨折 …………………………………………………… 100

　　第五节　股骨远端骨折 ……………………………………………………………… 104

　　第六节　髌骨脱位 …………………………………………………………………… 107

　　第七节　髌骨骨折 …………………………………………………………………… 109

第七章　膝部损伤 ……………………………………………………………………… 112

　　第一节　解剖学基础 ………………………………………………………………… 112

　　第二节　伸膝装置损伤 ……………………………………………………………… 121

　　第三节　髌骨的急慢性疾患 ………………………………………………………… 125

　　第四节　膝关节软骨损伤 …………………………………………………………… 132

　　第五节　半月板损伤与疾患 ………………………………………………………… 137

第八章　踝关节、足部损伤 …………………………………………………………… 151

　　第一节　踝关节骨折和脱位 ………………………………………………………… 151

　　第二节　距骨骨折及脱位 …………………………………………………………… 157

　　第三节　跟骨骨折 …………………………………………………………………… 160

　　第四节　跖骨骨折及脱位 …………………………………………………………… 163

参考文献 ………………………………………………………………………………… 166

第一章

骨科基本手术技术

第一节　骨膜剥离技术

骨膜属结缔组织，包绕着骨干，来源于中胚层，大多数管状骨包括肋骨都有骨膜，肌肉通过骨膜附着于骨干上。骨科手术基本上都在骨面上进行，只有剥离骨面上附着的骨膜才能显露出需要实施手术的部位，因而骨膜剥离是骨科手术中常用的操作方法，但针对不同的手术目的，对术中骨膜剥离方法的要求不尽相同。

一、游离骨膜移植时骨膜的剥离和切取

骨膜生发层的间充质细胞（骨原细胞）既可分化为软骨细胞形成软骨，也可分化为骨细胞成骨，并具有终生分化的潜能。早在 1930 年，Ham 就从理论上提出，胚胎时期骨膜的生发层细胞具有依据存在环境变化分化为软骨细胞和骨细胞的可能，而成年组织中这种细胞也具有未分化间叶细胞的潜能，但无实验证实。Fell 的实验表明，在鸡胚胎发育过程中，从软骨膜衍化而来的骨膜能够生成软骨，研究亦表明骨膜生发层的骨原细胞在低氧环境下可分化为软骨细胞。骨膜被移植到关节腔后，在低氧环境和滑液的营养及局部应力的作用下，原处于静止状态的细胞可迅速增生分化为软骨母细胞，后者分泌细胞间质并被包埋而变为软骨细胞，最终成为软骨组织。骨膜生发层细胞是骨膜再生软骨的主要成分，单位面积上骨膜生发层细胞的数量及其活性是决定新生软骨厚度的基础。在同一环境下，单位面积上的骨膜生发层细胞多、活性高，则新生软骨厚；反之，则较薄。骨膜成软骨与否，除理化因素和骨膜固定技术外，首先取决于骨膜剥离技术，仔细的锐性剥离，可使骨膜生发层细胞残留在骨面上的数量减少，骨膜上的生发层细胞数增多，有利于骨膜的成软骨。

二、骨折患者的骨膜剥离

影响骨折愈合最主要的因素是局部血运和骨膜的完整性，骨膜完整可以限制骨折端血肿向周围软组织内扩散，促进血肿的机化和软骨内成骨，有利于膜内成骨的进行。骨膜剥离损伤了骨膜动脉，骨膜动脉在长骨中的供血量小，损伤后骨的其他动脉可很快扩张代偿，短期内通常即可恢复正常的血流量；同时骨膜组织很快增生，有大量血管从周围组织长入，也增加了骨的血流量。虽然骨膜对长骨的血供影响不大，随着时间的推移，长骨的血供可恢复至正常状态，但血供恢复时间越长，对骨组织修复越不利，因而在手术操作中我们应尽量减少操作带来的损伤。在骨折的治疗中，应注意根据受力方向和 X 线片尽量在骨膜破坏侧剥离及放置钢板，保证对侧骨膜的完整性，这样将有利于骨折的愈合，促进患者的恢复。

三、常用的骨膜剥离方法

在具体的手术操作过程中，剥离骨膜时应使骨膜剥离器向骨间膜或肌纤维与其附着的骨干成锐角方向剥离、推进，否则易于进入肌纤维或骨间膜纤维中，造成出血和对组织的损伤（图 1-1）。在剥离肋

骨骨膜时，应根据肋间肌的附着特点，先在肋骨上剥离骨膜，由后向前剥离肋骨上缘，由前向后剥离肋骨下缘，即采用上顺下逆的方法（图1-2），否则可能损伤胸膜而导致气胸。剥离脊柱的肌肉时应自下往上，顺着肌肉的附着点紧贴骨面进行剥离，如此可减少术中的出血（图1-3）。骨干部位应顺骨干纵行切开骨膜，在骨端或近关节处，为防止骨膜进入关节和骨骺板，可将其做I形或Z形切开，如此既可缩短纵行切开的长度，又可保证术中有足够的显露宽度。

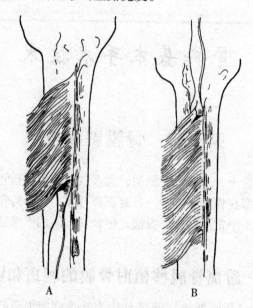

A   B

图1-1　骨膜剥离技术

A. 骨膜剥离器向骨间膜或肌纤维与附着的骨干成锐角方向剥离；B. 如向钝角方向剥离，则剥离器易于离开骨干而进入肌纤维或骨间膜纤维之中

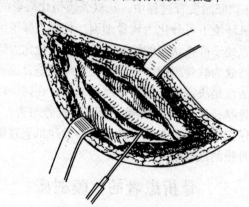

图1-2　肋骨骨膜的剥离方法

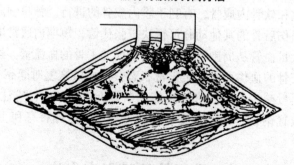

图1-3　竖脊肌的剥离显露方法（箭头）

（宋敬锋）

第二节　肌腱固定技术

肌腱外科中有许多手术涉及肌腱的固定，肌腱牢固固定后患者可早期活动，有利于患者的功能恢复，肌腱的确切固定是取得满意疗效的关键。下面简要介绍一下几种常用的肌腱固定于骨面的方法。

1. 基本固定法　为使肌腱与骨面有效地愈合，肌腱固定于骨面时，首先应将与肌腱接触的骨面凿成粗糙面，再于固定骨上钻孔，将缝线穿过骨孔并抽紧，将肌腱有效地固定于骨的表面。对于细长的肌腱或筋膜条，可将肌腱、筋膜条穿过骨隧道，肌腱和筋膜条穿出骨隧道后，拉紧使肌腱断端对接、重叠缝合。

2. 不锈钢丝拉出缝合法　适用于跟腱、跗骨、指骨的肌腱固定，在骨面上开一骨槽，将穿好钢丝的肌腱近端置入骨槽，再将钢丝经骨钻孔从足底或手指掌侧皮肤穿出，固定于纽扣或橡皮管上，对于张力较大者，应将钢丝穿出石膏外，固定于石膏外的纽扣上，以免压迫皮肤，造成皮肤坏死（图1-4）。

3. 肌腱-骨瓣固定法　肌腱的早期主动活动可以防止粘连形成，但肌腱早期活动所增加的肌腱止点牵张力，易造成肌腱止点的撕脱或愈合延缓。而骨与骨之间的愈合明显快于骨与肌腱之间的愈合，且利于移植肌腱的早期活动。理论上骨-肌腱移植可早期进行主动活动，而不发生止点撕脱断裂。带有肌腱的骨瓣血管供血丰富、血运好，如带有骨片的股四头肌或髋关节外展肌群的转移等，均可通过此法达到良好的固定，但在固定时应将骨面凿成粗糙面，将带有肌腱的骨片以克氏针或螺丝钉固定于粗糙的骨面上，也可通过钢丝通过骨孔环扎固定，对于一些力量较小的肌肉可以细丝线固定，可促进固定肌腱的愈合，有利于患者的早期康复（图1-5）。

4. 肌腱骨栓固定法　如腘绳肌腱结与骨栓嵌入固定法关节镜下重建后交叉韧带（PCL）损伤，肌腱结和骨栓嵌入瓶颈样股骨隧道内，与隧道挤压紧密，术中可将自体松质骨同时植入隧道，可有效地防止骨道渗血和关节液浸入，有利于移植物与骨壁愈合。

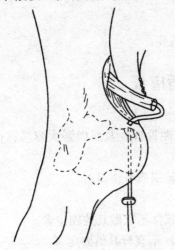 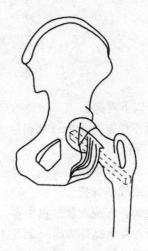

图1-4　跟腱断裂钢丝抽出骨面固定法　　　图1-5　股方肌骨瓣转位植骨、固定

（宋敬锋）

第三节　骨牵引术

牵引术是矫形外科的常用技术，熟练掌握并正确应用是取得满意治疗效果的关键。牵引治疗的原理是应用持续的作用力与反作用力，来缓解软组织的紧张与回缩，使骨折、脱位得以整复，预防和矫正软组织的挛缩畸形或为某些疾病的手术治疗做术前准备和术后制动。此外，牵引术还有利于患肢的功能锻炼，可以促进患肢的血液循环，有效地防止关节僵硬和肌肉萎缩，促进骨折愈合，并可避免肢体的局部

血栓形成；对感染关节或骨骼的牵引制动，可以防止感染扩散、减轻疼痛，避免病理骨折或脱位，在创伤救治过程中的牵引制动还便于伤员的急救与搬运。

牵引术可分为皮牵引及骨牵引两种，在此只讨论骨牵引技术，骨牵引是将钢针穿入骨骼，牵引力直接作用于骨骼上，具有阻力小、收效大的特点。通常是用骨圆针穿过骨骼进行牵引，能承受较大的牵引重量，可使移位的骨折迅速得到复位，恢复肢体的力线。骨牵引常用的器械有锤子、手摇钻、骨圆针和各种牵引弓，肢体骨折通常使用的牵引弓有普通牵引弓和张力牵引弓两种（图1-6，图1-7），使用较细的克氏针牵引时应使用张力牵引弓。

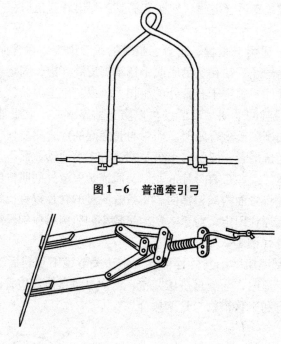

图1-6 普通牵引弓

图1-7 张力牵引弓

一、骨牵引的适应证

骨牵引适用于以下疾病。

（1）成人长骨不稳定性骨折（如斜形、螺旋形及粉碎性骨折）及肌肉强大容易移位的骨折（如股骨、胫骨、骨盆、颈椎）。

（2）骨折部位的皮肤损伤、擦伤、烧伤，部分软组织缺损或有伤口时。

（3）骨折感染或战伤骨折。

（4）伤员并发胸、腹或骨盆部损伤者，需密切观察而肢体不宜做其他固定者。

（5）肢体骨折并发血循环障碍（如儿童肱骨髁上骨折）不宜行其他固定者。

（6）新鲜与陈旧性颈椎骨折脱位，以及颈椎减压或融合手术的术后固定。

二、常用的骨牵引方法

（一）颅骨牵引

双侧外耳道经顶部的连线与两眉弓外缘向枕部画线的交点，或经鼻梁正中至枕骨粗隆画一正中线，再绕过颅顶连接两侧乳突的横线，与正中线垂直交叉。颅骨牵引弓的钩尖与横线在头皮接触处即为颅骨钻孔部位，约距正中线5cm。局部麻醉后，在颅骨钻孔的两点各做长1cm的横切口直达颅骨。用手摇钻将带有安全隔的颅骨钻头与颅骨面呈垂直方向钻透颅骨外板，然后将牵引器的钩尖分别插入颅骨钻孔内。旋紧牵引器螺丝钮，使钩尖紧紧扣住颅骨（图1-8）。

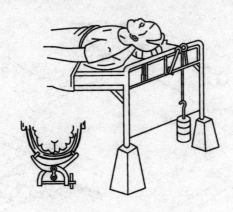

图1-8 颅骨牵引

（二）尺骨鹰嘴牵引

从尺骨鹰嘴顶端向其远侧画一与尺骨皮缘下相距1cm的平行线，再从距尺骨鹰嘴顶端2cm的尺骨皮缘处，向已画好的线做一垂线，两线的交点即为穿针部位。局部麻醉后，上肢外展60°，肘关节屈曲90°，术者将钢针由内向外与手术台平行并垂直于尺骨，刺入软组织直达骨质，使钢针穿通尺骨直至穿出对侧皮肤、钢针两侧皮外部分等长为止。小儿亦可用大号消毒巾钳夹住尺骨上端的相应部位，以代替钢针及牵引弓（图1-9）。

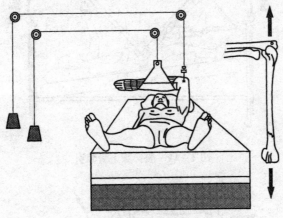

图1-9 尺骨鹰嘴骨牵引

（三）胫骨结节牵引

穿针部位位于胫骨结节到腓骨头连线的中点，由外向内进针。穿针前将膝部皮肤稍向上牵拉，在预定的穿入和穿出部位注射局部麻醉剂直达骨膜。将钢针由上述穿针部位与胫骨纵轴呈垂直方向，且与手术台平行，由外侧刺入软组织直达骨皮质。旋动手摇钻使钢针穿过骨质并由对侧皮肤穿出，直至钢针两侧皮外部分等长为止（图1-10）。

（四）股骨髁上骨牵引

股骨下端内收肌结节上方2cm处为穿针部位，由内侧向外侧穿针；或通过髌骨上缘向外面画一横线，另自腓骨小头前缘向上述横线引一垂线，两线交点为钢针穿出部位。助手先将大腿下端皮肤向上牵拉，以免日后因钢针牵引而划伤或压迫皮肤（图1-11）。

（五）跟骨牵引

穿针部位是从内踝尖端至足跟后下缘联线的中点，由内向外穿刺。伤肢用枕垫起，局部麻醉后将钢针与手术台平行，由内向外刺入软组织直达跟骨。然后用骨锤或手摇钻使其穿通跟骨，穿出对侧皮肤，并使钢针两侧皮外部分等长（图1-12）。

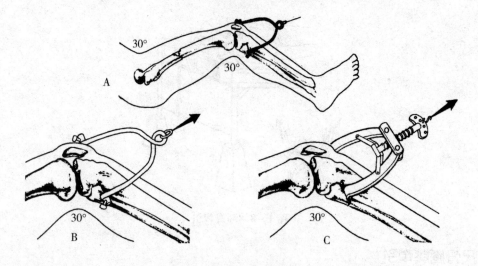

图 1 - 10　胫骨结节骨牵引

A. 胫骨结节牵引体位；B. 普通牵引弓牵引；C. 张力牵引弓牵引

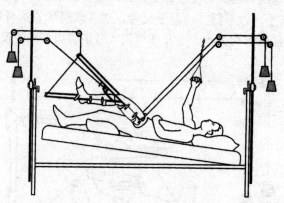

图 1 - 11　股骨髁上骨牵引

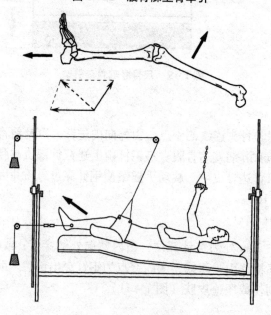

图 1 - 12　跟骨牵引

三、注意事项

1. 术前 征得患者同意，签手术知情同意书。

2. 熟悉穿针部位的神经血管走行 从有重要结构穿行的一侧穿针，这样可以较好地控制穿针，避免损伤这些重要结构，如尺骨鹰嘴骨牵引时，为防止尺神经损伤总是从内侧进针。

3. 皮肤准备 严格遵循无菌操作原则，注意防止感染，通常使用碘酒、乙醇消毒皮肤。

4. 麻醉 骨牵引通常都是在局部麻醉下完成，但完全将骨膜阻滞是困难的，操作时以 1% 利多卡因或 2% 普鲁卡因局部浸润皮肤、皮下，接着穿入骨膜下，注入足量局部麻醉药，如果在穿刺过程中感到疼痛，可适量加用一些局部麻醉药。穿入骨干约一半后，在对侧出针部位行局部麻醉。穿刺针要穿过骨干，但局部麻醉时不能得到皮质间的骨髓麻醉，事先应告知患者穿针过程中可能会有疼痛，但随着穿刺的完成，疼痛也就会停止。

5. 皮肤切口 穿针前，可以 11# 刀片在皮肤上先做一小切口。如果让针直接穿过皮肤，皮肤紧贴在穿刺针上容易感染。

6. 操作时最好使用手摇钻，不要使用动力钻 虽然动力钻的速度快，但在钻孔过程中会产热，容易造成穿针周围的骨坏死。在使用手摇钻钻孔时，手臂一定不能晃动，否则会造成患者的疼痛加剧。

7. 穿刺针 最好位于干骺端，根据患者年龄和不同部位，选择粗细相同的骨圆针，但要避免损伤儿童的骨骺，否则会造成骨骼生长停滞。如在胫骨结节处，小于 14 岁的女孩和小于 16 岁的男孩，骨骺板呈开放状态，如在此穿针，容易损伤骺板，应特别注意。斯氏针一般用于厚的皮质骨和粗的骨干。理想的穿针是只穿过皮肤、皮下和骨骼，而避开肌肉和肌腱结构。

8. 尽量不要将穿刺针穿过骨折血肿 否则破坏骨折血肿后就等于人为地将闭合性骨折转成开放性骨折。

9. 避免穿刺针操作失误 避免将牵引针穿入关节内，否则容易造成化脓性关节炎的发生；股骨远端骨牵引时，应避免将牵引针穿入髌上囊。

10. 其他 根据骨折的部位和特点选择合适的牵引弓；穿刺过程中针不要弯曲；穿刺完成后夹紧牵引针以防产生滑痕和旋转，造成金属腐蚀和骨切割；牵引完成后应于牵引针的两侧套上橡皮塞或小药瓶，以便于术后的管理和避免外露的牵引针刺破被子。牵引的力线应与骨折近端的轴线一致；牵引重量一般在上肢为体重的 1/12，下肢为体重的 1/9 ~ 1/7。牵引的头 1 ~ 2 周内经常测量肢体的长度或 X 线检查，一般应在牵引后 1 ~ 2 周内达到骨折脱位的复位，骨折复位后应及时改为维持重量牵引。一旦发现伤肢长于健侧肢体，应减轻牵引重量，并拍摄床头 X 线片复查。牵引针通过的皮肤针孔处要每日点 75% 乙醇 2 ~ 3 次，以预防感染。牵引过程中如果针眼处有脓肿形成，应及时扩创引流。

（宋敬锋）

第四节 支具与石膏固定

一、支具治疗

支具又称矫形器，是一种以减轻四肢、脊柱骨骼肌肉系统功能障碍为目的的体外支撑装置。随着康复医学的普及，低温、高温热塑性板材和树脂材料的不断问世，应用生物力学以及支具设计理论的完善，现代康复支具完全可以满足手术前后制动、功能康复及恢复肢体本体感觉等康复治疗的需要。

（一）支具的作用

（1）稳定与支撑。

（2）固定功能。

（3）保护功能。

（4）助动（行）功能。

（5）预防矫正畸形。

（6）承重功能。

（7）有利于功能锻炼。

（二）常用支具

支具根据使用的部位不同，可分为脊柱、肩、肘、腕、髋、膝、踝七大类，其中以膝、肩、肘、踝支具的应用最为广泛。常用的肩关节支具包括：万向轴肩外展支具和肩关节护具；肘关节支具分为动态肘关节支具、静态肘关节支具和肘关节护具；踝关节支具根据其作用分为固定、康复行走位和踝关节护具，对术后早期制动、关节功能恢复以及控制关节的有害运动，具有良好的治疗和康复作用。

1. 上肢常用支具　主要用于保持不稳定的肢体于功能位，提供牵引力以防止关节挛缩，预防或矫正肢体畸形以及补偿损伤失去的肌力，帮助无力的肢体运动等。上肢矫形器按其功能分为固定性（static，静止性）和功能性（dynamic，动力性）两大类。前者没有运动装置，用于固定、支持、制动；后者有运动装置，可允许机体活动或能控制、帮助肢体运动，促进运动功能的恢复。

（1）腕托：稳定腕关节。在腕托基础上附加弹性装置，使手指或腕关节被动伸直，可用于神经、肌腱损伤患者的功能锻炼（图1-13）。

（2）上肢外展架：多用于肩部瘫痪引起上肢不能外展和肩部骨折患者手术前后的固定（图1-14）。

（3）肘关节支具：保护肘关节以及肘关节在保护控制下的活动。

2. 下肢常用支具　下肢矫形器的主要作用是支撑体重、辅助或替代肢体的功能、预防和矫正畸形。近年来由于新材料和新工艺的应用，下肢矫形器增加了许多新品种。根据其结构和适用范围，下肢矫形器可分为用于神经肌肉疾病和用于骨关节功能障碍两大类。用于神经肌肉疾病的矫形器包括踝足矫形器、膝踝足矫形器、髋膝踝足矫形器、膝关节矫形器、截瘫支具、髋关节矫形器等。

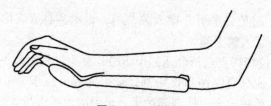

图1-13　腕托

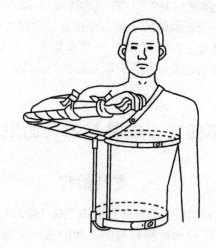

图1-14　上肢外展架

（1）长腿支具或护膝装置：稳定膝关节，防止畸形（图1-15）。

（2）踝足支具：稳定踝关节，防止畸形（图1-16）。

（3）矫形鞋：矫正足部畸形，稳定踝关节，补偿下肢短缩（图1-17）。

3. 脊柱常用支具　分为颈椎矫形器、固定式脊柱矫形器和矫正式脊柱矫形器三大类，主要作用是限制脊柱的前屈、后伸、侧屈、旋转运动和减少脊柱的载荷。

（1）颈椎支具：常用塑料围领或头颅环装置，用于颈椎骨折脱位、颈椎不稳或颈椎术后固定（图1－18）。

（2）胸腰椎支具（Boston支具）：常用硬塑料制作，用于脊柱侧凸矫形、维持脊柱的稳定性以及脊柱矫形的维持。适用于胸、腰椎损伤及肿瘤术后的固定、轻中型脊柱侧凸的矫正等（图1－19）。

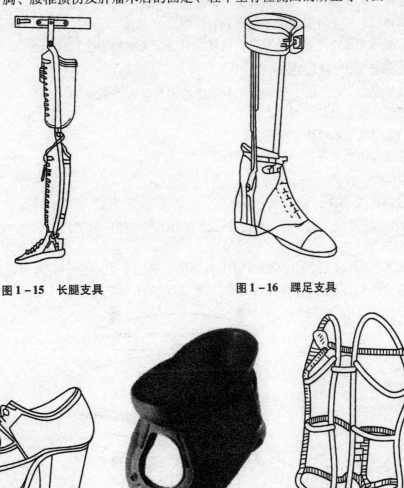

图1－15　长腿支具　　　　　　　　图1－16　踝足支具

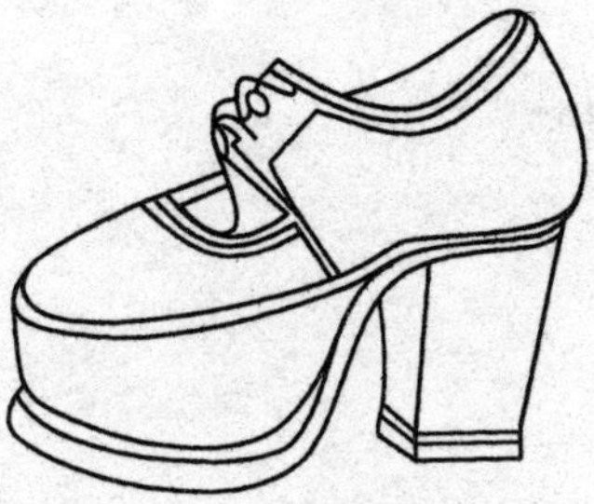

图1－17　内外补高鞋　　　　图1－18　颈部围领　　　　图1－19　胸腰椎支具

支具对骨骼肌肉系统疾病的治疗具有积极作用，但长期佩戴会使肌力减退，产生心理依赖，佩戴方法不正确可能会导致皮肤压伤、破溃和神经受损，因而应注意合理适时地应用支具并加以适当的护理。

二、石膏固定

（一）石膏的功能及应用

（1）骨折整复及关节脱位复位后的固定。

（2）肢体严重软组织损伤的固定。

（3）周围神经、血管、肌腱断裂或损伤手术后的固定。

（4）预防、矫正畸形以及骨科矫形手术后的固定。

（5）骨、关节急慢性感染及肢体软组织急性炎症的局部制动。

（6）通过石膏的重力行局部牵引治疗。

（7）制造各种石膏模型。

（二）石膏固定的适应证

（1）用于骨折、脱位、韧带损伤和关节感染性疾病，用来缓解疼痛，促进愈合。

（2）用于稳定脊柱和下肢骨折，早期活动。

（3）用来稳定固定关节，改善功能，比如桡神经损伤引起的腕下垂等。

（4）矫正畸形，比如用于畸形足和关节挛缩的治疗。

（5）预防畸形，用于神经肌肉不平衡和脊柱侧凸的患者。

（6）保护患病部位，减轻或消除患肢负重，有助于炎症的治疗。

（三）石膏固定的禁忌证

（1）全身情况差，心、肺、肾功能不全或患有进行性腹腔积液等。

（2）局部伤口疑有厌氧菌感染。

（3）孕妇忌做腹部石膏固定。

（4）年龄过大体力虚弱者，忌用巨型石膏。

（5）年龄过小。

（四）石膏固定原则

尽管石膏作为广泛应用的一种治疗方法已经有 100 多年的历史了，但不能把它看作是万能的。石膏固定的原则有二。

1. 三点固定原则　术者在肢体的两端用力塑形，第三个点则位于石膏固定点的对侧，如图所示。骨膜和其他软组织一般要求位于石膏夹板的凸侧，以增加石膏的稳定性（图 1-20）。

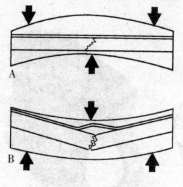

图 1-20　三点固定原则

A. 正确应用三点固定原则；B. 错误应用三点固定原则

2. 水压原则　如果一桶水放在一个坚硬的容器内，容器可克服水自身的重力而保持水的高度不变。在胫骨骨折时，如果石膏强度足够的话，那么在复位固定后，利用水压原则长度就不会丢失了。

（五）注意事项

（1）内置薄层内衬，保护骨突起部位。

（2）水温适宜，以 25~30℃最佳。

（3）待气泡完全停止排逸再排水，手握石膏绷带两端向中间挤，减少石膏丢失。

（4）石膏绷带贴着肢体向前推缠，边缠边抹，松紧适宜；在关节部位石膏固定时，应对石膏进行适当的修整，使之适合肢体形状而不致在肢体上形成皱褶（图 1-21）。

（5）石膏厚度根据石膏绷带的质量和性能而定，应掌握厚薄适宜。

（6）石膏固定应包括邻近的上、下关节，避免过长或过短。

（7）留出肢体末端观察血液循环。

（8）一般固定关节于功能位，个别骨折为了防止复位后的再移位，需要将关节固定于非功能位。根据具体的疾病或骨折类型，一般应于 2~4 周后将石膏更换为功能位固定，以免关节挛缩畸形的出现。

（9）石膏固定完毕，需在石膏上注明骨折的类型和固定日期；并向患者交代有关注意事项，抬高患肢，尽早锻炼未固定的关节及肌肉功能，以促进患肢的血液循环及患者的功能恢复。一旦出现肢体严重肿胀、剧烈疼痛、麻木或感觉异常，应及时随诊。

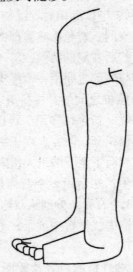

图 1-21　关节部位预防石膏皱褶的方法

（六）常用的石膏固定技术

石膏固定时应根据患者的病情及固定部位和目的，决定肢体或关节是固定在功能位或特殊的体位。在石膏的包扎过程中不要随意改变姿势，以免影响石膏包扎的质量及固定的效果。

1. 石膏托　常用于四肢长管状骨折及四肢软组织损伤的临时固定，或四肢的不全骨折和裂缝骨折。

操作方法：首先将患者置于需要固定的体位或功能位，骨突部位垫棉垫。取宽 7～10m 的石膏绷带，根据肢体的长度不同制成 8～10 层厚的石膏条，从两端卷起，浸泡后挤出多余的水，在操作台上展平石膏条，上面敷以棉花或棉纸衬垫，将做好的石膏托置于伤肢所需的部位，再用绷带固定，使之达到固定肢体的目的。无特殊要求时，应将关节置于功能位。

前臂石膏托一般置于前臂和腕的背侧。上肢石膏固定的功能位为肘屈曲 90°，腕背屈 10°～15°，拇指位于对掌位。

下肢石膏托一般放于大腿、小腿的背侧和足底部。下肢石膏固定的功能位为患肢屈膝 15°，踝关节背屈 90°，足趾向上。

2. 管型石膏　常用于四肢骨折或四肢骨折内固定术后（图 1-22）。

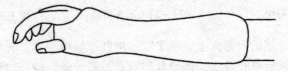

图 1-22　前臂的石膏管型固定

操作方法：首先将患者置于需要固定的体位或功能位，患肢套上棉织套，骨突部位垫棉垫，长腿管型石膏固定时，应注意在腓骨小头处多放置衬垫物。可先用石膏前后托或上下托固定，再用浸湿的石膏卷自上而下将石膏带包缠在肢体上，缠绕过程中以手蘸少量的水将石膏绷带抹平整，缠绕 3～4 层后塑型；也可先以石膏卷缠绕 - 石膏条加固 - 缠绕石膏卷的方法。

注意将指（趾）末端露出，以便于末梢血运和活动的观察，注意对非矫形位的固定，应将患肢置于功能位。

3. 肩人字石膏　常用于肩部、肘部及上臂部骨折或矫形手术后（图1-23）。

操作方法：患者多采用坐位，躯干及上肢穿好适宜的棉织套，在骨突部垫棉垫，特别在腋下、肘、腕部位多加衬垫，女性患者应防止乳房受压。肩关节外展60°～70°，前屈30°～45°，外旋15°，肘关节屈曲90°，腕背伸30°，前臂呈中立位，手掌与口部相对。缠绕石膏绷带时应在患者腹部垫上棉垫，待石膏完成后取出，增加腹部与石膏之间的空间，避免影响腹部的活动。

操作步骤：首先放置上肢上、下托，然后在肩的两侧"8"字交叉加固，再从腋窝向下至髂嵴，最后用宽的石膏带缠绕躯干和患肢。在肘部与髋部之间用一木棍支撑，修整石膏边缘。

4. 石膏背心　常用于第6胸椎至第3腰椎之间的脊柱损伤、结核或脊柱融合术后（图1-24）。

操作方法：患者取站立、坐位或俯卧位（俯卧位多用于脊柱骨折复位或融合术后）。在站立时应直立，两上肢平伸并向两侧外展。给患者穿棉织套，前方上端于胸骨上凹至下端于耻骨联合；后方上端于肩胛下缘至下端于臀中线上；两侧上端于腋窝下至下端于大粗隆。在骨凸部垫棉垫。

操作步骤：首先用1个石膏条包绕躯干；然后用2个石膏条分别从胸骨柄起向两侧腋下横过第6、7胸椎棘突，两端在后背中线重叠；再用2个石膏条分别从双侧腋下至大粗隆部位；再用1个石膏条由胸骨柄中线至耻骨，1个石膏条由第6胸椎中线至臀中线上；最后用石膏绷带缠绕2～3层并将边缘修平整。

5. 髋人字石膏　常用于髋部和股骨上端骨折的患者及矫形术、股骨截骨术、髋关节融合术、髋关节病灶清除术等术后固定（图1-25）。

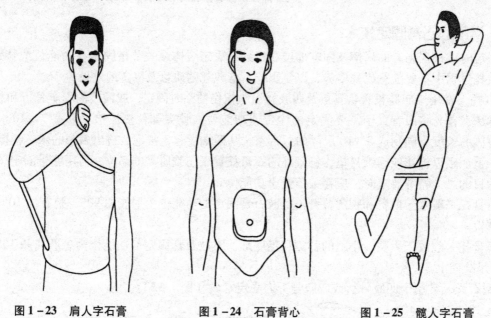

图1-23　肩人字石膏　　　　图1-24　石膏背心　　　　图1-25　髋人字石膏

操作方法：患者仰卧在专用的石膏床上，躯干部及患肢穿好棉织套，骨突部位垫棉垫，在衬里与腹壁之间放一薄枕，待石膏硬固后将枕取出，使腹部与石膏有较大的空隙，以利患者的饮食和呼吸。将两脚固定于固定腿架上，髋关节置于功能位，外展20°，稍外旋，膝关节屈曲15°～20°，踝关节背屈90°，足趾向上。

操作步骤：首先取3条石膏条由剑突下至耻骨绕腹部1周，两端在后背中线重叠；然后用长腿石膏前、后托固定患肢；后用1条石膏条由健侧髂前上棘开始，经下腹绕过患侧大转子和大腿，到达大腿下1/3内侧。再用1条石膏条由健侧髂前上棘经腰骶部绕过患侧大转子和大腿前侧，到达大腿下1/3内侧，以此交叉加固髋部的石膏硬度。最后用石膏卷缠绕达一定的厚度。臀部留一洞口，以便患者排便，并将石膏边缘修平整。

（宋敬锋）

第五节 植骨术

一、概述

临床上，植骨术是将骨组织移植到患者体内骨骼缺损处或骨关节需要加强固定部位融合的一种手术方法。根据患者的具体病情可采用皮质骨或松质骨移植。移植骨可取自患者本人或其他健康人，也可取自异种的动物骨骼。骨移植的种类有传统骨移植、带肌蒂骨（瓣）移植及带血管的骨移植。近年来，对人工骨（羟基磷灰石、磷酸三钙等）及生物材料的研究进展迅速，在临床上的应用也日益广泛。

（一）骨组织生理

骨组织由骨细胞及骨基质构成。骨基质由有机物质胶原纤维及无机物质钙盐（磷酸钙、碳酸钙）结合而成，赋予骨骼一定的韧性及坚固性。星状的骨细胞散布于骨基质中间。松质骨像海绵一样，含有许多小空隙，储以骨髓；而皮质骨则坚实质密，其骨基质中有许多骨小管与骨外膜内层的毛细血管相通，皮质骨可借此得到部分血液供应。人体的皮质骨主要分布于长骨（股骨、肱骨、胫骨等）的骨干部分，松质骨主要分布于短骨及扁平骨（肋骨、盆骨、椎骨及手腕骨、足跗骨等），长骨两端膨大处也属于松质骨。

（二）移植骨的转归

被移植的骨骼，并不像金属或其他固定物那样仅起一种连接、支撑作用。而是经过一定时间后，与受区的骨骼坚固地融为一体、牢不可分。传统的观点认为，游离骨移植后骨块内的骨细胞失去活性，产生许多空隙，构成骨架。周围血肿首先机化，继而成骨细胞在血肿周围形成许多骨样组织，并呈条状小梁向内生长，占据全部血肿组织，使之钙化、骨化，与骨块接触并逐渐占据骨块的全部表面。与此同时，破骨细胞沿移植骨块的骨基质挺进并将其吞噬，而成骨细胞则紧跟其后，一部分停留来建立新的骨基质，一部分则跟随前进，为了输送营养物质、排出代谢废物，许多新生毛细血管、破骨细胞、成骨细胞的突起伸展到骨块中，并经哈佛管向纵深发展，边吞噬已死亡的骨细胞，边建立新的骨组织。最终，植骨块完全被吸收，代之以新的、有生命的骨组织，并与受体骨组织融为一体，即爬行替代作用。但近来的研究证明，移植骨能诱导宿主的间充质细胞转化为具有成骨能力的细胞，即移植骨有诱导成骨的作用。

人体的骨骼可分为两类：一类为皮质骨，如股骨、胫腓骨、肱骨、桡尺骨的骨干部分；另一类为松质骨，如髂骨、脊椎骨、足跗骨、腕骨及长管状骨的两端。这两类骨在显微镜下的组织结构大致相同，都是在一片均匀的骨基质中间散布着许多星状的骨细胞。所不同的是皮质骨较致密，其活力依靠哈佛管中的血管系统维持，移植以后往往需要相当长的时间才能完全再生，而且必须在有了活的骨细胞产生后移植骨才坚实。松质骨非常疏松，像海绵一样有许多小空隙，所以又有海绵骨之称。松质骨的结构有利于营养物质的弥散及受区血管肉芽组织的长入，因而爬行替代作用易于完成，所以松质骨是植骨时最常选用的材料，但支持作用较差。相反，由于皮质骨的结构比较致密，上述两种作用受到一定的影响，因而爬行替代作用进行缓慢，但一旦完成，则可起到较坚强的支持固定作用。因而，皮质骨及松质骨的移植各具优缺点，临床应根据病情加以选用或二者并用。但无论是皮质骨还是松质骨，其爬行替代作用的进行均是逐渐的、缓慢的、持续不断的，其完成时间须以月计。

（三）植骨适应证

（1）骨折断端硬化或骨质缺损引起的骨折不愈合、假关节形成。

（2）填充良性骨肿瘤或骨囊肿等肿瘤样疾病刮除后所遗留的空腔。

（3）修复骨肿瘤切除后形成的骨质缺损。

（4）脊椎的植骨融合术及促进关节的融合。

（5）重建大块骨缺损间的连续性。

（6）提供骨性阻挡以限制关节活动（关节限制术）。

（7）填充骨结核病灶清除术后遗留的空腔。

（8）促进延迟愈合、畸形愈合、新鲜骨折或截骨术的骨愈合，或填充术中的缺损。

（四）植骨禁忌证

（1）取骨部位或手术部位有炎症时，须待炎症消退后方能植骨，以防感染。

（2）有开放伤口存在时，须待伤口完全愈合半年至一年后，才能进行植骨手术。但对经久不愈、伴有窦管的慢性骨髓炎或骨结核病灶清除术遗留的空洞，在彻底清创的基础上辅以有效的抗生素治疗，可进行Ⅰ期松质骨移植术。

（3）植骨处广泛瘢痕形成、血运不佳，须先行整形手术改善血运，方考虑植骨。

（五）植骨的术前准备

（1）仔细检查患者，确定无感染病灶。

（2）自体取骨时应于取骨部位做好皮肤准备：术前3日开始，每日用肥皂水清洗取骨部位及其周围皮肤，清洗后以75%乙醇涂布1次，然后用无菌巾严密包扎。术前1日清洗后剃毛，并重复上述步骤。手术当日晨起再以75%乙醇消毒1次，更换无菌巾，包扎后送进手术室。这种方法与术前仅做1日皮肤消毒的备皮方法相比较，更为安全可靠。

（3）于髂骨或胫骨取骨时，因出血较多，应备好骨蜡，必要时做好输血准备。

（4）为预防感染，术前麻醉开始后予以适当的抗生素，对骨关节结核患者术前两周加用抗结核治疗。若为大块的同种骨或骨库骨移植，术前3~4日即应予以抗过敏药物，如苯海拉明、氟美松等。

（5）很多需要植骨的患者都已经过多次手术或长期外固定，以致伤肢肌肉萎缩，骨质脱钙疏松，有不同程度的关节活动限制，血液循环不好，抗感染力低，组织生长能力也差。植骨术后必不可少的一段时间的外固定，将会造成肌萎缩与关节僵硬加重。因此，术前应进行一段时间的功能锻炼与理疗，对无移位的下肢骨折不愈合或骨缺损的患者，可在支架或外固定的保护下进行功能锻炼。

（6）术前摄X线片，了解病骨情况，根据病情设计手术（包括植骨部位、植骨片的大小和植骨方式）。如拟做吻合血管的骨移植，术前应对移植骨的全长摄正、侧位X线片，以便选择植骨的部位和长度。

（7）吻合血管的骨移植术前，应当用超声血流仪探测供区和受区肢体的主要动脉是否存在及血流情况，以便设计手术。一般受区动脉多选用肢体主要动脉的分支做吻合，如股动脉的股深动脉、旋股内、外侧动脉等。如受区有2条主要动脉，如尺、桡动脉，胫前、后动脉，亦可选用其中一条主要动脉做吻合，其先决条件必须是另一条主要动脉经超声血流仪或临床检查证实血供良好。受区的静脉一般多选用浅静脉做吻合，如头静脉、贵要静脉、大隐、小隐静脉及其分支。因此，术前应检查受区的浅静脉有无损伤或炎症，近期用作穿刺，输液的浅静脉不能用作接受静脉。

（六）植骨术后的处理

植骨术后必须加用范围足够、固定确实的外固定，待移植骨的爬行替代作用全部完成、骨质愈合后方可拆除，因而应根据接受植骨的部位、内固定的强度以及采用的植骨方法选用石膏托、管型石膏或硬质支具外固定，以促进植骨的愈合。尽管植骨融合判定的金标准是手术中探查，但临床上对植骨过程完成的判定通常以X线片检查为依据，因而术后必须定期复查X线片。

二、植骨术的取骨操作步骤

进行自体骨移植时，为了缩短手术时间，可将手术人员分为两组，手术同时进行。一组暴露受骨区，为植骨做好准备；另一组切取移植骨块，为植骨准备好材料。取整块骨条或骨块时，首先应选择胫骨，其次为髂嵴及腓骨，再次为肋骨。髋关节手术时，若仅需少量植骨时，可就近于股骨大转子或股骨上端取骨，这样可省去取骨切口。

取骨看来简单，实为一精细工作。所取骨块的大小、形状应与受骨部位的需要相符，过大则浪费，并给患者造成不必要的损伤；过小则不能应用。于肢体取骨时应尽量使用止血带，以减少出血。取骨后若切骨面渗血严重，可用骨蜡涂抹止血或用明胶海绵贴敷。

自体骨是最理想的植骨材料。当新鲜自体骨的来源受限时，如儿童的自体骨量有限，可结合应用新鲜或冷冻的同种异体骨移植，或单纯使用新鲜或冷冻的同种异体骨及其他生物植骨材料。但临床实践和动物实验证实，同种异体骨的成骨特性远不及新鲜自体骨优越，在骨移植治疗长骨干骨折不愈合的病例，自体骨移植的成功率比同种异体骨移植约高18%。因而在尽可能的情况下，应多选用自体骨移植。

临床上需要植骨时，可自下列部位取骨：①胫骨；②髂骨；③腓骨；④肋骨。此外，有时也可从受区附近的骨端挖取少量松质骨移植，以填充较小的骨腔。

（一）胫骨骨条的切取

切取胫骨骨条时，为避免术中出血过多，宜在大腿中部使用气囊止血带。

1. 切口　在小腿前内侧面做一略带弧形并避开胫骨嵴的纵切口，以免在胫骨嵴处形成疼痛性瘢痕。

2. 取骨　不要翻开皮瓣，沿皮肤切口切开骨膜直到骨骼，将骨膜向内、外侧剥离，显露胫骨嵴与胫骨内缘之间的整个胫骨面。为了更好地显露切口两端的骨骼，可在骨膜切口两端各做一短的横切口，使骨膜切口呈Ⅰ形。在切骨之前，先在预定取骨区的四角各钻一小孔（图1-26）。用单片电锯稍斜向移植骨片中央方向锯开皮质骨，如此则可保留胫骨的前缘和内侧缘。若无电锯，则可在胫骨前内侧面的纵轴上凿刻出所需取骨的长度和宽度，再以骨钻在凿刻线上钻出一排小洞，然后用骨刀将这些小洞之间的皮质骨凿开。要求沿取骨线的全长逐渐深入，不可一次在一处凿进髓腔，以免移植骨片碎裂或胫骨骨折。儿童取骨时应注意勿损伤骨骺。

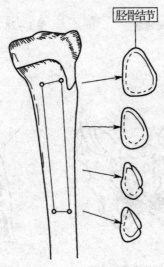

图1-26　胫骨骨条的切取方法

3. 缝合　取出移植骨条后，即将伤口缝合。儿童骨膜厚，可单独缝合。成人骨膜薄，则与皮下组织深层一起缝合，以覆盖取骨的缺损处。然后再缝合皮肤。

4. 术后处理　如取骨条较大，必须用石膏托固定该肢2～3个月。

（二）髂骨块的切取

髂骨有丰富的松质骨，在髂嵴的前1/3分段纵行取骨块，可获取髂嵴的一小段坚硬的皮质骨和其下的一大段松质骨（图1-27）。如欲获得较坚硬的骨片，则横向取髂嵴前部或后部的长条骨块。在患者仰卧时，可取髂嵴的前1/3段；患者俯卧时，则取髂嵴的后1/3段。如希望保留髂嵴，则可仅取髂骨的外层皮质骨（图1-28）。

在切取髂骨时，应注意约有10%患者的股外侧皮神经，距髂前上棘后方越过髂嵴至股外侧皮肤。故在髂嵴前取骨时，切口应距髂前上棘后上方2cm开始向后伸延至需要长度为止。但向后伸延不要逾越距髂后上棘前上方8cm的髂嵴，因臀上皮神经穿腰背筋膜，在距髂后上棘前8cm越髂嵴至臀部。无论前方或后方取髂骨时，均要注意避开该部位走行的皮神经，以免对其造成损伤（图1-29）。

儿童应将髂骨的骨骺及其附着的肌肉一并翻开，在其下的髂骨上取骨块，取完后将骨骺复回原处。

1. 切口　髂骨的显露较为容易，但可引起相当多的出血。从髂前上棘沿髂嵴的皮下缘向后做皮肤切口，沿髂嵴中线切开软组织，此切口正好在躯干肌和臀肌附着于髂嵴骨膜处。

2. 取骨　切开皮肤及皮下组织后即可径直切达骨骼，在骨膜下剥离以显露髂骨外板。若只需要包含一侧皮质骨的松质骨做移植，则根据受骨区所需要的大小凿取髂骨外侧皮质骨；若需要包含两侧皮质的髂骨全厚骨块，需将髂肌自髂骨内面做骨膜下剥离，然后用骨刀凿取相应大小的全厚髂骨块（图1-30）。骨块取下后，可用刮匙插入两层皮质骨之间，挖取多量的松质骨。

3. 缝合　完成取骨后，将翻下的臀肌缝回髂嵴原位。

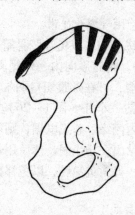

图1-27　髂骨的分段切取

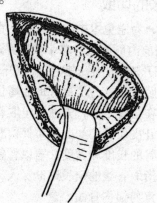

图1-28　外层骨板的切取

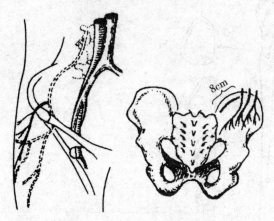

图1-29　股外侧皮神经和臀上皮神经的走行

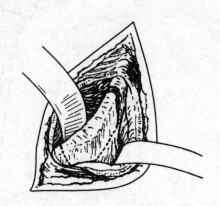

图1-30　全厚髂骨的切取

（三）腓骨的切取

1. 取腓骨时，应注意不要损伤腓总神经；为保持踝关节的稳定和儿童踝关节的正常发育，应保留腓骨的远侧1/4；避免切断腓骨长、短肌，以免影响踝部的动力性稳定。

2. 切口　通常切取腓骨干的中1/3或上1/2段做移植。采用Henry入路，从腓骨长肌和比目鱼肌之间进入。切口从腓骨小头上2cm开始，沿腓骨外侧缘直行向下，至所需切取的长度。

3. 取骨　将腓骨长、短肌牵向前侧，比目鱼肌牵向后侧，显露腓骨，切开骨膜行骨膜下剥离，将腓骨长、短肌翻向前方。骨膜剥离应从远侧开始，逐渐剥向近侧，以使从腓骨斜向起始的肌纤维连同骨膜一并剥开。然后，在显露的腓骨干上判明准备截取的腓骨段，在其近端及远端各钻一排小孔，用骨刀将这些小孔间分别一一凿断，最后连成一线而将腓骨凿断。避免不先钻孔而直接一次性将腓骨凿断，因为这样会使腓骨劈裂，也可用线锯或摆动锯锯断腓骨。有时，需要将从腓骨中段后侧面进入腓骨的滋养动脉予以结扎。若需切取腓骨上段以替代桡骨远端或腓骨远端时，在切口的近端要避免损伤腓总神经。首先在股二头肌腱远端的后内侧显露腓总神经，向远侧追踪到腓总神经围绕腓骨颈之处。在此处，腓总神经被腓骨长肌的起点所覆盖。用刀背对向此神经，以刀刃将架越神经的薄层腓骨长肌条索切断。然后将腓总神经牵向前方。继续做骨膜下分离时，注意勿损伤在腓骨和胫骨之间经过的胫前血管（图1-31）。

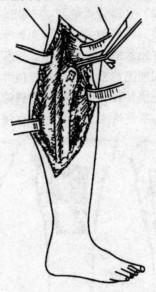

图1-31　腓骨上段的显露和切取

4. 缝合　先缝合深筋膜，再缝合皮下组织及皮肤。切取腓骨上段时，宜将股二头肌腱缝到邻近的软组织上。

（四）肋骨的切取

1. 切口　沿拟切取的肋骨做一长切口。

2. 取骨　切开筋膜及肌肉直至肋骨。切开肋骨骨膜，用肋骨骨膜剥离器进行骨膜下剥离。用骨剪剪断肋骨，将其取出。

3. 缝合　分层缝合切口。当需一段肋骨植骨时，可切取游离的第十二肋骨。

三、骨移植的方法

（一）松质骨移植术

松质骨移植的优点是刺激成骨作用大，爬行代替过程快，抗感染力较强，且可制成碎骨片，填充于骨端间的任何裂隙，消除植骨空腔的形成。因此，其应用范围较广，缺点是松质骨质地较软，内固定作用弱。故临床上常需与皮质骨移植或金属内固定合用，一般松质骨移植多用于骨肿瘤或炎症刮除后形成的骨腔填充、关节融合、骨折不愈合、骨缺损等。此外，在血供不良的骨折行切开复位（如胫骨下1/3骨折）时也可用松质骨碎片移植于骨折断端间，以促进骨折愈合。

髂骨有较多优质的松质骨，需用大量松质骨时可从髂骨采取；亦可取自肋骨。需用少量松质骨时，则可在病骨邻近的骨端采取，但其含脂肪较多，质量较差。

松质骨移植常与其他手术合用，用以填充骨腔缺损和促进骨的愈合，病灶显露后在其周围钻孔，只钻通一侧皮质骨，各个钻孔排成矩形，再用骨刀切开各孔间的骨质，即可取下一块皮质骨，将病变组织搔刮干净后，将松质骨填入。如病变位于负重区，应加用适量皮质骨移植，轻轻打压后，按层缝合（图1-32）。

（二）皮质骨植骨术

上盖骨移植是取皮质骨板固定于两段病骨上、促使骨愈合的手术。皮质骨板坚硬，临床多用以治疗长管骨骨干的骨折不愈合、骨干缺损以及关节融合手术时的关节外植骨。这种植骨术除有刺激成骨作用外，主要利用其内固定作用。实际应用时常并用松质骨移植，以填充空隙及加强刺激成骨作用。上盖骨移植术的缺点是骨移植后受骨区的直径要增粗,伤口缝合困难,同时皮质骨的抗感染能力弱,有潜在感染的患者最好不用。

依病骨的部位选用合适的显露途径,显露病骨的两端,切除骨端的硬化骨质和瘢痕组织,凿通或钻通骨髓腔,使两骨端形成新的创面。然后将移植的皮质骨板置于承受骨的表面,植骨面应选在承受骨无弯曲或弯曲较小的一面,并将该面的皮质骨凿去一薄层,其面积应稍大于移植的皮质骨板,这样可使移植骨与承受骨密切接触,有利于固定和加速愈合。在骨端复位并放好移植的皮质骨后,用螺钉固定。然后,在骨缺损区和移植骨的周围,用松质骨碎块填充所有的缝隙和缺损,根据具体的操作方法可分为单片骨上盖骨移植术、双重骨上盖骨移植术及带松质骨骨上骨移植术(图1-33~图1-35)。

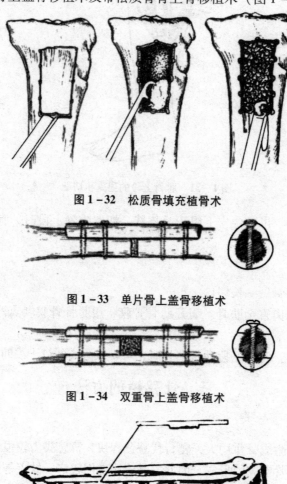

图 1 - 32　松质骨填充植骨术

图 1 - 33　单片骨上盖骨移植术

图 1 - 34　双重骨上盖骨移植术

图 1 - 35　带松质骨的上盖骨移植术

(三)嵌入骨移植术

融合关节时常在关节内融合的同时并用嵌入骨移植做关节外融合,以促进骨愈合和加强固定。关节内融合后将关节置于功能位,先在组成关节的短骨上凿一骨槽或骨隧道,再在组成关节的另一长骨上取一条等宽的、长度为短骨骨槽或隧道一倍的长条骨片,跨过关节嵌入骨槽或插入隧道。如在关节组成骨上不能采取骨片,也可单纯凿槽,另取自体或异体骨片嵌入,然后用螺钉做内固定(图1-36)。这一方法的优点是植骨后病骨的直径不增粗;其缺点是需要有一定的设备(如双锯片电锯),内固定作用不如上盖骨移植术可靠,有骨缺损者应用此手术则更不牢靠,因此多用于无骨质缺损的骨折不愈合及各种关节融合术。

（四）支撑植骨术

以诱导骨生成的松质骨和起支撑作用的皮质骨充填病损区，促进血管再生和支撑软骨下骨，这种植骨术适应于锥体骨折、关节面塌陷骨折以及股骨头坏死后钻孔减压的支撑植骨。

（五）吻合血管的骨移植

吻合血管的骨移植解决了传统方法难以治愈的大段骨缺损，同时可修复并发软组织广泛损伤的疑难病症。缩短了移植骨的愈合时间，成功率高，比传统的骨移植有较大的优越性，即使带肌蒂骨块移植，也受骨块不能很大及不能远距离移植的限制，吻合血管的骨移植则不受这些条件所限，起到了过去传统骨移植方法不能起到的作用。在此基础上，目前还有应用吻合血管的骨膜移植术（图1-37），治疗骨不愈合或骨缺损的疗效满意。吻合血管的骨移植保存了移植骨的血供，骨细胞和骨母细胞是成活的，使骨移植的愈合过程转化为一般的骨折愈合过程，不经过传统骨移植后死而复生的爬行替代过程，而且可同时带有皮瓣，用于并发软组织缺损的Ⅰ期修复。不足之处是，术者必须熟悉显微外科技术，手术操作较复杂，手术时间长，有失败的可能，而且对供区的损害较大，甚至影响患者的外观。因而，不能完全取代传统的骨移植术，可应用于传统方法治疗有困难或治疗效果不满意的病例。例如，先天性胫骨假关节经传统骨移植方法治疗失败者、创伤所致的大段骨缺损伴有软组织缺损者，特别是低度恶性肿瘤需连同部分正常骨和软组织一并切除者，较为适合吻合血管的骨或骨皮瓣移植。如受区有经久不愈的伤口，原则上应待伤口完全愈合后3~6个月时再施行吻合血管的骨移植。对受区因局部放射治疗、感染和严重创伤所致的血管条件差者，则应该慎重选用。

腓骨、髂骨和肋骨是常用的吻合血管的骨移植供区。根据其形状和结构的不同，在应用上又有所不同。例如，腓骨是直的皮质骨，对于修复四肢长骨的缺损优于肋骨。对股骨可用双根带血运的腓骨移植。

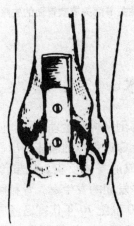　　　　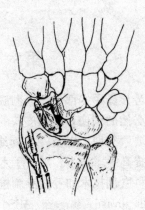

图1-36　踝关节融合术的嵌入　　　　图1-37　游离骨膜移植修复舟状骨骨不连

（六）组织工程修复

利用自身骨髓，经过体外培养及定向成骨诱导分化后，再种植到高孔隙率的可吸收支架材料上，形成生物活性"人造骨组织"，然后再移植到体内修复大节段的骨缺损。经组织学切片、微循环造影等多项检测证明：置入的"人造骨组织"与正常骨组织无异，形成了正常的哈佛系统，其微血管丰富，骨髓腔完全再通。

四、植骨床的处理

仔细准备植骨床是保证植骨融合成功的关键，否则可能导致植骨融合的失败、假关节形成导致内固定的断裂及畸形的再发和加重。在术中除充分显露植骨床外，如骨干的骨折不连，需切除骨折断端及周围的瘢痕组织，咬除骨断端的硬化骨，用骨钻将髓腔钻通，植骨融合时，最好掀开植骨骨床或除去表层骨皮质，避免软组织混杂在植骨中，对于骨缺损的修复，应注意植骨条、块应排列紧密，避免空腔形成。而在脊柱植骨融合时则应注意：①不能仅行椎板外、椎板间植骨，应同时行关节突间及横突间植骨；②需有足够的植骨量；③彻底清除植骨部位的软组织；④锥体间植骨时应彻底刮除软骨板；⑤仔细准备植骨床。术中切除椎板背侧和棘突上所有的软组织，并以骨凿将椎板凿成鳞状的小骨瓣，以增加植骨床的面积，尽可能清除小关节的软骨面，使术后小关节可发生自发性融合。同时，应避免融合骨的生长过程受到异常的应力干扰，方能提高植骨的融合率（图1-38，图1-39）。

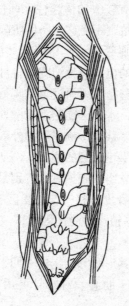

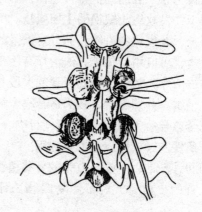

图1-38 脊柱植骨床的显露　　图1-39 脊柱关节突关节软骨面的去除

（宋敬锋）

第六节 微创技术

　　传统手术要求充分显露手术部位，以彻底切除病灶、恢复解剖结构和生理功能。但在充分显露的同时，也给患者带来了必然的创伤，包括皮肤的美容学损失、病灶邻近组织的破坏、出血、疼痛、受累组织结构功能丢失和需要康复期，以及一系列缘于手术打击所造成的身体反应。从事传统手术的外科医生，一直期望着通过提高手术技术，减少手术损伤，降低手术并发症的发生率，骨科微创技术就是应其要求而应运而生。骨科微创技术如经皮穿刺椎间盘切除术早在20世纪70年代就已经应用于临床，但微创外科技术（minimally invasive surgery，MIS）作为一种新的手术概念，最早源自20世纪90年代初期的微创冠脉搭桥（minimally invasive direct coronary artery bypass，MIDCAB），它不仅仅强调手术的小切口，而且强调在保证获得常规外科手术疗效的前提下，通过精确的定位技术，减少手术对周围组织造成的创伤和对患者生理功能的干扰，降低围手术期并发症，促使患者早日康复。近年来，随着内镜技术、各种影像与导航技术及骨科器械的不断发展与更新，微创技术日益成熟，骨科微创技术在临床上得到了越来越广泛的应用，其涉及的领域和手术种类也不断得到拓展，一些微创手术已经比较成熟，并成为骨科的定型手术。虽然通过微创技术治疗的患者可直接体会到，快速的康复与良好的美容效果，但各种微创技术的开展必须具备相应的条件，并需经过专门的培训与考核后才可应用于临床，微创技术的适应证、长期疗效、经济性及临床应用价值还存在相当大的争议，但随着骨科器械的不断改进、新型固定材料与融合替代物的出现，还有内镜成像、计算机影像导航与立体定向以及电脑控制机械手臂等技术的不断完善，将会显著提高微创技术的准确性、成功率与临床疗效，微创技术将会是外科手术发展的一个方向，在后面的相关章节中将会有对相应微创技术的详细介绍，下面仅简要对骨科常用的微创技术做一介绍。

一、关节疾病的微创手术治疗

关节镜在骨科的应用已有80年历史，是外科内镜手术中起步较早的一种。由于受到技术和条件等限制，在相当长的一段时间内主要作为一种诊断手段，未得到重视和发展。直到20世纪70年代彩色闭路电视监视系统开始应用后，关节镜下手术才得以发展。特别是近二十年来，随着各种关节镜下切割、缝合、固定等专用器械的开发，以及微型电动刨削系统、钬激光器、低温组织气化仪等高科技配套仪器的应用，使得关节镜手术的应用范围迅速扩大，其微创手术带来的优越性进一步得到体现和重视，成为骨科中发展最快的三大领域之一。关节镜技术显著深化了人们对关节局部解剖结构、生理及病理的认识，拓展了关节疾患的诊疗范围，极大地提高了关节疾病的诊治水平。

目前关节镜手术应用最多的是膝关节、肩关节和踝关节，其他如髋关节、肘关节、腕关节、掌指关节、指间关节、颞颌关节及椎间关节等也均可应用。常见的镜下手术有各种关节炎的滑膜切除，滑膜瘤、软骨瘤的切除，关节内骨赘和游离体的摘除，老年性、创伤性关节炎的关节清理，各种半月板损伤的修补、部分切除或成形，交叉韧带损伤、肩袖或盂唇损伤的修补及重建，关节内骨折的复位固定，髌骨半脱位和肩关节脱位的松解或修补，腕关节三角纤维软骨损伤的修整，肩峰下撞击综合征、腕管综合征的减压和松解。近年来还开展了关节镜下关节软骨面的修复，包括软骨面的刨削、骨膜移植，软骨或骨软骨移植，细胞移植以及细胞因子和人造基质植入，异体半月板移植，目前除人工关节置换外几乎各种关节手术均可在关节镜下完成。

由于关节镜手术的创伤小，对骨关节正常结构的破坏干扰少，手术操作更为精细准确，可以最大限度地保留和修复关节内组织，大大减轻患者的痛苦，明显缩短康复周期，使关节功能得到更快、更好的恢复。由于关节镜技术的不断发展，使得各种关节病的诊断、治疗和疗效都发生了根本变化，关节镜外科已逐渐发展成为一门相对独立的分支学科，微创手术目前已成为运动性关节损伤的主要治疗手段，对提高运动员的竞技水平、延长国家优秀运动员最佳竞技状态的时间等都具有极为重要的意义。近年来四肢小关节诸如腕、指、趾、足距下等关节微创手术的开展，有效地提高了运动性小关节损伤的诊断和治疗水平，解决了运动损伤后长期踝、腕、趾、足距下关节疼痛的治疗问题。

随着关节外科的发展及医疗器械的技术革新，近年来出现了微创全髋和全膝关节置换新技术，微创全髋关节置换目前有两种方法："单切口"技术与"两切口"技术。"单切口"技术采用常规的改良外侧入路或后入路，常规手术切口通常需要做15~20cm的手术切口，而微创技术仅需8~10cm的手术切口，通过特殊设计的拉钩与器械，减少对髋关节周围正常组织的解剖；"两切口"技术通过其中一个切口植入股骨假体，另外一个切口植入髋臼假体，手术过程中需用C形臂或导航技术监视。两种手术技术都需要借助一些特殊的拉钩、手术工具来完成。微创全髋关节置换手术具有以下优点：周围组织创伤小、出血少、患者康复快、住院时间短，"两切口"手术24h后患者即能出院。

自1974年第一例全膝置换手术以来，全膝置换技术如截骨与软组织平衡技术日益成熟，远期临床疗效非常满意。微创全膝置换技术始于单髁置换技术，20世纪90年代后期，Repicci和Eberle等倡导通过有限的外科显露进行单髁置换。随着技术与器械的不断改进，微创单髁置换对于单间隙病变取得了满意的疗效，也为微创全膝置换奠定了基础。Tria等首先将微创全膝置换技术应用于临床，该技术不仅仅切口小（常规手术的1/3）、美观，而且强调不干扰伸膝装置与髌上囊，患者手术后疼痛少、功能康复快，显著降低了常规全膝手术后的关节康复锻炼时间，明显缩短了患者的住院时间，初步临床疗效满意。微创关节置换技术还处于起步阶段，有一定的适应证、禁忌证，如髋关节存在明显畸形、过于肥胖者不适宜该项技术，膝关节置换仅用于10°以内的内翻、15°以内的外翻及10°以内的屈曲挛缩畸形，但随着影像导航定位系统的不断改进与推广其将会得到广泛的应用和认同。

二、微创技术在脊柱外科的应用

脊柱微创技术是指应用于脊柱外科领域，并需借助医学影像、显微内镜等特殊仪器和手术器械对脊柱疾患进行诊治的方法和技术。应用于脊柱外科领域的微创技术主要分为两类：一是指经皮穿刺脊柱微创技术，1934 年 Ball 经脊柱后外侧入路行椎体穿刺活检术，开创了脊柱外科经皮穿刺脊柱微创技术的先河。随后的 30 年，经皮穿刺脊柱微创技术只限于用作脊柱疾患的诊断手段。直到 1964 年 Smith 首先报道了在 X 线透视下经皮穿刺进入病变的椎间盘，将木瓜凝乳蛋白酶注入，使髓核溶解而间接减压治疗椎间盘突出症，这是经皮穿刺微创技术用于脊柱外科疾患治疗的开端。随后 Hijikata 于 1975 年首创了经皮穿刺髓核摘除术，其后有 1985 年 Onik 设计的经皮髓核切吸术以及 Choy 于 1987 年报道的经皮穿刺激光气化的治疗方法等。上述方法均由于适应证相应较窄，自 1999 年后国外文献报道已较少见。1987 年法国 Galibert 等首先报道经皮椎体成形术治疗椎体血管瘤，继之 Deramond 等将此技术用于椎体肿瘤及骨质疏松性锥体压缩性骨折的治疗。Theodorou 等用经皮穿刺气囊椎体成形矫正疼痛性椎体压缩性骨折畸形，对缓解疼痛、矫正畸形取得了满意疗效。Varge 则利用计算机辅助经皮髂骨穿刺成功地切除 12 例骶骨多节段肿瘤，随着技术的日益成熟，其在脊柱肿瘤和椎体骨质疏松性压缩性骨折的治疗中具有良好的应用前景。二是指需借助内镜系统进行操作的脊柱微创技术，即通过窥镜在镜下进行病变切除和椎管减压，从而达到直接切除病变并解除神经根压迫的目的。内镜系统辅助下的脊柱微创技术，主要是应用胸腔镜、腹腔镜、椎间盘镜及关节镜对颈、胸、腰、骶椎疾患进行治疗。颈椎微创技术已广泛应用于经颈前方、侧前方和后方椎板间隙及椎间孔入路的颈椎间盘切除、神经根管减压、颈髓内肿瘤切除、椎管内骨赘切除等。胸椎微创技术主要是在胸腔镜辅助下经胸腔及胸膜腔外行胸椎间盘切除、胸椎穿刺活检、胸椎及椎旁肿瘤切除、结核病灶清除、胸椎核心减压融合修复重建术，以及僵硬型脊柱侧凸前路松解、融合、胸廓内成形术和轻中型脊柱前路固定。内镜辅助下开展的腰椎微创技术主要有在腹腔镜辅助下开展的经腹腔及腹膜后入路腰椎间盘切除术、全腰椎间盘置换术、腰椎骨折前路减压融合术、显微内镜辅助下的腰椎板切除减压术、经椎间盘镜腰椎间盘切除术、腰椎骨折前路减压融合术、经关节镜腰椎间盘切除术，以及计算机辅助下腰椎前路融合经椎板螺钉内固定术等。与开放性手术相比，脊柱微创技术的优点主要是术中出血少、麻醉耐受性好、术后镇痛药用量少、椎管手术入口周缘瘢痕形成小、康复快、住院时间短、脊柱稳定性好等。脊柱微创技术用于椎间盘疾病的治疗是较为成熟的技术，但目前对于椎间盘的最佳切除量、选择椎间融合、人工椎间盘置换还是人工髓核植入等，还没有一致的意见。

从脊柱微创技术应用之日起，该技术引起的并发症问题就引起骨科界的高度重视，尽管文献报告此类手术与开放性手术相比并发症的发生率显著降低，但相关并发症的报告仍见于微创技术的各个领域。如经皮椎体成形术治疗椎体骨质疏松性压缩性骨折注射骨水泥时，注射区域可出现骨水泥的热损伤，一旦骨水泥渗漏入椎旁肌肉，可引起局部疼痛和异物反应而导致活动受限；渗漏入椎间孔可引起神经根受压，症状严重者需手术减压；渗漏入静脉可引起全身毒性和/或过敏反应；渗漏入下腔静脉可导致肺、脑栓塞等致命性的并发症出现。而内镜辅助下的颈椎微创手术可能发生椎动脉、胸导管损伤、硬脊膜撕裂等并发症；经胸腔镜辅助下经前路胸椎微创手术出现的并发症包括术后肋间神经痛、肺不张、肺大泡、气胸、皮下气肿、乳糜胸、椎体螺钉错位等；经腹腔镜腰椎微创术可能导致血管损伤出血、椎间盘炎、马尾神经损伤及输尿管损伤、逆向射精等。

三、微创技术在骨折治疗中的应用

传统的骨折治疗强调解剖复位、坚强内固定的生物力学观点，客观上使内固定承受更大的应力。导致内固定失效的危险性加大，由于过分强调机械固定的效用，实践中应力遮挡、局部血运破坏影响骨折愈合、钢板下骨质疏松、骨萎缩、骨愈合延迟、再骨折等问题屡屡发生。而人们在非直接复位内固定术中观察到：牵拉主要的骨折块，充分利用骨折块与软组织之间的联系可达到良好的轴线复位，由于不剥离软组织与骨膜从而减少了手术创伤，保护骨组织的生机。微创钢板接骨术（minimally invasive plate osteosynthesis，MIPO）是近年骨折生物学内固定术的一个新进展，通过一小切口建立皮下隧道，用间接复位技术使骨折复位并做钢板内固定。由于不做广泛的切口及广泛的软组织剥离，同时对髓腔内的血液循环产生较小的干扰，其最大限度地保持了骨折处的生物学完整性，生物学完整性即组织结构的维持与血液循环的保护，并据此提稳定有效的力学结构——机械固定。临床应用显示其创伤小、操作简单并具有优良的效果。近年来，也有学者在关节镜下行关节骨折的治疗（图1-40），通过镜下的操作减少了手术对关节的创伤，有利于患者术后的功能恢复，临床应用疗效满意。

　　尽管目前新型仪器设备性能的改善和手术技艺的提高已经大大促进了微创技术的发展，但整个骨科领域仍有很多疾病的治疗不能达到理想的微创要求，即使在先进的影像设备引导下，利用先进的关节镜或腔镜进行手术，虽然切口变小，但在患者体内操作的范围和显示仍不完全满意，同时其智能化程度较低，其所带来的创伤不能忽视。需要不断改进、发展相应的器械和技术，来推动微创技术的发展。微创技术的主要目标是最大限度地减小手术的侵袭性，但不能不加选择地盲目使用，如果在并发症和术中改行开放手术比率均较高的情况下应用，则无疑会增加患者的痛苦，而且丧失了微创手术的优越性。因此严格掌握微创手术的适应证，在具备相应技术和经验的前提下进行各种微创手术，是保证和提高微创手术疗效的关键。

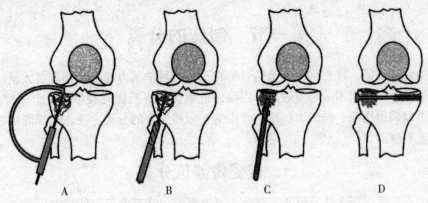

图1-40　关节镜下胫骨平台骨折的复位、内固定

A. 放置定位器，打入导针；B. 经导针放置钻孔；C. 置入套管撬拨并植骨；

D. 拧入拉力螺钉

（宋敬锋）

第二章

创 伤 急 救

第一节　创伤的分类

与严重创伤的评分不同,严重创伤分类的目的在于采用科学的方法,迅速缓解大量伤员与救治力量有限的矛盾,科学安排伤员救治的轻重缓急,以确保危重伤员得到优先救治,整个治疗过程井然有序。对于各种创伤,可以采用伤部、伤因、伤型以及伤情4者相结合的分类方法,这样既可以明确诊断,也能表明损伤的严重程度。

一、按受伤部位分类

按解剖生理关系,可以把人体分成8个部位,每个部位损伤有它各自的特点。

1. 颅脑部　包括眉间、眶上缘、颧弓、外耳道、乳突尖到枕骨粗隆连线以上的部位。由完整而坚硬的颅骨与人体最重要而又最脆弱的脑组织组成。颅骨未损坏的伤员,可以出现脑震荡、脑挫伤,并可并发颅内出血;颅骨有破坏的伤员,一般有颅内出血和较重的脑挫裂伤,可立即威胁到伤员的生命,应抓紧时间治疗。硬脑膜是防御感染的主要屏障,脑实质对细菌感染的耐受力也较强,因此在伤后48~72h进行清创有时仍可达到满意效果。

2. 颌面颈部　面部的表面划分是自鼻根起向两侧沿眶上缘上边至耳前、颞颌关节处,沿下颌骨下缘相接于颏的联合处。颈的表面为自胸骨柄上缘正中点沿锁骨上缘向两侧延伸,与前后腋线的延长线相交,沿斜方肌的上缘向内侧相接于第7颈椎棘突。它既是人体外貌的外露和表情部分,又是各特殊感觉器官和呼吸、饮食、语言等重要功能的集中表现部位。创伤一方面可以造成一种或几种器官,如脑、眼、耳、鼻等的同时损伤和功能障碍,甚至威胁到伤员生命。同时伤后颌面部留下的残疾可能给伤员造成巨大的心理障碍。这部分创伤最好由神经外科、眼科、耳鼻喉科、口腔科和普通外科的医生联合救治。

3. 胸部　上界与颈部相连;两侧由腋前、后皱襞与肩峰的连线与上肢相连;下界由胸骨剑突、肋下缘到第8肋间相连;后面由两侧第8肋间连线通过第11肋到第1腰椎中点的连线与腹部相连接。胸廓外形的完整和胸腔内的负压维持机体呼吸与循环功能。因此,胸壁的破坏或变形以及胸腔被血、气压缩都可以立即造成心肺功能的紊乱。所以胸壁伤与胸腔伤有同等的重要性,都应按重伤员对待。

4. 腹部　上界与胸部相连,下界从耻骨联合上缘顺腹股沟韧带沿髂前上棘、髂骨到骶骨上缘。腹部脏器众多,创伤的主要危险是内出血造成的休克和内脏破裂造成的腹膜炎,两者均可致命。因此,只要发现有内脏损伤,原则上都必须进行腹部探查手术与有效的处理。

5. 骨盆部　上界为腹部,前下包括外阴与会阴部。由耻骨联合下缘向外连线到股骨大粗隆上缘,向后沿臀下皱襞到会阴部。集泌尿生殖与消化系统末端于一体。特点是有骨性盆壁保护盆腔脏器,但在骨盆骨折时除有大量出血外也可继发或伴有内脏损伤。特别是部分泌尿生殖器和消化道末端同时遭受创伤,可引起严重污染。

6. 脊柱脊髓部　解剖范围相当于棘突全部以及邻近部位。创伤引起的最大问题是造成不同平面和不同范围的截瘫或偏瘫，能致终身残废。救治时必须防止附加损害。

7. 上肢 上端与胸部相连，可分成肩、上臂、前臂与手4个部分，是人体生活和工作的主要运动器官，其特点是功能灵活，损伤的机会较多。治疗上肢创伤时要把重点放在恢复功能上。

8. 下肢 上端与骨盆部连接，分大腿、小腿与足部3个部分。其功能是移动身体与负重。伤后多需卧床治疗，治疗期长。治疗重点应使行动和负重功能恢复。

据战伤资料统计，在战伤中头颈部伤一般占15%~20%；躯干伤也占15%~20%（其中胸部8%，腹部6%），上肢伤占25%~30%，下肢伤占30%~35%。按交通事故伤资料统计依次为下肢（主要为小腿）85%，头部50%~80%，臂部20%~50%，其余部位则较少。由此可见和平、战时的创伤在部位上有一些差别。

二、按致伤原因分类

1. 刺伤 因锐器，如刺刀、剪刀、铁钉、钢丝等所致的组织损伤，其特点是伤口小而深，有时可以刺入深部体腔而皮肤仅有很小的伤口。刺伤内脏时可以引起体腔内脏大量出血和/或穿孔。刺入心脏，可迅速致死。

2. 火器伤 为常规武器战伤，是以火药为动力的武器致伤。

1）枪弹伤：由各种枪支所发射的弹丸所致的组织损伤。根据枪弹的速度不同，可以分为以下3类。

低速：366m/s（1 200英尺/s）以下，如一般的手枪子弹。

中速：366~762m/s（1 200~1 500英尺/s），如一般的卡宾枪和冲锋枪子弹。

高速：762m/s（2 500英尺/s）以上，如部分步枪子弹。子弹之所以具有致伤力是因为它具有动能，而子弹动能的大小又与它飞行速度的平方成正比，其计算公式如下：

$$KE = mv^2/2g$$

式中 KE 代表动能，m 代表质量，v 代表速度，g 代表重力加速度。

当低速子弹穿入组织时，作用力沿着弹道的轴线前进，直接离断、撕裂和击穿弹道上的组织，形成一个伤道。而高速子弹贯穿组织时，不仅有前冲力，而且还有侧冲力，具有一定的向四周扩散的能量和速度，因而迫使伤道周围组织迅速向四周压缩和移位，形成比子弹大数倍甚至数十倍的椭圆形空腔，称暂时空腔，存在时间极短，约为数毫秒，其内压力有时可达100个大气压以上。子弹穿过后空腔很快缩小，留下一残存伤道，即临床上常见的伤道。伤道内充满失活组织、血液、血块、异物等。从病理学上可以将高速弹伤后的伤道及伤道周围组织分成以下3个区。

（1）原发伤道：即投射物直接损伤组织所造成的损伤区域，其中充满失活组织、异物、污染物、血液和渗出液等。

（2）挫伤区：紧靠原发伤道，为直接遭受挫伤的区域。此区的损伤范围在伤后数小时内不易判定，一般需要在2~3d后出现明显的炎症分界时才能分清。依受伤程度，可以发生部分或全部坏死，继而脱落，因而使原发伤道扩大，通常要比原发伤道大数倍。由坏死组织脱落后所形成的伤道称为继发伤道。

（3）震荡区：挫伤区之外是震荡区，其范围大小与传至组织的能量多少有关。震荡区的主要病变是血循环障碍及其所引起的后果。因为此区内的组织并未直接遭受投射物的打击，伤后短时间内又看不出显著的变化，数小时后才出现不同程度的血液循环障碍，如充血、瘀血、出血、血栓形成、渗出和水肿等。血栓形成可导致组织坏死。水肿可以压迫周围的组织，从而引起局部缺氧和坏死。震荡区的血液循环障碍为战伤感染的发生提供了条件。

以上3个区域并无明确的界限，并可能犬牙交错，因具体条件不同，损伤的范围和病变的发展过程也不尽相同，有的早期就可以愈合，有的却发生进行性坏死和感染。

最近的一些资料表明，某些高能撞击伤，如高速车祸所致的软组织伤的创面组织病理改变与枪弹伤的某些病理改变有相似之处。因此，了解高速枪弹伤伤道的病理特点对于平、战时高能创伤时局部创面的处理十分有益。

2）弹片伤：炸弹、炮弹、手榴弹、地雷、水雷、鱼雷、常规弹头导弹等爆炸后的弹片向外飞散杀伤人体所致的损伤。在现代战争中弹片伤的比例大于枪弹伤。据一组 933 例西南边境反击战战伤统计，弹片伤发生率高达 91.8%（表 2-1）。

表 2-1 西南边境反击作战 933 例火器伤伤因分析

	炮弹伤	地雷伤	枪伤	手榴弹伤	雷管伤	合计
例数	701	130	74	26	2	933
百分比	75.1	13.9	8	2.8	0.2	100

弹片伤所造成的周围伤道组织挫伤区随伤员距离爆炸中心远近而有轻重之分，但弹片爆炸时带入伤道的泥土等污染较枪弹伤更为严重，而且常为多处弹片致伤，伤道复杂。据一组越南战争中 200 例钢珠弹伤的资料统计，总共体表伤口有 2 800 处，平均每人 14 处受伤，最多者达 318 处。第 4 次中东战争，主要表现为坦克战，阿方使用前苏制反坦克火箭，以方则发射美制"转眼"武器，因而使得 49% 的伤员发生了主要以金属碎片所致的多发伤、多部位伤，而这种损伤在以往战争中是少见的。因此，高速弹片伤具有以下特点：在战多；伤情复杂，易于漏诊、误诊。

3）冲击伤：冲击伤是指冲击波作用于人体造成的各种损伤，多为烈性炸药、瓦斯、空气燃烧弹或核武器爆炸时产生的压力波击中体表后释放能量所致。典型冲击伤的特点是多发性听器与内脏损伤（以心、肺、胃肠道为主），而体表常完好无损。冲击伤的伤情与实际所受的压力值密切相关。一般认为，压力值越高，伤情越严重。在冲击波的作用下，人体心肺和听器最易受损。临床上所见的爆震伤主要指空气冲击波和水下冲击波直接作用人体造成的损伤。另外，在冲击波通过固体传导使人体致伤或因冲击波的抛掷及其他间接作用引起的损伤虽然也属于冲击伤范围，但不把它叫作爆震伤。在战时，冲击伤见于原子弹、炸弹爆炸附近的损伤，平时则偶见于化工厂、矿井的爆炸事故等。冲击伤与一般创伤的区别在于它具有多处受伤、外轻内重以及伤情发展迅速等临床特点。

3. 挤压伤和挤压综合征　肌肉丰富的四肢、躯干受重物较长时间的重压（1h 以上）所致的损伤。如伤员四肢被挤压，受伤部位明显肿胀者称四肢挤压伤。如胸部受挤压后胸腔内压力骤然升高，心腔和胸腔内大静脉受压，上腔静脉内的血液向头、颈部逆流，由于这些静脉无静脉瓣，就使小静脉和毛细血管内的压力骤然升高而破裂出血，在面、颈、肩和上胸部皮下、球结膜和颊黏膜等处出现广泛性瘀斑和出血点，这种情况临床上又称为创伤性窒息。如挤压伤后出现受压部位肿胀，并伴有肌红蛋白尿及高钾血症的急性肾功能衰竭，称为挤压综合征。挤压伤和挤压综合征平时多见于地震、房屋倒塌、建筑事故等。

4. 撕裂伤　因钝物打击所致皮肤、软组织撕裂，常有明显的外出血，伤口周围组织有挫裂。

5. 撕脱伤　指高速旋转的机轮和马达纽带等将大片头皮撕脱或四肢皮肤皮下组织与深筋膜肌肉剥脱分离。脱离的组织常失去活力而深层组织则损伤较轻。有时皮下广泛撕脱而皮肤表面却很完整，这种现象应当引起重视。

6. 钝挫伤　为钝性物打击后表面皮肤尚完整，而深部体腔却可能损伤严重。如腹部钝挫伤时腹壁无伤口，而腹腔内脏却发生破裂出血或穿孔等。

7. 扭伤　外力作用于关节，使其发生过度扭转，引起关节、韧带、肌腱等损伤，严重者可以发生断裂。常出现皮肤青紫、疼痛、肿胀和关节活动功能障碍。

8. 其他损伤　如烧伤、冻伤等。

三、按受伤类型分类

1. 按创伤有无伤口分类　可分为闭合伤和开放伤两类。

（1）闭合伤：皮肤保持完整，表面并无伤口。闭合伤伤情不一定很轻，其难点在于难以确定有无体腔脏器损伤。如胸部闭合伤，可以引起胸内器官损伤，造成肺破裂、血胸、气胸；如颅脑闭合伤，可以发生脑挫裂伤和颅内血肿。

（2）开放伤：皮肤完整性遭破坏，有外出血，受伤时细菌侵入，感染机会多，如刺伤、撕裂伤等。也可同时有内脏或深部组织损伤。火器性损伤均为开放伤。

2. 火器伤按伤道形态分类 可以分成贯通伤、非贯通伤、切线伤和反跳伤4种。

3. 按体腔是否穿透分类 按颅腔、胸腔、腹腔、脊髓腔以及关节等创伤中的硬脑膜、胸膜、腹膜等是否被穿透，可以分成穿透伤和非穿透伤。

四、按损伤严重程度分类

1. 轻伤 没有重要脏器的损伤，不影响生命，无需住院治疗者，如小的挫伤或裂伤、小的单纯性骨折。10%以内的无碍行动的Ⅰ度烧伤（面部、手部、会阴部除外）。

2. 中等伤 一般无生命危险，但可在一段时间内失去生活、工作和战斗能力，治愈时间较长，治愈后可能留有功能障碍。如广泛的软组织挫伤、上肢的开放性骨折、肢体挤压伤、创伤性截肢以及一般的腹腔脏器伤等。

3. 重伤 重要脏器或部位伤，伤势严重，有生命危险或发生严重并发症的危险而需要紧急治疗的伤员。部分伤员早期既不能耐受手术，也不宜转运。治愈时间较长，治愈后可能留有严重残废。如严重休克、内脏伤、大面积Ⅲ度烧伤、呼吸道阻塞以及开放性气胸等。

4. 极重度伤 伤员伤情危重，生命垂危，存活希望极小。如心脏和主动脉破裂。

（宋敬锋）

第二节 创伤救治原则

对创伤患者实施快速有效和合理的急救处理，不仅可以最大限度地挽救伤员生命，而且可以减轻伤残，更有利于恢复受伤机体的生理功能。最好的创伤的救治是从现场急救开始的，但由于创伤发生突然，可涉及机体任何部位，形式多样，复杂多变，严重度不一，给救治带来困难。面对创伤，如何在第一时间给予合理救治，需要掌握基本的急救处理原则。

一、察看现场脱离险境

创伤现场时常处于危险状态，给救援人员和伤员的生命构成危险。不注意事发现场的安全程度，盲目救援，就有可能造成不必要的伤亡。因此，救援人员到达现场后，要首先查看和分析救治场所的安全状况。如果没有危险因素，应就地抢救伤员，稳定其病情；如果现场安全性差，应想法将伤员移至安全场所，再实施救治。救治中应注意自身和伤员的安全。

二、迅速评估病情、分清轻重缓急

开始急救时，首先观察伤员的生命体征，如神志、呼吸、气道通畅程度、脉搏、肢体活动状况等；重点察看威胁生命的创伤，如大出血、活动性出血、开放性头胸腹部创伤等；只要情况许可，就应做全面的体检，以发现隐含的危及生命的创伤，如腹腔、盆腔内大出血等，力争在最短时间内分清病情的轻重缓急。

为了避免创伤查体时发生疏漏，急诊急救（创伤）医师应牢记美国Freeland等建议的"CRASHP-LAN"。

C：Cardiac（心脏）。

R：Respiratory（呼吸）。

A：Abdomen（腹部）。

S：Spine（脊柱）。

H：Head（头部）。

P：Pelvis（骨盆）。

L：Limb（四肢）。

A：Arteries（动脉）。

N：Nerves（神经）。

三、急救与呼救并重

现场救援者应根据伤员的数量和创伤的严重程度，在实施急救的同时，迅速与创伤急救中心或相关医疗机构发出求救，以得到更多的医护人员参与急救，使更多伤员在第一时间获得有效救治。

四、先救命后治伤

救治创伤的第一目的是挽救伤员的生命，因此应优先抢救危及伤员生命的心脏呼吸骤停、窒息、大出血、开放性或张力性气胸等。急救早期不忘 ABC，即开放气道、人工呼吸、循环支持。待伤员生命稳定后，再处理其他创伤，以利恢复其生理功能。

五、先重伤后轻伤

在创伤急救的实践中证明，先处理危及生命，或有可能危及生命的创伤，先救重伤员，能最大限度地挽救更多伤员的生命。在处理完严重创伤和重伤员后，再处理轻伤和病情轻的伤员。

六、先止血后包扎

出血能致命，未给伤口进行有效地止血就先包扎伤口，常达不到止血的目的，尤其是较大血管或动脉的出血更难。不适当的包扎还会掩盖伤口的出血状态，从而延误救治。另外，当对头部、胸部、腹部等部位的开放性伤口应通过适当包扎使之成为闭合性伤口；有多处伤口时，包扎依次为头部、胸部、腹部、四肢。

七、急救操作迅速平稳有效

现场救治伤员时，时间就是生命，要求各种抢救操作快速到位，尤其翻转体位、开放气道，人工呼吸，电击除颤等。由于伤员病情的复杂性、严重性和不确定性，不平稳的操作会导致伤情加重或造成新的创伤，因此，无论抢救环境条件多么差，救治难度多么大，各种抢救操作必须平稳有效。

八、先抢救后固定再搬运

有些伤员需要搬运转入医院进一步救治，对这类伤员应先通过急救稳定病情，再对受伤的肢体或躯干（特别是颈部和脊柱脊髓损伤）进行适当固定，最大限度地避免搬运中发生呼吸循环衰竭和创伤加重的可能。

九、快速转运重伤员

研究表明，快速将重伤员转运到条件较好的医院实施进一步救治可明显提高存活率，降低伤残率。因此，只要条件许可，应采用最快速的转运方案将伤员送到高水平医院救治。在复杂地形和偏远地区，直升机空中转运被认为是最佳转运方案。

十、医护与转运同行

重伤员在搬运或转运途中，需医护人员时刻关注病情变化，进行必要的救治。

（宋敬锋）

第三节　创伤严重程度的评估

创伤严重程度的评估是采用客观指标，对受伤伤员的伤情进行评价，使临床医生在处理创伤时，能对创伤的程度做出统一的评定，它有利于对创伤严重程度进行分类、治疗以及预测伤员的预后。

由于引起创伤的因素千差万别，加之受伤者本身机体反应的个体差异，因此，目前尚没有一种评估方法能够对不同原因、不同致伤部位以及不同致伤阶段的伤情进行全面的评估。20 世纪 60 年代末 70 年代初，一种称为"创伤评分系统"（scoring systems fortrauma）的概念在国外兴起，并得以迅速发展。它是以分数来表示，可对伤员的预后和治疗效果进行定量评价，以及对群体伤员进行可靠的比较。他们的理论基础有的是来源于解剖学，有些则是根据伤员的生理紊乱来表示预后。先后曾采用的评分系统有"创伤简明定级标准（AIS）""创伤严重程度记分法（ISS）""创伤指数（TI）""改良创伤评分系统（RTS）""损伤严重特征系统（ASCOT）"以及 CRAMS 记分法等。其中 AIS 与 ISS 主要在急诊室和医院使用，而 TI 与 CRAMS 等主要用于抢救现场和救护车上。本节概略介绍 AIS、ISS 以及 CRAMS 评分法。

一、创伤简明定级标准

此标准由美国医学会（AMA）、汽车医学安全委员会（AAAM）以及汽车工程师协会（SAE）等共同组织制定。它是以解剖学损伤为基础的损伤严重程度评级方法，自 1969 年制定以来已几易其稿，使其更加完善而符合实际伤情评定的要求。前一段时间它的最新版本 AIS-90 已出版发行。尽管按其标准创伤严重程度可分为 9 级，但在具体评价时主要还是采用 0~5 个定级标准，因 AIS 的 6~9 级已属于致死性创伤范围（24h 内死亡），再详细的评定实属不必要。以腹部创伤为例：0 级，没有损伤；1 级，轻伤（如腹壁撕裂伤）；2 级，中度损伤（如肾挫伤）；3 级，严重而无生命危险的损伤（如中度脾撕裂伤）；4 级，严重而有生命危险的损伤（如十二指肠破裂伤）；5 级，极严重损伤（如广泛的肝破裂）。

AIS 的优点在于它的原则性与实用性。第一，它以解剖学损伤为依据，这样伤员的每一种损伤便只有一个 AIS 评分，而在以生理学参数为依据的评价中，由于伤员生理状况的变化，可以使伤员出现多个不同的损伤等级；第二，AIS 只评定伤情本身而不评定损伤造成的后果，其目的是使 AIS 成为评价损伤本身严重程度的方法，而不是用来评价损伤造成的功能障碍或残废；第三，AIS 也不是一个单纯预测伤员死亡的分级方法。当然，随着认识的深入，AIS 也需要不断地改进与完善。

二、创伤严重程度记分法

1974 年，Backer 参考 AIS 设计而制订出 ISS 评分系统，目前应用非常广泛。它是在 AIS 的基础上将 AIS 分值最高的 3 个解剖损伤部位的评分值的平方相加。其优点是客观，易于计算。它一律按伤情分类定级，把最严重的损伤，即 5~9 级一律定为第 5 级，而不管其后果如何。另外，它把颌面伤与头颈部伤分开来评价，更为精确与符合实际。因此，这一方法更确切地应称为 AIS-ISS 法。

记分方法是：先根据 AIS 按身体部位给伤员所有损伤逐一定级：1 级为轻度；2 级为中度；3 级为重度（无生命危险）；4 级为极重度（有生命危险）；5 级为危重（存活未定）。从中取 3 个最严重的伤，其级别的平方数相加所得的和就是该伤员创伤严重度的总分数。这一记分法的缺点是只适用于钝性损伤，另外，还可能忽略了同一解剖部位的多处损伤。

根据英国 Bull 的经验，伤员的年龄与 AIS-ISS 法测定出的 LD_{50}（半数致死分值）的关系见（表 2-2）。

表 2-2　伤员年龄与 LD_{50} 关系年龄（岁）

年龄（岁）	LD_{50} ISS
15~44	40
45~64	29
≥65	20

一般认为，当 ISS 大于 50 时伤员很难存活。当然，也有 ISS 大于 66 的伤员被救活的报道。

三、CRAMS 法

CRAMS 法是 Clemmer 在综合 RPM 法（呼吸、脉率、运动）和 RSM 法（呼吸、血压、运动）评定伤情基础上改进的一种采用循环、呼吸、腹部情况、运动、语言为评判标准的评分方法，适合于院前和急诊科。它用生理指标、创伤机制、受伤部位、创伤类型和年龄等综合评定伤情，其结果是更加符合院前伤员伤情的实际（表 2 - 3）。

表 2 - 3　综合评定伤情的方法

分值指标	2	1	0
循环（C）	返白试验正常和收缩压 > 100mmHg（13.9kPa）	返白试验 > 2s 和收缩压为 85 ~ 99mmHg（11.3 ~ 13.2kPa）	返白试验消失或收缩压 < 85mmHg
呼吸（R）	正常	异常（浅、费劲或 > 35/min）	无
胸腹部（A）	胸腹部无压痛	胸或腹有压痛	腹紧张、胸壁浮动和胸腹有贯通伤
运动（M）	服从命令正常	仅对疼痛有反应	固定体位或无反应
语言（S）	正常（自发）	语无伦次、答非所问	不能或发出无法理解的声音

具体方法是评价伤员循环状况（C）、呼吸状况（R）、腹部（包括胸部）状况（A）、运动状况（M）以及语言能力（S）5 项内容，每项内容分 0 ~ 23 个分值。以上 5 项的得分之和即为伤员的 CRAMS 分值。一般认为，以 CRAMS 的分值小于或等于 8 为重伤标准。

（宋敬锋）

第四节　创伤的早期救治

创伤又称机械性损伤，创伤引起人体组织或器官的破坏。严重创伤还可能有致命的大出血、休克、窒息及意识障碍直至死亡。创伤是当今人类一大公害，约占全球病死率的 7%。据统计，创伤是美国 45 周岁以下人群死亡的首要原因，是 65 岁以下人群死亡的第 4 位病因。目前，我国每年死于各类创伤的总人数已超过 70 万，在人口死因构成中占第 4 位，已经被纳入国家疾病控制计划。

一、创伤基本概念和分类

（一）按致伤原因分类

1. 刺伤　因锐器所致的组织损伤，如刺刀、剪刀、铁钉、竹片或钢丝等所致组织损伤。刺伤的特点是伤口小而深，可刺到深部体腔，而只有很小的皮肤损伤。刺伤内脏，可引起体腔内大量出血、穿孔；刺伤心脏，可立即致死。平时常见斗殴、歹徒行凶刺伤或自杀，战时多见于白刃战伤。刺伤一般污染轻，如不伤及重要血管和内脏，治愈较快。

2. 火器伤　由枪、炮、火箭等用火药做动力的武器发射投射物（枪弹丸、炮弹等）所致的损伤，包括弹丸伤和弹片伤。

1）弹丸伤：弹丸伤亦称"枪弹伤"，是枪弹击中人体所产生的损伤。现代战伤中，炸伤发生率低，占战伤的 20% ~ 30%。按枪弹出入口情况，致伤形态分为 4 种。

（1）贯通伤（pelforation wound）：亦称"穿通伤"。投射物击中人体后，产生既有入口又有出口的伤道。按出入口大小分 3 种情况：

A. 入口与出口同大，多见于高速、稳定的枪弹正位击中人体较薄弱的部位而又未破坏组织的回缩力时。在伤道较长、枪弹的功能已大部分消耗于伤道内的情况下，即使入口和出口都较小，组织的破坏亦会很严重。

B. 出口大于入口，见于多数枪弹伤。投射物击中人体后，因受阻而失去稳定性，甚至发生翻滚，增加了投射物与组织接触面积。如果投射物发生破碎或造成粉碎性骨折，则可能因继发性投射物产生很大冲击力，引起组织更严重的破坏，导致出口很大。

C. 入口大于出口，多发生在近距离射击时，枪弹的初起和撞击速度几乎完全一致，产生的冲击力很大，与破坏入口皮肤的回缩力，造成入口处的皮肤崩裂，从而形成较大入口。

（2）盲管伤（blind wound）：投射物击中人体时，只有入口而无出口的伤道，多由射击距离较远、能量不大的投射物造成。由于投射物停留在体内，其能量也全部消耗在体内，因而造成的组织损伤有时较贯通伤更严重。

（3）切线伤（tangential wound）：高速投射物从切线方向撞击人体表面组织所引起的沟槽状损伤，其伤情取决于弹头或弹片等投射物侧击力的大小。如高能投射物在近距离内切线位击中体表，传给体内的能量很大，亦可造成深层组织或脏器损伤。故发生切线伤时，应注意观察深部组织的情况。

（4）反跳伤（ricochet wound）：当高速投射物的动能已接近耗尽时击中人体某一坚硬部位，因无力穿入深层，而从入口处反跳弹出所形成的组织损伤。其入口与出口为同一点。被击中的部位常有轻微出血和组织撕裂，但偶可伤及深部。如头部反跳伤，在其相应部位的脑组织中也能发生出血等损伤。

2）弹片伤：炮弹、炸弹、手榴弹等爆炸后的弹片击中人体后引起的损伤，占现代战争中战伤的70%～80%。大弹片致伤时，常呈"面杀伤"，伤口较小、较浅，但数量不多。

3）高速小弹片（珠）伤（high－speed small fragment pellet injury）：初速＞762m/s、自重＜5g的弹片或钢珠击中人体后所致的损伤。多为飞机投放的集束型子母弹致伤。一次投放爆炸后可飞散出数十万个钢珠或碎弹片，呈"面杀伤"，一人可同时被多个钢珠或碎弹片击中而发生多处伤。

4）钢珠弹伤（steel pellet wound）：飞散的钢珠击中人体所造成的损伤，是高速小弹片（珠）伤的主要组成部分，其伤情特点和防治同高速小弹片（珠）伤。

5）炸伤（explosive wound）：各种爆炸性武器，如航弹、炮弹、水雷、地雷、手榴弹等爆炸后对人体所产生的损伤，包括弹片伤及高压气浪所致的损伤。弹片可造成人体任何部位的外伤，重者可立即死亡。高压气浪可造成肢体缺损、断离或其他部位体表撕裂伤。在有些战伤统计中，把"炸伤"作为"弹片伤"的同义词。

6）地雷伤（mine injury）：由地雷爆炸所致的人体损伤，是炸伤的一种。直接致伤因素是冲击波和弹片。

7）冲击伤（blast injury）：冲击伤亦称"爆震伤"。核武器及炮弹等爆炸时产生的强冲击波作用于人体而引起的损伤。空气冲击波的致伤因素主要有超压和动压两种。超压可引起内脏出血、骨膜破裂和听小骨骨折等病变，其中以含气的肺组织损伤最重。

3. 挤压伤　人体肌肉丰富的肢体，受重物长时间挤压（一般＞1h）造成一种以肌肉为主的软组织创伤。受挤压的肌肉因缺血坏死，有的因肌肉坏死逐渐由结缔组织代替而发生挛缩。在受到严重挤压的伤员中，除局部病变外，还可发生挤压综合征，即以肌红蛋白尿和高血钾为体征的急性肾功能衰竭及休克。挤压伤和挤压综合征是同一种伤，严重程度不同而表现不同。

4. 玻璃碎片伤（glass fragment injury）　简称"玻片伤"。因飞散的碎玻璃击中人体而造成的损伤。核爆炸或大型炸弹爆炸时，在相当广阔的地域，建筑物上门窗玻璃会被冲击波击碎，并向四周飞散，击中人体后可造成切割伤，甚至可穿透体腔，形成穿透伤。其伤情和发生率与玻璃片质量、撞击速度和撞击部位有关。

5. 钝挫伤（contusion）　因钝性暴力作用而引起的软组织闭合性损伤。当钝器作用于体表的面积较大时，其力的强度不足以造成皮肤破裂，但却能使其下的皮下组织、肌肉和小血管甚至内脏损伤，表现为伤部肿胀、疼痛和皮下瘀血，严重者可发生肌纤维撕裂和深部血肿。如致伤暴力旋转方向，则引起捻挫伤，其损伤程度更重些。

（二）按创伤有无伤口分类

1. 闭合伤　皮肤保持完整性，表面并无伤口。其伤情并不一定很轻，其难点在于确定有无体腔脏器损伤。如腹部闭合伤，可能引起腹内空腔或实质性脏器伤。闭合性胸部伤，可引起胸内器官损伤，造成肺破裂、血胸、气胸。闭合性颅脑伤，可发生脑挫裂伤，颅内血肿。

2. 开放伤　皮肤完整性遭到破坏，甚至可引起深部器官损伤，有外出血，受伤时细菌侵入，感染机会增多，如刺伤、火器伤等。按有无穿透体腔分以下几种：

（1）非穿透伤（nonperforating wound）：投射物穿入体壁而未穿透体腔的损伤。多较表浅，伤情较轻。但在少数情况下，体腔虽未破坏，体腔内的组织也可因投射物通过体表时能量传向深部内脏而损伤。治疗时应确诊有无内脏损伤，如有应先处理内脏的损伤。

（2）穿透伤（perforating wound）：投射物穿透体腔（颅腔、胸腔、腹腔、盆腔、脊髓腔、关节腔等）而造成的脏器和组织损伤，多为重伤。发生穿透伤时，被穿透的体腔与外界直接相通，细菌易于侵入而发生严重感染。处理方法因致伤部位而异。

（三）按受伤部位分类

损伤的解剖部位可分为头部伤、颌面部伤、颈部伤、胸部伤、骨盆部（或泌尿生殖系）伤、上肢伤和下肢伤。

（四）按伤情轻重和需要紧急救治先后分类

1. 重伤　严重休克，内脏伤而有生命危险者。

2. 中等伤　四肢长骨骨折、广泛软组织损伤。

3. 轻伤　一般轻微的撕裂伤和扭伤，不影响生命，无须住院治疗者。

（五）创伤中常用的分类名词概念

1. 多发伤（multiple injury）　由单一因素所造成的多部位、多脏器严重损伤。常伴有大出血、休克和严重的生理功能紊乱，从而危及生命。诊断时必须做全面检查，以免漏诊。治疗上，首先是保全生命，其次是保全肢体。手术指征是收缩压在 12.0kPa（90mmHg）以上、脉率在 120 次/min 以下、手足转暖。如内出血无法控制时，可在积极抗休克的同时施行手术。如复苏效果不佳，需查明有无隐蔽的创伤。凡有危及生命的损伤应优先手术。当数处创伤均有优先手术指征时，可同时多组手术进行。

2. 多处伤　同一部位或同一脏器的多处损伤，包括腹部肝、脾损伤，小肠多处穿孔，上肢多处弹片伤，体表多处裂伤等。多处伤伤情不一，轻者不需特殊治疗（如体表多处擦伤），重者可致死（如肝脏多处挫裂伤）。战伤统计时，常将多发伤与多处伤合称为多处伤。此时主要指某伤员同时有两处以上部位受伤。

3. 多系统伤（multi-systemic injuries）　多个重要生命系统（如神经、呼吸、循环、消化、泌尿、内分泌等）同时发生损伤。严重创伤，特别是多发伤，常表现为多系统伤，如严重肺损伤并发大血管伤，创伤分类统计时，一般不作为专门的分类词应用。

4. 并发伤（associated injuries）　两处以上损伤时，除主要较重损伤外的其他部位较轻损伤。如严重颅脑伤并发肋骨骨折，肋骨骨折为并发伤；肝破裂并发脾脏被膜下血肿，脾脏被膜下血肿为并发伤等。通常不作为分类词应用。

5. 复合伤（combined injuries）　两种以上致伤因素同时或相继作用于人体所造成的损伤。多见于核爆炸时，以及常规战争和意外爆炸时。

6. 混合性（mixed injuries）　由两种以上的致伤因素（如弹片、枪弹、刃器等）所引起的损伤。如某一伤员既有弹片伤，又有枪弹伤，则称此伤员发生混合伤。

7. 联合伤（united injuries）　指同一致伤因素所引起两个相邻部位的连续性损伤，常见的有胸腹联合伤、眶颅联合伤等。胸腹联合伤占全部伤员数的 0.029 9%，其死亡率约为 13.3%。战时多由弹片及枪弹所致，但跳伞着地膝部猛烈屈曲挤压上腹亦可发生胸腹联合伤。诊断要注意伤道的位置、临床表现、伤口流出物性质和 X 线检查，如从胸、腹部 X 线检查看到有腹内脏器进入胸腹即可确诊。

（六）创伤的系统检查程序

对出诊的医生来说除了通过检查对创伤做出评估之外，对危重患者还需做创伤范围以外的系统检查，以明确是否存在威胁生命的伤情，并安排及时抢救治疗。因为创伤患者的伤情一般比较危重，要求检查快速、准确、不发生漏诊。通常按如下顺序检查：

1. 头面部 检查重点为判断有无颅脑损伤。

（1）意识状态。

（2）观察有无头皮裂伤、出血。触摸有无头皮血肿及颅骨凹陷。

（3）观察有无面部裂伤、出血。头皮和面部裂伤的出血量常常很大。面部肿胀者需除外上下颌骨骨折。

（4）观察有无眼球损伤，注意瞳孔大小及对光反应。眼窝周围皮下血肿（黑眼圈）提示可能有前颅凹骨折。

（5）鼻腔、外耳道出血及脑脊液外漏提示有颅底骨折。

（6）注意有无发绀，有无口腔内损伤及积血，昏迷者要防止误吸。

2. 颈部 检查重点为判断有无颈椎骨折及高位截瘫。

（1）观察颈部有无畸形及活动障碍，触摸颈椎棘突有无压痛及顺列改变。

（2）判断有无脊髓及臂丛神经损伤。

（3）注意气管位置是否正中。

3. 胸部 检查重点为判断有无肋骨骨折及其并发症。

（1）观察有无胸廓畸形及反向呼吸，注意呼吸次数、样式及胸廓起伏状态。

（2）检查有无胸廓挤压痛，叩诊浊音，呼吸音减弱或消失。检查心界大小、心律心音变化。怀疑肋骨骨折及其并发症存在者需拍摄胸部 X 线片，必要时需做血气分析及心电图。胸部外伤是较常见的，造成危重伤势的外伤，常常严重扰乱心肺功能，应特别重视。多段肋骨骨折可导致反向呼吸及肺挫伤，严重影响通气换气功能。少见的严重损伤如气管支气管断裂、纵隔损伤、心脏压塞等。一旦发现或怀疑，应立即呼请胸外科会诊，采取紧急处理。

4. 腹部 检查重点为判断有无肝脾等内脏破裂及内出血。

（1）腹壁若有损伤，常提示内脏也有损伤。

（2）注意有无腹部膨胀，肝浊音界消失或缩小，腹肌紧张、压痛、反跳痛，肠鸣音减弱或消失，有移动性浊音等。

（3）检查肝区、脾区、肾区有无肿胀、压痛、叩痛等。肝脾破裂常并发大量内出血，导致休克，威胁生命。肾损伤常伴尿外溢，局部反应常较严重。腹壁损伤肠管损伤也是常见的，常有内容物漏出，腹膜刺激明显。

5. 胸腰椎和骨盆 检查重点为判断有无骨折及其并发症。

（1）观察胸腰椎有无畸形、血肿，检查有无压痛、叩痛。

（2）判断有无脊髓或神经损伤。

（3）注意骨盆有无变形、肿胀（局部）、压痛及下肢拒动等。

（4）观察男性患者尿道外口有无滴血及排尿困难等。

6. 四肢 检查重点为有无骨折及严重并发症。在外伤中四肢外伤是发生率最高的，对院外医生来说诊断各种软组织损伤、骨折和关节脱位等是不难的，重要的是要估量这些损伤及其并发症带来的严重后果。以下情况需注意：

（1）在四肢骨折应特别重视有无并发血管、神经损伤，检查肢体远端的血循状况、感觉、运动等。

（2）开放骨折在检查后应予包扎，适当外固定，以减少出血和疼痛。

（3）断肢应视为重度创伤，应立即开放静脉输液、通知有条件医院手术室准备断肢再植术。

（4）对肢体肿胀严重，尤其是前臂和小腿者需警惕骨筋膜间隙综合征的可能性。注意有无 5P 表现：①由疼痛转为无痛（painless）；②苍白（pallor）或发绀、大理石花纹；③感觉异常（paresthesia）；④肌肉麻痹（paralysia）；⑤无脉（pulselessness）。一旦确诊应立即行筋膜切开减压术。

（5）股骨或多发骨折者，若伴有呼吸窘迫和颅脑症状需考虑脂肪栓塞综合征的可能性。体检中要特别注意肩颈和胸腋部皮肤有无出血点。

（6）伤口较深、软组织损伤严重、疼痛剧烈、伤部肿胀范围迅速扩大、加剧，并出现全身中毒症状者需警惕气性坏疽的可能。气性坏疽的潜伏期可短至6h，故凡怀疑其发生可能性时，必须尽快送到医院进行以下三项重要检查：①伤口周围有无捻发音；②伤口内渗出液涂片检查有无大量革兰阳性杆菌；③X线片观察肌内、肌间有无气体。

二、创伤的早期自救互救

据流行病学的统计资料表明，创伤患者的死亡呈现三个峰值分布。第一个峰值一般出现在伤后数秒至数分钟内，称为即刻死亡，约占创伤总死亡率的50%。死因多为严重的颅脑损伤，高位脊髓损伤，心脏、主动脉或其他大血管破裂，呼吸道阻塞等，这类患者基本都死于事故现场，只有其中的极少数患者可能被救活。第二个峰值一般出现在伤后2～3h内，称为早期死亡，约占创伤总死亡率的30%。死亡原因多为脑、胸或腹内血管或实质性脏器破裂，严重多发伤、严重骨折等引起大量失血。这类患者是创伤救治的重点对象，因此，这段时间又在临床上被称为"黄金时刻"。第三个峰值一般出现在伤后数周之内，称为后期死亡，约占创伤总死亡率的20%。死因多为严重感染、毒血症和多器官功能衰竭。由此可见，通过建立完善的创伤救治系统，争取在伤后早期按创伤救治程序对患者实施确定性的抢救是减少创伤死亡率的重要措施。现代创伤应急救援中自救与互救是两种重要形式。

（一）自救

自救指伤情发生后，专业医疗急救人员到达前，现场人员自身采取的保护防御措施，包括受伤者自己实施的救援行为，迅速远离危险地区，对伤口进行简单的压迫止血包扎处理等。自救行为主体是伤者本身，要求伤者熟悉受伤后可能发生的进一步的危险，而采取及时必要的自我保护和自我救治措施。

（二）互救

互救指伤情发生后，专业医疗急救人员到达前，现场受害人员之间相互的救护，以及其他人员（包括社会救援力量）实施的救援行动。重大伤害事故发生时，往往自身救援力量显得十分有限，所以互救在这时显得尤为重要。轻伤人员可以救助重伤者，在最短时间内给予必要的救助措施，减少更大危险的发生。同时争取他人救助和社会力量的救援也相当重要。

（三）一般应急救治原则

1. 重视和加强早期救治　创伤与失血性休克是创伤伤员常见而严重的并发症，如果不及时有效地治疗，将会导致一系列严重后果，如败血症、急性呼吸窘迫综合征、多脏器功能衰竭综合征，甚至死亡。重视和加强早期救治，对创伤与失血性休克的预后有重大影响。早期救治是以救命为主，采取先救治后诊断或边救治边检查诊断的方式进行抗休克治疗。

2. 科学的抢救程序是抢救成功的关键　外界各种暴力作用于机体时可引起组织器官的解剖结构破坏和不同程度的功能损害。当影响到心血管、呼吸或中枢神经等生命支持系统功能时，机体的生命就受到严重的威胁；而当创伤仅作用于体表、空腔脏器或肌肉骨骼时，虽然不会危及生命，但也可产生明显的伤残作用。临床上容易识别判断和处理机体主要的或明显的创伤，然而对于许多相对次要或隐匿的创伤则不易早期识别和处理。值得注意的是，这种创伤往往还是致命的。创伤对机体造成复杂和多方面的损害作用，增加了临床检查和处理的困难，甚至有时会产生各方面的矛盾。创伤救治程序是对创伤患者进行评估和优先处理的方案，在快速、简捷判断伤情的基础上，进行及时、合理、有效的确定性抢救。

创伤救治程序可分为三个不同阶段的优先方案，即第一优先、第二优先和第三优先。第一优先的目的是维持和/或恢复患者生命支持系统的功能，包括一系列基本的创伤复苏措施和生命支持系统功能检查。重点是：①判断循环和呼吸系统的稳定性，并及时提供处理，以减轻组织器官的缺氧；②判断颅脑外伤的严重程度，并及时提供处理；③预防脊髓的进一步损伤。第二优先的目的是迅速明确并控制生命支持系统的一系列病理生理性改变，包括实施各种确定性的救治措施和有针对性的检查。第三优先的目的是及时确定并处理一些隐匿的病理生理性变化。

3. 有效的安全及急救教育是重要的预防措施　创伤所引起的社会问题已越来越受到人们的关注。

和平时期，交通事故和各种工伤事故是创伤的主要原因。就交通事故而言，增强公民的广泛参与和防范意识对减少此类创伤发生具有重大的现实意义。而通过建立健全交通法规和管理体制，改善道路运输条件，以及提高行人、驾驶员和警察等道路使用者的素质等，可以最大限度地减少交通事故伤的发生。而在厂矿企业中，重视安全生产教育，严格各项规章制度，加强防范意识和安全措施等对于减少工伤事故的发生具有重要的作用。另外，全民急救知识的普及教育和院前急救技术的提高，对提高创伤早期急救复苏水平，减少创伤急救中的二次损伤作用（如在搬运患者时防止脊髓损伤等），有效预防创伤并发症等均具有重要作用。

创伤死亡有三个高峰。因多发创伤、骨折、脏器破裂、血管损伤引起的难以控制的大出血，多在伤后 1~2h 内死亡。掌握"黄金 1 小时"，这个阶段现场急救、途中转运和急诊救治直接决定着创伤患者的救治结果，目前临床创伤复苏主要集中在这个阶段，应做到迅速、准确、及时而有效。危重的多发伤、严重的创伤性和失血性休克患者的伤后"黄金 1 小时"内，前 10min 又是决定性的时间，此被称为"白金 10 分钟"，比"黄金 1 小时"更宝贵。这段时间内如果伤员的出血被控制和处置，预防了窒息的发生，即可避免患者死亡。"白金 10 分钟"期间是以减少或避免心脏停跳发生为处置目标，为后续的抢救赢得时间。护理人员一定要明确将患者从致命危险中抢救出来，才能争分夺秒在"黄金时机"挽救患者的生命。故着眼于通过伤情评估－紧急救治－明确诊断－进一步救治才是科学的创伤患者抢救程序。因此，健全一整套较为科学的急诊抢救机制以及有效的抢救预案，努力提高院前急救能力是十分必要的。文献指出，如能在伤后 5min 内给予救命性措施，伤后 30min 内给予医疗急救，则 18%~32% 伤员的生命会因此而得到挽救或避免致残。特别是呼吸、心跳停止的伤员，如能及早进行正确的心肺复苏，存活率可达 25%，每延长 1min 病死率增加 3%。

4. 建立完备的创伤救治系统　现代创伤救治系统主要由三个部分构成：院前急救、院内救治和康复医疗，并通过通讯联络系统、患者转运系统和抢救治疗系统三个重要环节，相互密切地连接成为完整体系。现代创伤救治系统的建立是确保创伤患者早期接受确定性救治的关键因素。

三、创伤的现场处理程序

（一）应急实施程序

现场处理以保证和维持患者的生命为主要目的。

（1）迅速脱离致伤区，使伤员免受致伤因子的继续损害。

（2）保持呼吸道通畅，吸氧，必要时做环甲膜（气管）造口术或气管插管，人工呼吸。若心跳呼吸骤停，立即施行心肺复苏术。

（3）体腔开放伤口的处理：开放性气胸立即用大块棉垫填塞、包扎固定，并予闭式引流。颅脑开放伤脑膨出、腹部开放伤脏器脱出，外露的脏器不要回纳，用湿无菌纱布包扎。

（4）控制可见出血：采取伤口内填塞加压包扎，非重要血管可钳扎止血，四肢大血管出血上止血带，但要标明时间。

（5）疑有颈椎损伤者应予以颈托固定，胸腰椎损伤者可用胸腹带外固定或真空夹板固定，应用平板或铲式担架搬运，避免脊柱的任何扭曲。肢体骨折者需用夹板固定。

（6）建立静脉通道，有休克者予以适当液体复苏等处理。对疑有骨盆骨折或腹部损伤者应在上肢静脉置管。

（7）离断指（肢）体、耳郭等宜用干净敷料包裹，有条件者可外置冰袋降温。

（8）刺入性异物应固定后搬运，过长者应设法锯断，不能在现场拔出。

（9）严重多发伤应首先处理危及生命的损伤。

对于群体患者，具体应急程序应首先进行患者分类。就是说医护人员在有大量患者存在，而又无法及时全部处理的情况下，按照伤病情的轻重，将患者分别归类处理的方法，即以需要同类医疗救护和医疗转送措施为标准，将患者分成相应的组别。通过分类，能有计划地在短时间内很快地让患者得到救治，并可以迅速、及时地疏散大量患者。只有将患者疏散到各个不同的专科医院，或尽可能多的医院中去，才能挽救患者的生命。

医疗分类的前提：①由熟练的医师负责承担医疗分类任务；②为医疗分类准备相应的医药器材；③拥有医疗分类的职能单位和机构。医疗分类是在诊断及对损伤发展的预后估计基础上进行的，同时也应考虑必要的预防措施。

医疗分类内容可分成治疗分类和后送分类。治疗分类就是将患者分组，以便实施各种不同性质的医疗救护措施。后送分类是将患者按一定标准分组，以便继续后送治疗，后送分类必须决定：到哪里去，即医疗后送的目标；按什么顺序，即是第一批后送还是第二批后送；用什么运输工具；后送患者采取什么体位，即患者是坐位还是必须卧位。

医疗分类标准分为危害标准、治疗标准和后送标准。

医疗分类的首要任务就是将危害环境和他人的患者与其他患者分开。第二个任务就是分别将轻、中、重患者分开。第三个任务就是判定患者耐受能力和后送的紧急性。后送分类时误判或错判，都会导致患者的误诊，损害患者的健康，或在医疗后送的过程中耽误有效的医疗救护。

当患者数量剧增，以致投入所有的急诊医护力量仍不能满足要求时，即应采取批量患者分类法。鉴于所有批量患者的涌现都是突然的，而且，轻患者总是最先到达，所以只有组织严密，才能有条不紊地完成有目的的分类工作。要防止患者擅自进入抢救区，必须让他们集中在周围较宽阔的区域中，并在此分类。有时需纠察人员维持秩序。患者大批到达时，必须放弃一般原则，以便尽快和尽可能多地救护患者。不要在轻患者和长时间复苏或费时费事的手术上耗费时间。因此，不可避免地要用另一些分类标准，使用与一般情况下不同的另一些治疗原则。总体上讲还是应将患者分成四大组，即立即治疗组、可推迟治疗组，最简单治疗组和观望治疗组。

（二）应急处理注意事项

1. 保证急救物品的齐备　院前急救药品、物品要做到全面，准备到位，急救设备必须随时处于完好状态，由专人检查，专人管理，使用后及时补充，急救人员必须熟练掌握抢救药品的用法、用量、适应证和禁忌证。必须重视院前急救药品的齐全、急救设各的完好，避免因急救器材准备不足、药品不全及使用不当引发相关的法律问题。

2. 严格按照急救工作流程进行　参与急救的医务人员，应在规定时间出车到达患者家中或急救现场；应态度和蔼，仔细询问病史，认真进行体格检查，并做必需的辅助检查，根据病史及体格检查做出疾病诊断；依据诊断进行相应治疗，做到病史、体检、诊断、治疗四个相符合，且转运途中密切观察患者病情变化，并及时给予相应处理；到达医院后详细向接诊医生交代病情及用药情况，办理各种交接手续。

3. 提高院前急救质量　强化急救意识，提高急救业务技术水平，加强技术练兵和严格的组织管理是院前急救成功的关键。医护人员必须树立"时间就是生命"的急救意识，随时处于应急状态，具备较高急救水平，掌握全面的医疗护理知识，具有全科医生的知识水平。在具体技能上，每个急救医护人员必须熟练掌握各种急救仪器的规范操作，如心电监护仪、除颤仪、心电图机、呼吸机等的使用。掌握各种急救技术，如徒手心肺复苏（CPR），气管插管术，电除颤术，呼吸机呼吸支持治疗，止血、包扎，固定与搬运等，且在考核管理上也应将此作为重要内容来体现。

4. 注意全身和局部的关系　造成创伤的原因和伤势的情况有时十分复杂，如果在现场急救中只将注意力集中在处理局部损伤，而忽视了危及生命的并发伤或并发症，有时会导致无法挽回的失误。此失误的出现，主要是抢救者经验不足，在抢救患者时因慌乱和疏忽所致。主要表现在：①忽视询问必要的病史，如致伤原因、受伤时的体位、受伤时间、致伤物的性质及伤后的意识等。②忽视了是否存在创伤性休克及其他损伤，而只忙于处理骨折。忘记骨折本身往往不是致命的原因，而骨折并发症（如股骨干骨折、骨盆骨折往往失血在 800mL 以上，容易致失血性休克或大血管损伤），并发内脏损伤（如颅脑损伤，气胸，肝、脾、肾损伤等）也易造成休克。所以在抢救患者时，应首先了解生命体征是否平稳，有无其他损伤及并发症，在抢救患者生命的前提下，处理局部损伤。

5. 强化法律意识，加强自我保护　院前急救对象均为急、危、重症患者，或随时出现的各类灾害事故，成批伤员可造成紧张甚至恐怖的现场抢救环境，以及酗酒、吸毒、自杀、他杀等现场，抢救时本身带有的法律纠纷。目前，患者不仅对医疗护理质量、服务质量的要求高，而且对医疗消费和自我利益保护观念日益增强，这就要求管理者及院前急救人员增强法律意识，学习有关法律知识，如《中华人民共和国执业医师法》、《医疗事故处理条例》等法律法规，依法办事，将法制教育纳入继续教育的规范化培训中，加强工作的责任心，在工作中应用法律知识保护患者和自身的合法权益，提高遵照法律程序处理医患矛盾的能力。

6. 尊重患者及家属知情权，完善院前急救各项记录　院前急救记录要详细、完整、规范，使用医学术语，执行口头医嘱后及时补充医嘱记录，完善出诊登记和院前急救病情告知书及医嘱记录，详细记录院前急救过程。医护人员向家属交代病情，病情的严重性及可能发生的后果和治疗方案，并签字表示知情。对病情危重，拒绝救治，不配合检查、治疗者，应让其在病历中签字，拒绝签字者急救医生应在急救病历中注明，做到有据可查。急救病历的书写应认真、及时、规范、准确，字迹清楚，所有院前急救的各种记录均应装订交病案室归档保存。

（宋敬锋）

第五节　四肢及骨盆骨折

骨折常发生在战争、自然灾害或交通事故。随着社会人口的老龄化，骨质疏松症的发病率增高，在日常生活中老年人摔倒所致的髋部骨折、腕部骨折也日益增多。早期的诊断、正确的处理，可以使骨折患者获得较好的功能恢复，减少骨折的致残率。如果处理不当可能出现严重的功能障碍甚至导致死亡。

一、骨折概论

（一）骨折的定义

骨皮质与骨松质的完整性和连续性中断。其成因可由创伤和骨骼疾病所致。

（二）骨折的常见类型

根据骨折部位是否与外界相通可将骨折分为开放性骨折和闭合性骨折。根据骨折的程度可分为完全骨折和不全骨折。完全性骨折根据骨折线的方向和形态又可分为横行骨折、短斜行骨折、长斜行骨折、螺旋骨折、T型骨折、粉碎骨折、嵌插骨折和压缩骨折等。根据病因可分为外伤性骨折、病理性骨折和疲劳（应力性）骨折。

（三）临床表现

1) 全身表现

（1）失血性休克：骨折部位出血，特别是骨盆骨折、股骨骨折和多发性骨折，严重的开放性骨折或并发重要内脏器官损伤常常可导致失血性休克。

（2）发热：骨折后一般体温正常，出血量较大的骨折，如股骨骨折、骨盆骨折，血肿吸收时可出现低热。开放性骨折，出现高热时，应考虑感染的可能。

2) 局部表现

（1）局部疼痛、肿胀、局部皮肤青紫和肢体功能障碍。

（2）骨折的特有体征：①畸形：骨折段移位使患肢外形发生改变，表现为肢体缩短、成角或旋转畸形。②异常活动：正常情况下肢体不能活动的部位，骨折后出现不正常的活动。③骨擦音或骨擦感：骨折端相互摩擦时，可产生骨擦音或骨擦感。

（四）辅助检查

良好的X线或CT等影像学检查可以为诊断提供大量信息，骨折的X线检查一般应拍摄包括邻近一个关节的正、侧位片（图2-1），某些特殊部位还应加摄一些特殊位置的X线片（图2-2）。CT三维成像技术，提供了直观的三维骨折影像，对治疗有很大的指导作用（图2-3）。

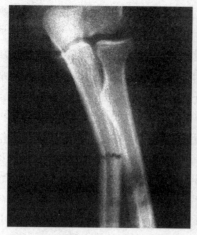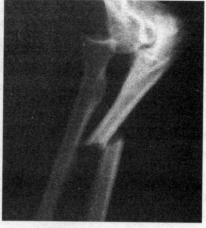

图 2-1　尺骨上段骨折并发上尺桡关节脱位正、侧位片

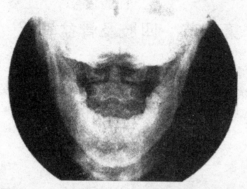

图 2-2　张口位片可以显示枢椎齿状突及环枢关节

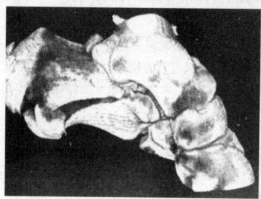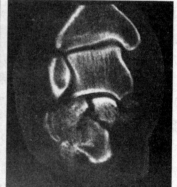

图 2-3　CT 三维重建显示跟骨骨折

（五）诊断

　　骨折诊断的基本要求是：尽早发现骨折，明确骨折的部位、类型、严重程度及其对周围组织的影响，并对伤员的全身情况做出判断，据此制订治疗决策和预后评估。多数情况下，骨折不难诊断，特别是移位明显的骨折，根据患者受伤时的病史，仔细体检和 X 线摄片，一般就能确定骨折是否存在。但在以下情况时，容易出现漏诊：①嵌插骨折和不全骨折，疼痛与畸形常不明显，X 线片有时也难以清楚显示。②并发其他脏器损伤时，有时只重视其他重要脏器损伤的诊治而遗漏了骨折。③多处、多段骨折，有时只注意了症状明显部位的骨折，而忽视了症状不明显处的骨折。④昏迷、醉酒、精神患者或智障人士、儿童、老年人、语言表达障碍的患者也容易造成漏诊。对于骨折的诊断，不应只限于骨折本身，同时应了解是否并发其他直接威胁患者生命的创伤。其次应了解骨折本身对患者全身情况的影响。骨折对周围组织损伤的原因有两种：①造成骨折的暴力同时引起的损伤。②骨折后骨折断端和骨折片造

成的损伤。骨折周围软组织损伤中最严重的是重要血管、神经的损伤，必须仔细检查，及时发现。

（六）骨折的愈合过程

骨折后人体是以再生的形式修复，即骨折部最终能被新骨完全替代，恢复骨的原有结构和功能。和其他组织愈合不一样，骨折愈合后不会遗留瘢痕。骨折愈合是一个复杂的过程，受血供、力学环境等多种因素的影响，不同治疗方法和不同部位的骨折愈合过程各有特点。

1）骨折的愈合方式

（1）间接愈合：在局部制动、不进行内固定、骨折端较稳定的情况下，骨折愈合经历其自然的发展过程。一般需先经过三个阶段：①血肿机化期。②原始骨痂形成期。③改建塑型期。最后才被骨完全替代，称为二期愈合。

（2）直接愈合：在完全解剖复位和绝对固定的条件下，骨折端之间发生直接愈合，或称一期愈合。X线片上表现为没有外骨痂形成，骨折线逐渐消失。

2）影响骨折愈合的因素

（1）全身因素：①年龄：不同年龄骨折愈合差异很大，如新生儿股骨骨折2周可达坚固愈合，成人股骨骨折一般需3个月左右。儿童骨折愈合较快，老年人则所需时间更长。②健康状况与伴发疾病，特别是患有慢性消耗性疾病者，如糖尿病、营养不良、恶性肿瘤及钙磷代谢紊乱，骨折愈合时间明显延长。

（2）局部因素：①骨折的类型和数量：螺旋形和斜形骨折，骨折断面接触面大，愈合较快。横形骨折断面接触面小，愈合较慢。多发性骨折或多段性骨折，愈合较慢。②骨折部位的血液供应：是影响骨折愈合的重要因素，如胫骨干中、下1/3骨折骨折愈合较慢；股骨颈囊内骨折，股骨头血液供应几乎完全中断，容易发生缺血性坏死。③软组织损伤程度：开放性软组织损伤骨折端的血液供应，影响骨折的愈合。④软组织嵌入：组织嵌入两骨折端之间，阻碍了两骨折端的对合及接触，骨折难以愈合甚至不愈合。⑤感染：局部感染可导致化脓性骨髓炎，出现软组织坏死和死骨形成，严重影响骨折愈合。

（3）治疗方法的影响：①反复多次的手法复位，可损伤局部软组织和骨外膜，不利于骨折愈合，应予避免。②开放复位时，软组织和骨膜剥离过多影响骨折段血供，可能导致骨折延迟愈合或不愈合，应在严格的手术指征情况下使用，并尽可能少地干扰和破坏局部血液供应。③开放性骨折清创时，过多地摘除碎骨片，造成骨质缺损，影响骨折愈合。④骨折进行持续骨牵引治疗时，牵引力过大，可造成骨折段分离，并可因血管痉挛而致局部血液供应不足，导致骨折延迟愈合或不愈合。⑤骨折固定不牢固，骨折处仍可受到剪力和旋转力的影响，干扰骨痂生长，不利于骨折愈合。⑥过早和不恰当的功能锻炼，可能妨碍骨折部位的固定，影响骨折愈合。

（七）并发症

1）全身并发症

（1）休克：休克多见于多发性骨折、股骨骨折、骨盆骨折、脊柱骨折和严重的开放性骨折。患者常因广泛的软组织损伤、大量出血、剧烈疼痛或并发内脏损伤等引起休克。

（2）脂肪栓塞综合征：脂肪栓塞综合征是造成多发性骨折患者死亡的主要原因之一。它也可以发生在髓腔内应用任何外科器械的手术患者。脂肪栓塞综合征的发病机制以机械和化学的联合作用为主，即髓腔中的中性脂肪滴进入血液后引起一系列免疫反应，产生纤维蛋白和其代谢产物诱发的血管内凝血；同时白细胞血小板和脂肪滴互相聚集于肺部毛细血管而形成局部的机械性阻塞。另外入血的中性脂肪酸分解的游离脂肪酸使肺毛细血管通透性增加而产生急性肺间质水肿，从而使肺部损害进一步加重，最终导致呼吸衰竭。最常见的临床表现为呼吸急促、心动过速、发热和神志改变等。这些临床表现可在受伤后即刻出现，也可在于创伤后2~3d后出现。心动过速和呼吸急促是动脉低氧血症的直接表现。另可表现为嗜睡、烦躁、意识模糊直至昏迷。有部分患者可出现咯血。动脉低氧血症是其一个重要特征。在早期可出现血小板减少，血红蛋白下降。胸部X线片可出现暴风雪样肺部渗出阴影。心电图可发现明显的S波、心律失常、T波倒置及右束支传导阻滞。脂肪栓塞综合征的治疗一般应遵循下列原则：保持呼吸道通畅，恢复血容量，维持水、电解质平衡，避免不必要的输液及受伤肢体的制动等。

（3）挤压综合征：是一种肢体肌肉组织长时间受到持续挤压而造成的肢体肌肉局部缺血－再灌注损伤，临床上表现为一种以肌红蛋白血症、肌红蛋白尿症和高钾血症为特点的急性肾功能衰竭。本综合征多发生于地震、车祸、长时间应用抗休克裤、断肢再植术后失败、止血带应用时间过长、昏迷及骨筋膜间隔综合征减压以后等。在肢体受压解除后数小时内应在补液的同时使用甘露醇和碱性利尿剂，以维持尿量 8L/d，尿 pH > 6.5。防止急性肾功能衰竭。尿液碱化应一直持续应用到尿液中不再存在肌红蛋白为止。受压肢体局部的筋膜切开减压术具有重要的治疗作用。如全身中毒症状明显而危及生命时，则应及时进行截肢术。

（4）坠积性肺炎：多发于长期卧床的老年下肢骨折患者。由于长期卧床，胸部活动受限，加上卧位使肺部分泌物难以排出，易发生坠积性肺炎。

（5）泌尿系感染及结石：多见于脊柱骨折并发脊髓损伤引起的瘫痪患者。由于此类患者尿潴留及长期留置导尿，很容易产生泌尿系感染及结石。

2）局部并发症

（1）骨筋膜间室综合征：骨筋膜间室综合征是肢体骨筋膜室组织的微循环和功能受到骨筋膜室内持续增高的压力影响而发生的综合征。可以造成肢体残废，重者危及生命。小腿和前臂是发生骨筋膜室综合征最常见的部位。任何原因造成的骨筋膜室内压力增高，都可导致骨筋膜室综合征。常见为下列两大因素：

A. 骨筋膜室容积减少：①筋膜缺损的修补术；②过紧的捆扎；③局部的压迫。

B. 骨筋膜室内容物增加：①出血、大血管损伤或出血性疾病。②毛细血管通透性增加、缺血后肿胀、剧烈运动或骨科手术创伤等。③毛细血管压力增加、剧烈运动、静脉阻塞、长腿绷带包扎。④肌肉肥厚。⑤渗出性浸润。⑥肾病综合征。

引起骨筋膜间室综合征的主要原因是骨筋膜室组织压力骤增，导致骨筋膜室内的肌肉、神经出现缺血－水肿的恶性循环，最终导致肌肉、神经的不可逆的损害。典型的骨筋膜间室综合征的临床表现可归纳为：疼痛（pain）、苍白（pallor）、感觉异常（parenthesis）、瘫痪（paralysis）和无脉（pulselessness）。

骨筋膜间室综合征的临床诊断较困难，因此直接测量骨筋膜间室内压力成为一种有价值的临床诊断手段。在正常封闭的骨筋膜间室内的组织压为 0kPa。当组织压高于患者舒张压的 1.33 ~ 4.00kPa 时，骨筋膜间室内组织发生异常的灌注和相对的缺血。当组织压上升至 4.00 ~ 4.67kPa 时，即有切开减压的手术指征。当组织压等于或超过患者的舒张压时，骨筋膜间室内已完全丧失有效组织血液灌注，即使此时远端脉搏仍然存在，也必须急诊切开减压。但必须指出，虽然组织压测定和其他一些客观检测方法在诊断骨筋膜间室综合征中有重要参考价值，但仔细的物理检查及密切的观察在早期骨筋膜间室综合征的诊断和治疗中仍具有十分重要的临床意义。

一旦怀疑本综合征可能发生，应立即去除石膏、夹板等影响循环的外在压迫，同时患肢应放置于心脏水平位，密切观察室内组织压的变化及肢体其他的症状和体征。当组织压持续升高，患者的症状和体征不断加重时，应急诊进行筋膜切开减压术，其目的是抢救具有活力和功能的肢体，因此尽可能地充分减压，而不应该过多地考虑皮肤切口的长短。骨筋膜间室内的每块肌肉都应该仔细检查，肌外膜鞘也必须松解。根据减压当时神经损伤的程度决定是否需要神经的手术探查和减压。充分减压后，不缝合筋膜，如果肢体肿胀影响皮肤缝合，则敞开创口，待日后延期缝合或植皮。肢体切开减压后，肌肉缺血坏死过程中的代谢产物，如血红蛋白、肌红蛋白及其他酸性物质等可能进入血液循环，因此，必须严密观察可能出现的水与电解质紊乱、酸中毒、肾功能衰竭、心律失常及休克等并发症的发生，必要时予截肢以抢救生命。

（2）骨折的延迟愈合、不愈合及畸形愈合：骨折部位在应愈合的时间内未能愈合称为骨折延迟愈合。继续固定并加强功能锻炼，可望愈合。因固定不当，骨折局部经常活动，长时间后骨折修复活动停止，骨折端平滑，骨折间隙变宽，骨折端硬化形成假关节，骨髓腔闭塞，称为骨折不愈合。骨折未能通过复位达到解剖位置的愈合叫做畸形愈合。

（3）缺血性骨坏死：又称骨缺血性坏死，即骨折后因循环障碍引起骨质坏死，如腕舟状骨骨折后舟状骨坏死，股骨颈骨折后股骨头坏死及距骨骨折后距骨体坏死等。从病因学上，缺血性骨坏死可分为创伤性缺血性骨坏死和非创伤性缺血性骨坏死，但其发病机制基本相同，都是由于在骨的某一区域的血管发生栓塞，引起局部骨组织的血液灌注下降或闭阻而导致局部骨坏死。处理方法是早期复位，固定较长时间，在骨坏死现象消失前不负重。后期可考虑关节融合或人工关节置换术。

（4）周围神经损伤：对骨折伤员，都应检查患肢的运动和感觉，判断有无神经损伤。如肱骨干骨折，可损伤桡神经。肱骨内髁或内上髁骨折，可并发尺神经损伤。桡骨下端骨折可伤及正中神经。腓骨颈骨折可伤及腓总神经。骨折并发神经伤，应根据神经损伤的程度，决定进行神经探查或观察一段时间无恢复时再做探查手术。

（5）创伤性关节炎：涉及关节面的骨折可损伤关节软骨。一般认为损伤的关节软骨面之间的移位不应该超过关节软骨本身的厚度，否则将导致应力分布异常，骨折畸形愈合或关节周围软组织损伤或导致负重力线的改变。以上因素均可造成承受异常高应力的软骨磨损、软骨退变、软骨下骨硬化，最终导致创伤性关节炎的发生。因此，关节内骨折或关节周围骨折应强调早期解剖复位，恢复关节面平整。其他部位的骨折治疗时也应重视恢复肢体的负重力线，这对防止创伤性关节炎的发生有着十分重要的意义。一旦发生严重的创伤性关节炎，常需做人工关节置换术或关节融合术才能改善肢体的功能。

（6）迟发性神经炎：迟发性神经炎多继发于骨折畸形愈合、异位骨化或骨痂包绕压迫等。迟发性尺神经炎临床最常见，因为尺神经位于皮下容易损伤，并且位于骨性肘管内。当肘关节屈曲，特别在肘外翻时，肘管容积减少，神经受压更明显。迟发性神经炎的治疗主要是消除压迫神经的原因。

（7）创伤性骨化：关节创伤，特别是肘关节骨折脱位可引起关节附近软组织内出现广泛的钙化组织，严重的可影响关节活动。这种因创伤而导致的异位骨化称之为创伤性骨化，亦称为骨化性肌炎。创伤性骨化一般在创伤后3周才可在X线片上发现，但长达1年左右才成熟稳定。文献报道，放射、吲哚美辛（消炎痛）等治疗具有抑制异位骨形成的作用。一般在损伤后6~12个月后骨化范围已局限、骨化已成熟，而患者存在严重的关节功能障碍时，可行手术切除骨化部分，以改进关节的活动度。

（8）血管损伤：邻近骨折的大血管可被骨折端刺破或压迫，引起肢体循环障碍，如肱骨髁上骨折可损伤肱动脉；股骨下端骨折及胫骨上端骨折可损伤腘动脉；锁骨骨折可损伤锁骨下动脉。重要的动脉损伤可危及生命，引起肢体坏死或缺血挛缩。重要的静脉伤也可造成严重肢体肿胀等症状。对重要的血管损伤应及时发现和探查处理。

（9）脊髓损伤：脊柱骨折脱位常并发脊髓损伤，除脊髓本身在创伤时受到的损伤外，还可由于血肿、破裂的椎间盘、骨折碎片等的局部压迫，以及脊髓受伤后的水肿、出血、坏死等继发性改变造成脊髓的进一步损害。脊髓损伤后除造成损伤平面以下发生截瘫，还可由于患者长期卧床造成压疮、泌尿系统感染、肺部感染及关节僵硬等。

（10）关节僵硬：关节僵硬是关节内、外组织反应性渗出水肿，引起关节内、外纤维粘连，同时关节囊、韧带及周围肌肉发生挛缩，而最终导致的关节功能障碍。通常引起关节僵硬的原因有肢体固定时间过长、缺乏及时和合理的肢体功能锻炼、关节内或经关节骨折和关节感染等。关节僵硬患者常伴有患肢肿胀、肌肉挛缩和局部骨质疏松，临床上将其称为"骨折病"。应积极鼓励患者进行积极的患肢早期功能锻炼，尽量减少不必要的制动时间，配合局部理疗，以预防"骨折病"的发生。严重的关节僵硬常需手术治疗。

（八）治疗原则

骨折治疗的基本要求是及时改善全身情况，妥善处理重要脏器和其他组织的并发损伤；骨折应早期复位、确切固定，立即开始并坚持功能锻炼，以保证骨折在适当的位置尽快愈合；同时防止骨折并发症，使患者尽快康复。

骨折的治疗必须在患者全身情况允许后进行，颅脑、胸腹和其他危及生命的损伤均应优先处理。在不影响抢救生命的前提下，对于开放性骨折、出血不止的患者，可以先进行简单的包扎止血，明显的大血管出血可先进行结扎止血。骨折部位可先用夹板或支具做临时固定，然后再做搬动和接受X线等其他检查，以减少患者痛苦和防止骨折断端造成进一步损伤。

骨折治疗的目标是使骨折在功能和外观都能满意恢复的位置上愈合，且愈合过程应尽可能地缩短，患者在该过程中的疼痛和不便应最大限度减少，尽可能地防止骨折的全身与局部并发症。

骨折治疗的方法有闭合治疗和开放治疗两种。开放治疗常应用于：①开放骨折。②多发性骨折。③骨折线经关节，引起关节面不平整的骨折。④骨折端间软组织嵌入。⑤病理骨折。⑥伴有血管、神经损伤的骨折。⑦闭合治疗失败的骨折。无论闭合还是开放治疗，骨折治疗的三大要素仍是复位、固定和功能锻炼。

在急诊创伤患者中，开放性骨折是临床最为常见的骨折。常按 Gustillo - Anderson 分类系统分为三型：Ⅰ型：低能量所致创伤，创口 <1cm，轻度软组织损伤。Ⅱ型：中等能量创伤，创口 >1cm，中度软组织损伤，无需植皮或用皮瓣移植就可闭合创口。Ⅲ型：高能创伤，骨折移位明显或有粉碎，广泛软组织损伤，污染严重。Ⅲa：软组织损伤广泛，但尚能覆盖骨组织。Ⅲb：软组织广泛损伤，污染重，骨膜撕裂，骨暴露，需皮瓣或游离组织移植覆盖创口。Ⅲc：伴有大血管损伤需及时修补，软组织覆盖差，通常需要皮瓣或肌皮瓣移植。

开放性骨折的治疗原则首先是通过彻底的清创将开放性创口变为闭合性创口，然后按照复位、固定、功能锻炼的原则处理。清创是治疗开放性骨折的关键步骤。伤后 6~8h 是清创成功的关键。清创的顺序是由浅入深，按皮肤、皮下组织、深筋膜、肌肉肌腱、神经血管、骨骼的顺序逐一进行。清创后应复位骨折和骨折的固定。固定的方法常采用石膏、牵引、内固定和外固定支架。清创和固定完成后，创口的闭合的方法：①一期缝合关闭创口。②用自体皮肤移植、局部或游离皮瓣肌皮瓣转移一期消灭创口。③不关闭创口，留待二期处理。

二、上肢骨折

（一）锁骨骨折

锁骨内端与胸骨相连构成胸锁关节，外侧与肩峰相连构成肩锁关节，横架于胸骨和肩峰之间，是肩胛带与躯干联系的支架。锁骨骨折多发生儿童及青壮年。间接暴力造成锁骨中段的斜形或横行骨折，直接暴力造成骨折多为粉碎或横型。幼儿多为青枝骨折。临床表现为局部肿胀，压痛或有畸形，可能摸及骨折断端。伤肩下沉并向前内倾斜，上臂贴胸不愿活动，X 线摄片可以明确骨折的类型。治疗：幼儿青枝骨折用三角巾悬吊即可。有移位的锁骨骨折，可在闭合复位后用"8"字绷带固定 4 周后了解骨折愈合情况。锁骨骨折并发神经、血管损伤，畸形愈合影响功能，不愈合或少数要求解剖复位者，可切开复位内固定。

（二）肱骨骨折

肱骨骨折可以分为肱骨近端骨折、肱骨干骨折、肱骨远端骨折。

1. **肱骨近端骨折** 常发生在肱骨干皮质骨与肱骨头松质骨交接处，好发于中老年人。如果所受暴力大，骨折移位多，可损伤腋神经和臂丛神经，以及腋窝处动、静脉。临床表现为肩部疼痛、肿胀、皮下瘀血、肩关节活动受限。大结节下方骨折处有压痛。根据肩部正位 X 片可显示骨折的类型，必要时可行 CT 重建。无移位骨折无需固定，三角巾悬吊患侧上肢 4 周。移位骨折在麻醉下行手法复位，超肩关节夹板、石膏外固定。手法复位不成功，复位不满意，肱骨近端骨折并发神经血管损伤的患者可以行开放复位内固定。

2. **肱骨干骨折** 肱骨外科颈以下至肱骨髁上为肱骨干。肱骨中下段骨折容易并发桡神经损伤。出现垂腕、拇指不能外展、掌指关节不能自主伸直等畸形。肱骨干骨折诊断容易。肱骨中、下段骨折应注意并发桡神经伤（图 2-4）。无移位肱骨干骨折可用夹板或石膏托固定，移位骨折行手法复位后采用外固定。神经血管损伤，可以行开放复位内固定。

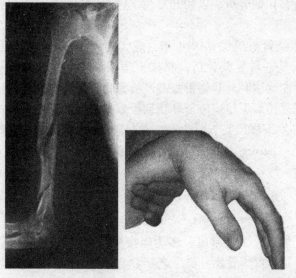

图 2 - 4　肱骨中下段粉碎性骨折致桡神经损伤垂腕畸形

3. 肱骨远端骨折　包括肱骨髁上骨折和髁间骨折。肱骨髁上骨折多发生 10 岁以下儿童，成年人很少见。

（1）伸直型：最多见，容易损伤正中神经和肱动脉（图 2 - 5）。

（2）屈曲型：较少见，肘关节在屈曲位跌倒，较少发生血管、神经损伤。

（3）肱骨髁间骨折，按骨折线形状可分 T 型和 Y 型或粉碎型骨折。

临床表现患者多是儿童。外伤后肿胀、疼痛、功能障碍并有畸形。在诊断肱骨髁上骨折同时要注意手部温度、脉搏、运动及感觉，以明确有无血管，神经损伤。肱骨髁上骨折一般采用手法复位超关节外固定治疗。当有血管、神经伤时，应考虑手术探查血管神经，骨折开放复位内固定。肱骨远端骨折在治疗后常可发生肘内翻畸形，一旦发生通过手术截骨矫正。

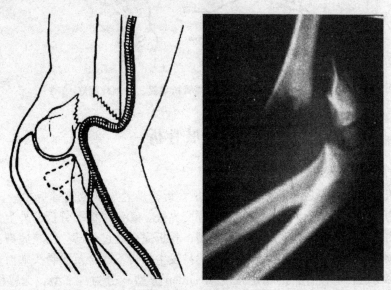

图 2 - 5　伸直型肱骨髁上骨折容易引起肘部血管神经损伤

（三）尺、桡骨骨折

常见，多发生青少年。暴力所造成的骨折常在同一个平面上，断端可有蝶形骨块。间接暴力所致骨折常不在同一平面，常见尺骨骨折面在远侧，桡骨骨折面在近侧。临床常见前臂明显的肿胀和疼痛、畸形、前臂活动丧失。易引起骨筋膜间室综合征。尺、桡骨双骨折是一种不稳定的骨折，不易复位，并且

复位后易再移位。因此,有移位的骨折,以切开复位、内固定治疗为主。另外尺桡骨双骨折有下述2种特殊类型:

1. 尺骨上1/3骨折并发桡骨头脱位 1914年,意大利外科医生 Monteggia 最早报道了这种类型骨折,称孟氏骨折。孟氏骨折是一种复杂骨折,临床上须做到:①早期准确诊断。②坚强的尺骨固定。③桡骨头准确复位。④术后制动以利环状韧带修复。故常骨折开放复位、内固定,术中观察桡骨头复位及稳定情况,如不能复位或复位后不稳定应行环状韧带修复。

2. 桡骨中下1/3骨折并发下桡尺关节脱位 它常是腕关节桡背侧直接受力或跌倒时前臂旋前位撑地造成的,称 Galeazzi 骨折。Galeazzi 骨折是不稳定的骨折,以切开复位、内固定为主。

(四)桡骨远端骨折

桡骨远端骨折常见。多发生于老年妇女、儿童及青年。骨折发生在桡骨远端2~3cm范围内,多为闭合骨折。

1. 伸直型骨折(Colles 骨折) 最常见,多为间接暴力致伤。跌倒时腕背伸掌心触地,前臂旋前肘屈曲。骨折线多为横形。儿童可为骨骺分离,老年常为粉碎骨折。骨折远段向背侧,桡侧移位,近段向掌侧移位,可影响掌侧肌腱活动。暴力轻时可发生嵌入骨折无移位。粉碎骨折可累及关节,或并发下桡尺关节韧带断裂,下尺桡关节脱位,分离,或造成尺骨茎突撕脱。

2. 屈曲型骨折(Smith 骨折) 较少见。骨折发生原因与伸直型相反,故又称"反 Colles"骨折。跌倒时腕掌屈,手背触地发生桡骨远端骨折。骨折远端向掌侧移位,骨折近端向背侧移位。

桡骨远端骨折临床表现为:腕部肿胀,疼痛,活动受限。伸直型骨折移位明显时,可见餐叉状及枪刺样畸形(图2-6)。屈曲型骨折与伸直型骨折症状相似,畸形相反,X线片显示桡骨远端向掌侧移位。无移位的桡骨远端骨折可采取石膏或夹板外固定,移位的桡骨远端骨折,应尽早复位、固定,开放复位内固定常用于闭合复位不成功患者。

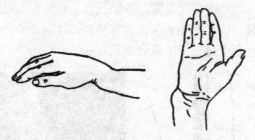

图2-6 伸直型桡骨远端骨折餐叉、枪刺样畸形

三、下肢骨折

(一)股骨颈骨折

由股骨头下至股骨颈基底部之间的骨折称股骨颈骨折,是老年常见的骨折之一。尤以老年女性较多。按骨折部位分为:①头下型:全部骨折位于头颈交界处。②头颈型:骨折的外上部分通过头下,而内下方带有部分颈内侧皮质,此型最多见。③经颈型:骨折完全通过颈部。④基底型:骨折面接近转子间线。头下型、头颈型、经颈型均是关节囊内骨折,易发生骨折不愈合及股骨头缺血坏死,基底型是囊外骨折,骨折相对容易愈合。按骨折的稳定程度(Garden 分型)分为:Ⅰ型:无移位;Ⅱ型:轻度移位;Ⅲ型:骨折近端外展,骨折远端上移并轻度外旋;Ⅳ型:骨折远端明显上移并外旋。股骨颈骨折常见于老年人,外伤后髋部疼痛,出现患肢短缩、屈曲及外旋畸形。髋关节正、侧位X线片可确定骨折类型、部位、移位情况及治疗方法的选择。股骨颈嵌插性骨折和全身情况极差不能耐受手术的老年人可采用非手术治疗,对于移位的股骨颈骨折多需手术,常用闭合复位空心螺钉内固定(图2-7),对于年龄较大的老年患者,股骨颈骨折不愈合者可行人工髋关节置换术(图2-8)。

（二）股骨粗隆间骨折

股骨粗隆间骨折是指股骨颈基底至小粗隆水平之间的骨折，多见于老年人，属于关节囊外骨折。骨折多为间接暴力所致。因局部骨质疏松脆弱，骨折多为粉碎性。临床表现为有跌倒等外伤史，局部疼痛、肿胀、压痛和功能障碍均较明显，髋外侧可见皮下瘀血斑，患肢呈外旋畸形，X线摄片可确诊。对于不能耐受手术的患者采用牵引以纠正下肢短缩，外旋和髋内翻畸形，治疗期间应积极预防卧床引起的一系列并发症。对于一般情况较好的老龄患者可积极手术治疗，常常采用闭合复位髓内钉固定，可以使患者早期离床活动，减少并发症发生。

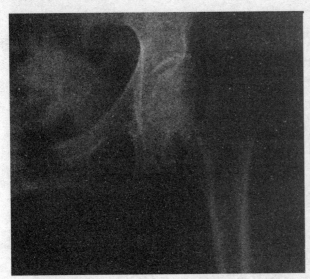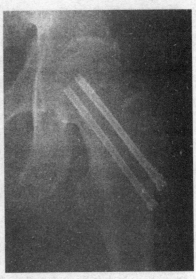

图2-7 股骨颈骨折闭合复位空心螺钉内固定

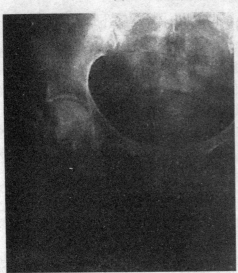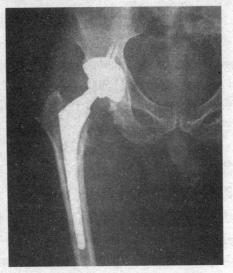

图2-8 股骨颈骨折不愈和全髋关节置换

（三）股骨干骨折

股骨干骨折是指小粗隆下2～5cm至股骨髁上2～5cm的股骨骨折。致伤原因多是强大的暴力，可并发失血性休克者或开放性骨折。疼痛、胀肿、畸形和骨摩擦音和肢体短缩畸形较为明显，X线照片可显示骨折部位、类型和移位方向。股骨干骨折，常有周围软组织严重挫伤，如急救输送时应临时固定伤肢，以防止骨折端移位损伤临近的股动、静脉、腘动静脉。对于股骨干骨折非手术治疗多采用骨牵引复位，6～8周后改为石膏外固定，开放性骨折、股骨干骨折并发血管神经损伤，非手术复位不满意者常采取开放复位、内固定治疗。

（四）髌骨骨折

直接暴力如撞压、打击等可引起髌骨粉碎性骨折。间接暴力常为膝屈曲位，股四头肌突然强烈收缩而致髌骨横断或上、下极的撕脱。临床表现为：膝关节肿胀积血、疼痛，膝关节不能自动伸直，可摸及骨折块间的间隙。X 线照片可明确骨折类型及移位情况。髌骨骨折治疗的目的是恢复关节面的平整，修补断裂的肌腱和破裂的关节囊，防止创伤性关节炎、滑囊炎的发生，恢复膝关节的功能。无移位性骨折，石膏托固定关节伸直位 4 周，逐渐练习膝关节屈曲活动。移位性髌骨骨折多采取开放复位、内固定治疗。

（五）胫腓骨骨干骨折

直接暴力多致横型或粉碎性骨折，软组织损伤常较严重，易造成开放性骨折。间接暴力多致斜型或螺旋型骨折。由于胫腓骨位置表浅，一般诊断不困难，常可在疼痛、肿胀的局部扪出移位的骨断端。重要的是要及时发现骨折是否并发胫前后动静脉和腓总神经的损伤，同时应该了解是否出现骨筋膜室综合征。将足背动脉的搏动、足部感觉、踝关节及拇趾能否背屈活动作为常规记录。X 线检查可确定骨折的类型和移位情况，在摄片的同时应注意膝、踝关节有否骨折。无移位的胫腓骨骨折可采取非手术治疗。移位的闭合性胫腓骨骨折可手法复位、牵引复位，外固定治疗。开放性胫腓骨骨折、非手术治疗不成功和伴有血管神经损伤的胫腓骨骨折多采用开放复位、内固定或支架外固定治疗。无论小腿的闭合骨折还是开放骨折，若有筋膜间隙综合征的现象都应进行骨筋膜室切开减压术。

（六）踝部骨折

踝关节韧带损伤常称为踝关节扭伤。较大的暴力，可引起骨折。踝部骨折多由间接暴力引起。可产生外翻骨折和内翻骨折。

1. 外翻性骨折　暴力使踝关节极度外翻。可致内踝骨折，骨折线呈横形。若暴力持续，距骨将撞击外踝，造成外踝的斜形骨折或下胫腓韧带撕裂。

2. 内翻性骨折　踝部极度内翻，可引起外侧副韧带损伤伴有腓骨尖撕脱或外踝横形骨折，若暴力持续，距骨将撞击内踝，引起内踝斜形骨折。在上述暴力作用的同时，若踝关节处于内收跖屈位，则暴力可同时向后，引起距骨向后移位，撞击后踝，引起后踝骨折。若受伤时，踝关节处于背屈位，可引起胫骨前唇骨折。临床表现为踝部肿胀，呈外翻或内翻畸形，压痛和功能障碍。可根据 X 线片上骨折线的走向，分析骨折的发生机制，有助于正确复位。踝部骨折是关节内骨折，所以解剖复位、早期功能锻炼。无移位的骨折一般将踝关节外固定于中立位。4 周后拆除外固定，开始行走。有移位的骨折在麻醉下，做手法复位和小夹板、小腿管形石膏外固定。手法复位失败者。踝部多处骨折并有胫腓骨下端分离、并发踝部神经、血管损伤或开放性骨折，多采取开放复位、内固定治疗。

（七）跟骨骨折

常由高处坠下或挤压致伤，常伴有脊椎骨折，骨盆骨折，头、胸、腹伤。跟骨骨折根据骨折是否进入关节面可分两类：

1. 骨折不影响关节面者　常见的有：①跟骨结节纵行骨折。②跟骨结节横形骨折。③载距突骨折。④跟骨前端骨折。⑤靠近跟距关节的骨折。

2. 骨折影响关节面者　①部分跟距关节面塌陷骨折：多是高处跌下，骨折线进入跟距关节，常因重力压缩使跟骨外侧关节面发生塌陷。②全部跟距关节面塌陷骨折：最常见，跟骨体完全粉碎，关节面中部塌陷，向两侧崩裂。

跟骨骨折患者多有典型的高处跌下、重物挤压等外伤史，伤后局部疼痛、肿胀、压痛明显，皮下瘀血，出现跟部的畸形，不能负重和关节活动受限等。X 线照侧位与纵轴位片、CT 三维重建成像对确定骨折类型及选择治疗方式有较大意义。对不影响关节面的骨折常以手法复位、管型石膏固定于轻度跖屈位 4 ~ 6 周，如手法复位失败，则可行切开复位、内固定治疗。对影响关节面的骨折可行切开复位、内固定治疗。

四、骨盆骨折

骨盆骨折是一种严重外伤，多见于交通事故和塌方，由直接暴力所致。多伴有并发症或多发伤。最严重的是失血性休克及盆腔脏器并发伤，救治不当有很高的死亡率。

（一）稳定性骨盆骨折

1. 骨盆边缘孤立性骨折 这类骨折多因外力骤然作用，使肌肉猛烈收缩或直接暴力造成，骨折发生在骨盆边缘部位。①髂前上棘或坐骨结节撕脱骨折。前者因缝匠肌，后者因腘绳肌猛力收缩所致。②髂骨翼骨折。骨折多因直接暴力（如侧方挤压伤）所致，发生在骨盆边缘，未波及骨盆环。骨折可为粉碎性，一般移位不大。③骶骨骨折或尾骨骨折脱位。多为直接暴力所致，不累及骨盆环。

2. 骨盆环单处骨折 骨盆是一闭合环，若只有单处骨折，骨折块移位较少，不致导致骨盆环的变形，故其稳定性尚可。①髂骨骨折。②一侧耻骨上下支骨折。③耻骨联合轻度分离。④骶髂关节轻度脱位。⑤髋臼骨折并发股骨头中心型脱位。

（二）不稳定性骨盆骨折

骨盆环遭受破坏，骨折移位和畸形严重，不仅可有骨盆环的分离，并并发骨折块的纵向移位。

（1）一侧耻骨上下支骨折伴耻骨联合分离。

（2）双侧耻骨上下支骨折。

（3）骶髂关节脱位伴耻骨上下支骨折或耻骨联合分离。

（4）髂骨骨折伴耻骨联合分离或耻骨上下支骨折。

骨盆骨折患者有严重外伤史，局部肿胀，在会阴部、耻骨联合处可见皮下瘀斑，压痛明显。骨盆挤压分离试验阳性。可出现患侧肢体缩短。如出现腹膜后血肿则可有腹痛、腹胀、肠鸣减弱及腹肌紧张等腹膜刺激的症状，应与腹腔内出血鉴别。并发泌尿系损伤患者可出现排尿困难、尿道口溢血现象。X线摄片及骨盆CT三维重建，能明确骨盆骨折的类型（图2-9）。

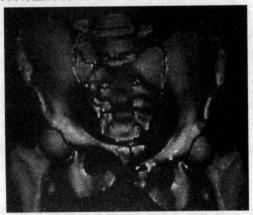

图2-9 骨盆骨折的CT三维重建

骨盆骨折的治疗应首先对休克及各种危及生命的并发症进行处理。对稳定性骨盆骨折可采取卧床休息。骨盆兜带悬吊牵引、下肢持续牵引治疗。对不稳定的骨盆骨折可开放复位、内固定治疗。

（谌洪亮）

第三章

创伤患者的围手术期处理

"围手术期"（perioperative period）一词始见于 20 世纪 70 年代国外文献中，其后国内逐渐有人使用。围手术期一般是指以手术治疗为中心，包含手术前、手术中及手术后的一段时间，这并不等同于一个外科患者的全部住院期，尤其是在我国，两者更不等同。1988 年第一届外科围手术期学术讨论会曾对围手术期的概念加以讨论，并做出如下解释："围手术期是指从确定手术治疗时起，至与这次手术有关的治疗基本结束为止的一段时间"。

第一节　术前处理

一、患者准备

（一）患者心理准备

创伤骨折患者大多数由于突发事故而受伤入院，突然的打击使患者不仅承受躯体的痛苦，还要忍受巨大的心理压力。对于接受手术这种治疗方式，往往都存在恐惧和担忧。同时对医院条件、医护人员技术水平也有相当关注和顾虑。缓解和消除患者焦虑的最好方法是建立良好的医患关系。医护人员要尊重患者、理解患者，要表现出对患者疾苦的同情。通过和蔼的态度、有礼貌的言谈，让患者感受到被尊重和保护，对医护人员产生信任，从而更好地配合治疗或手术。

（二）患者生理准备

1. 适应性锻炼　对于创伤较大的手术或是某些特殊的下肢手术患者，术后需要卧床，故术前要练习床上大小便方法。骨折手术后为防止肌肉废用性萎缩，需进行功能锻炼，术前就应教导患者正确的锻炼方法。

2. 备血与输血　手术患者术前都必须行血型鉴定和交叉配合试验。应充分估计术中出血量，以配备好足够的血制品，配置血制品量时"宁多勿缺"。对于骨盆骨折等无法应用止血带而创伤又大的手术，应准备术中自体血液回输。对于择期手术可在术前 2 周，抽取患者的血液存放在血库备用。

3. 预防感染　手术是一种创伤，对机体有一定的损害。因此所有手术均存在有感染的可能，故术前需尽一切可能方法降低此风险。如术前应采取各种措施提高患者体质；严格掌握无菌原则，包括保护患者术前不与有感染者接触；局部皮肤有破损时，应设计避开创面的切口等，从而降低感染风险。预防感染的另一个重要方法就是预防性应用抗生素，术前半小时静脉应用抗生素可有效防治术后感染。开放性骨折，早期大剂量广谱抗生素的应用可明显降低术后感染率。

4. 热量、蛋白质和维生素　营养不良在骨科创伤患者中较为少见，但术后因为某些原因如创伤、失血或感染等可以导致营养不良，从而可能导致伤口延迟愈合、感染率增高及骨折延迟愈合或不愈合等。

正常情况下，成人每日基础能量的消耗量（BEE）按照 Harris - Benedict 公式计算为：

男性：$BEE = [66 + (13.7 \times W + 5 \times H - 6.8 \times A)] \times 4.18kJ$

女性：BEE = $[66.5 + (9.6 \times W + 1.7 \times H - 4.7 \times A)] \times 4.18kJ$

其中 W = 体重（kg），H = 身高（cm），A = 年龄（岁）。

维持量为口服 $1.2 \times BEE$（kj），静脉 $1.5 \times BEE$（kj）。

Vanlanschot 等经研究认为按 HarrisBenedict 公式计算的需要量再经临床校正系数校正后可以接近用间接热量测量计测定的能量需要量。每日所需能量的临床校正系数为当体温高于37℃时，每升高1℃加12%，严重感染或脓毒血症、新近有大手术、骨折或严重创伤等增加 10% ~ 30%，烧伤增加 50% ~ 150%，呼吸窘迫综合征增加 20%。由于骨科患者大多可以通过口服补充能量，仅在少数情况下需经静脉予以补充。因此，适当增加蛋白与脂肪的摄入量可基本达到营养要求。个别消耗较为严重的病例，可以适当通过静脉内给予复方氨基酸、脂肪乳等。

5. 水、电解质平衡 骨折患者大多并非急诊手术，一般情况下，食物及饮水可以达到水及电解质摄入量的平衡要求。因此，大多骨折患者术前无需输液。但当严重创伤，如挤压伤、严重骨折、多发创伤、休克等情况发生时，大量液体潴留在组织间隙内及创面渗出而导致严重脱水，组织的损伤导致钾、钠、镁、钙的分布及代谢发生异常，从而导致水电解质的失衡。此时，纠正水、电解质平衡是治疗中相当关键的步骤。

6. 其他 手术前夜应检查全部工作，患者体温升高或女性经期应延期手术。手术前夜可给患者镇静剂，患者进手术室前应排尽尿液，必要时留置导尿。应取下患者的活动义齿，以免麻醉、手术中脱落或被误咽。患者佩戴于四肢的首饰应取除，以免影响术中消毒和摄片。

（三）骨折临时固定

牵引和石膏固定是骨折治疗的一种常用手段，相当一部分创伤骨折患者采用这种非手术疗法而获得满意的结果。同时，牵引与石膏固定也可作为术前的临时固定，不仅可以减轻患者术前痛苦，还可避免骨折端移位而产生的"二次损伤"。当患者存在多处伤、复合伤，或者患者高龄、存在有基础疾病而不能立即手术时，更有临床价值。

1. 石膏绷带 可根据病情的需要进行不同的固定方式，主要包括石膏托、石膏夹板及石膏管型3种。躯干特殊石膏如髋人字、肩人字石膏等是管型石膏固定的特殊类型。进行石膏固定时，必须超关节固定。同时要防治石膏固定的各种并发症，如骨突部位的石膏压疮、神经麻痹等。

2. 皮肤牵引 借助胶布、牵引布套等贴于伤肢而进行牵引。皮肤牵引力量较小，可进行持续或短时牵引。本方法设备要求简单，为无创性牵引。局部皮肤有破损、炎症、水泡等时不宜采用。牵引重要一般在3kg以下。

3. 骨骼牵引 应用最多，术前术后均可应用。

（1）骨骼牵引的适应证：①成人长骨不稳定性骨折如螺旋、粉碎、斜形等骨折的位置维持。②骨折部有皮肤损伤的骨折复位维持。③开放性或感染性骨折，危重伤员暂不宜做其他固定者。④手术之前、之后的位置维持等。

（2）骨骼牵引的注意事项：①要注意防止针眼处感染，应及时更换敷料及针眼处每日滴75%乙醇溶液以保持局部干燥及消毒杀菌。②牵引期间要注意调整牵引重量及定期X线检查观察牵引处情况，以防牵引过度或牵引不到位。③骨牵引时间一般4~8周，不宜太久，牵引期间应注意其他非制动关节的被动与主动功能锻炼，注意肢体肌肉的锻炼，以防肌肉的废用性萎缩。

（3）常用骨骼牵引：见表3-1。

表3-1 常用骨骼牵引的进针点、牵引重量和适应证

部位	进针点	牵引重量	适应证
尺骨鹰嘴牵引	从内向外	2~4kg	肱骨颈、肱骨干、髁上、髁间粉碎骨折，陈旧性肩关节脱位复位前牵引
股骨髁上牵引	从内向外	体重的1/10~1/7或更重	骨盆、股骨、髋部骨折与脱位
胫骨结节牵引	从外向内	体重的1/10~1/7	骨盆与股骨骨折、髋部骨折、髋关节脱位等

部位	进针点	牵引重量	适应证
跟骨牵引	从内向外	4~6kg	胫腓骨不稳定骨折、髋或膝关节的轻度挛缩畸形早期
颅骨牵引	斜形进针，只能钻穿颅骨外板	6~8kg	颈椎骨折和脱位

（四）特殊患者准备

1. 高血压 患者血压在 160/100mmHg（21.28/13.3kPa）以下，可不做特殊准备。血压过高者，麻醉的诱导和手术的应激可引起脑血管意外和充血性心力衰竭，因此术前应当用药物控制血压，但也并非必须降到正常。选择降压药须参考患者平时所服用的药物，若患者平日服用的药物能较好地控制血压，则应继续服用此药，包括手术当日；若血压控制不佳，则应及时邀请专科医生协助诊治。必须注意，患者有时可因疼痛、紧张等引起血压升高，此时可进行多次测量，观察其平均值，不能因为偶尔1~2次高于正常值而判断其为非正常血压，影响手术。

2. 心脏病 心脏病患者手术，死亡率是无心脏病者的2~3倍。心功能分级和心脏病风险指数（cardiac risk index svstem，CRIS）可供参考（表3-2、表3-3）。

表3-2 心功能分级

级别	分级标准
Ⅰ级	患有心脏病但活动量不受限制，平时一般活动不引起疲乏、心悸、呼吸困难或心绞痛
Ⅱ级	心脏病患者的体力活动受到轻度的限制，休息时无自觉症状，但一般活动下可出现疲乏、心悸、呼吸困难或心绞痛
Ⅲ级	心脏病患者体力活动明显受限，小于常以一般活动即引起上述的症状
Ⅳ级	心脏病患者不能从事任何体力活动，休息状态下也出现心力衰竭的症状，体力活动后加重

表3-3 心脏病风险指数（CRIS）

	因素	计分
A	病史：年龄 >70 岁	5
	心肌梗死 <6 个月	10
B	体征：S_3 奔马律或颈静脉怒张	11
C	心电图：非窦性心律	7
	室性期收缩 >5 次/min	
D	全身情况：Pa（O_2）<60mmHg（7.98kPa）	
	Pa（CO_2）>50mmHg（6.65kPa）	
	K^+ <3mmol/L	
	尿素氮 >18mmol/L	
	肌酐 >265μmol/L	
	卧床	3
E	手术：急症手术	4
	胸内/腹内手术	3

计分<5分为1级，6~12分为2级，13~20分为3级，≥26分为4级。1级和2级手术危险性小；3级手术危险性较大，威胁生命的并发症发生率为11%，术前应做适当治疗，待心功能改善后方可手术；4级手术危险性很大，不能手术，除非是抢救手术。冠心患者围手术期风险为一般患者的2~3倍，其危险程度与心脏病的类型、左心功能等关系密切。

手术前准备：

（1）长期低盐饮食和使用利尿剂、水电解质平衡失调者，术前须纠正。

（2）贫血患者携氧能力差，对心肌供氧有影响，术前应少量多次输血纠正。

（3）有心率失常者，应依不同情况区别对待：偶发的室性期外收缩，一般不需要特别处理；如有心房纤颤伴心室率增快达 100 次/min 以上者，用毛花苷 C 0.4mg 加入 25% 葡萄糖溶液 20ml 中，静脉缓慢推注，或口服普萘洛尔 10mg，每日 3 次，尽可能将心率控制在正常范围；老年冠心病患者，如出现心动过缓，心室率在 50 次/min 以下者，术前可用阿托品 0.5 ~ 1.0mg，必要时需放置临时性心脏起搏器。

（4）急性心肌梗死患者 6 个月内不做择期手术。6 个月以上若无心绞痛，可在监测下手术。有心力衰竭者在心力衰竭控制 3 ~ 4 周后方可手术。

3. 呼吸功能不全　呼吸功能不全、急性呼吸系统感染、慢性阻塞性肺病、病毒性上呼吸道感染等疾病，均可使气道阻力增加，肺气体交换能力降低，此类患者术后肺部并发症如肺部感染、低氧血症、肺功能不全等发生率增加。因此，凡是择期手术的患者，均要求常规行胸部平片或 X 线透视，了解是否存在肺器质性病变。对存在有肺部疾患的患者，需进一步行血气分析和肺功能检查。血气分析的主要目的是明确有无 CO_2 潴留。用力呼气量（forced vital capacity，FVC）和第一秒用力呼气量（forced expiratory volume in 1 second，FEV_1）的检测对肺功能的评估极有价值。下列指标提示术后可能发生呼吸衰竭，应慎重选择手术：①Pa（CO_2）>6kPa（48mmHg）。②Pa（O_2）<7.3kPa（60mmHg）。③肺活量（VC）<1L 或小于 50% 预期值。④第 1s 用力呼气容积（FEV_1）<0.5L 或小于 40% 预期值。⑤最大呼气流速率（MEFR）<0.6L/s 或小于 40% 预期值。⑥最大通气量（MVV）<50% 预期值。⑦通气储备百分比 <0.7。对于上述指标异常者，应先由相关专科治疗。除急诊手术外，一般情况下应待情况好转之后再行手术治疗。

手术前准备：

（1）停止吸烟 2 周，多练习深呼吸和咳痰，练习使用呼吸计量装置，增加呼吸功能。

（2）用麻黄素、氨茶碱等支气管扩张剂以及异丙肾上腺素雾化吸入等方法，可增加肺活量，对阻塞性肺功能不全有较好的作用。痰液稠厚时可用蒸气吸入或口服药物使痰液变稀薄而宜于被咳出；经常咳脓痰者，术前 3 ~ 5d 开始用抗生素，并做体位引流。

（3）经常发作哮喘的患者，可口服地塞米松，以减轻支气管黏膜水肿。

（4）麻醉前给药量要少，以避免呼吸抑制和咳痰困难。避免应用能使支气管痉挛的药物。阿托品也要适量，以免增加痰的稠度。

4. 糖尿病　糖尿病患者对手术的耐受性差，且术后切口愈合困难，切口的感染和骨髓炎的发生率也明显高于非糖尿病者。因此术前需适当控制血糖，纠正酸中毒，改善营养状况。凡是有创手术，术前都应使用抗生素。大手术前，患者血糖应稳定于轻度升高的状态（5.6 ~ 11.3mmol/L），尿糖 + ~ + +。如患者术前正在应用降糖药或长效胰岛素，要改为普通胰岛素皮下注射，每 4 ~ 6h 1 次，使血糖控制在上述水平。

手术应在当日尽早实施，以缩短术前禁食的时间，避免酮体生成。取血测定空腹血糖后，开始静脉注射 5% 葡萄糖溶液，并给予平时清晨胰岛素用量的 1/3 ~ 1/2 做皮下注射。如果估计手术时间很长，可在输液中加胰岛素，比例为 5 : 1（葡萄糖 5g 加胰岛素 1IU）。术后胰岛素的用量根据 4 ~ 6h 尿糖测定情况给予，如为"+ + + +"用 16IU，"+ + +"给 12IU，"+ +"给 6IU，"+"不用胰岛素。如尿液酮体阳性，胰岛素剂量还要加 6IU。

5. 肝脏疾病　术前应常规做各项肝功能检查，以了解患者有无肝脏疾患及肝功能损害的程度。肝功能轻度损害，一般不影响手术耐受力；肝功能损害较严重或濒于失代偿者，手术耐受力显著减弱，必须做好充分的术前准备后方可手术。肝功能严重损害，表现为严重营养不良、腹腔积液、黄疸者，一般不易施行任何手术。急性肝炎，除急症抢救外，不宜手术。肝功能不良者通过护肝治疗后，可得到改善，增加肝糖原储备。一般可给葡萄糖、胰岛素和钾盐混合液（10% 葡萄糖 1 000ml、胰岛素 20IU、10% 氯化钾 20ml），还可输清蛋白，小量多次输新鲜血液，给各种维生素（B 族维生素、维生素 C、维生素 K）；有胸、腹腔积液时，应限制钠盐，同时用利尿剂。

6. 肾脏疾病　术前常规做肾功能检查。根据 24h 内肌酐廓清除率和血尿素氮测定值，将肾功能损害分为轻、中、重三类。轻、中度肾功能损害者，经过适当的内科处理，一般能较好地耐受手术；重度损害者只要在有效的透析疗法保护下，可耐受一般手术，但手术前必须最大限度地改善肾功能。见表3－4。

表3－4　肾功能损害程度

测定法	轻度	中度	重度
24h 肌酐廓清除率（ml/min）	51～80	21～50	<20
血尿素氮（mmol/L）	7.5～14.3	14.6～25.0	25.3～35.7

二、医护人员准备

（一）明确术前诊断

任何一个骨科患者，无论手术与否，其正确诊断是实施正确和有效治疗的根本前提。对于需要手术的患者来说，合理的手术方案来源于术前的正确诊断。创伤骨科诊断需要了解病史及创伤机制，认真查体。同时，X线、CT、MRI等技术为诊断提供了有力的手段，可根据病情合理选择应用。

（二）明确手术指征

骨科创伤疾患的治疗包括外科手术治疗和非手术治疗。因此，治疗前首先要明确有无手术指征，没有明确的手术指征而随意采取手术是不人道的。同样，有了明确的手术指征而未积极手术也是不负责任的。一般来说，骨科的手术指征包括以下几点。

（1）用手法难以复位或复位后难以维持稳定的骨折。

（2）骨折断端间有软组织嵌入者。

（3）有移位的关节内骨折。

（4）有严重移位的骨骺分离和骨折。

（5）严重移位的撕脱性骨折，闭合复位难以成功及复位后难以维持稳定者。

（6）开放性骨折。

（7）骨不连接或畸形愈合。

（8）肢体部分或完全离断的骨折。

（9）有血管神经损伤者。

（10）伴有脊髓损伤的脊柱骨折以及不稳定型脊柱骨折。

（11）多处骨折，护理上很困难者。

（12）骨折延迟愈合、不愈合。

（13）病理性骨折。

（14）并发有颅脑损伤的骨折，不能耐受牵引或石膏制动治疗者。

（15）某些为降低死亡率或减少卧床时间而施行的骨折切开复位，如老年人股骨颈骨折、转子间骨折等。

（16）某些不伴有骨折的关节脱位，如肩锁关节Ⅲ度脱位、手法复位失败的髋或肩关节脱位等。

（三）手术人员与技术准备

手术是骨科治疗的核心部分，手术的成败关系到患者的安危和机体的功能，手术医师应十分重视。应根据手术大小难易程度组织力量，务必做到手术者、麻醉者与各方面助手都能胜任所担当的任务。一般手术的手术人员大致可由以下几方面组成，包括手术者、麻醉医师、第一助手、第二助手、器械护士、巡回护士等。大手术可以再增加1名第三助手。

当疾病诊断明确，并决定施行手术治疗后，必须制订一个切实可行的手术方案。手术方案的内容应包括手术时间、手术方式、切口选择、内固定的选择、手术操作步骤及麻醉选择，可能遇到的问题和应对措施，以及手术人员的分工等。必须强调：手术方案应根据患者的具体情况和医院条件、医护人员水平等综合考虑，必须是切实可行的。一种疾病可通过多种手术方法进行治疗，而术中情况可能千变万化。因此，充分估计术中可能发生的情况而制订1个或几个备选方案是很有必要的。

（四）器材准备

骨科固定器材种类繁多，可大致分为外固定和内固定两大类。在具体手术中选择什么类型的固定材料，应根据创伤的类型和性质、患者的实际情况、固定器材的来源以及手术人员的经验等来确定。

1. 外固定器材　包括以下几种。

（1）石膏：石膏主要用于骨科手法复位后的固定及内固定后的辅助固定。传统石膏将无水硫酸钙的细粉末撒在特制的稀孔绷带上，吸水结晶后十分坚固。新型石膏绷带采用高分子材料制成，如粘胶、树脂、SK 聚氨酯等，具有强度高、重量轻、透气好等优点。

（2）小夹板：是我国传统医学治疗骨折最常用的技术之一。具有简便易行、费用低、不需固定上下关节，便于早期功能锻炼等优点，但应注意和避免其相关并发症的发生，如捆扎过紧导致缺血性肌挛缩，过松导致骨折端移位。

（3）外固定支架：由钉与支架组成，是一种介于内固定与外固定之间的固定物。由于它可保持骨折端的对位和稳定，同时还可根据情况进行灵活的调节，包括调整骨折端的位置与角度、使骨折端加压压缩或牵伸分离等，因此其应用越来越广泛。目前主要用于开放性骨折、骨不连、肢体延长、多段骨折、不稳定的粉碎性骨折及关节融合术等。外固定支架的种类很多，主要包括有单边式、双边式、四边式（框式）、半环式、全环式、三角式等类型，可根据具体情况进行选择。

2. 内固定器材　见表3－5。

表3－5　内固定器材

名称	种类
螺钉	普通螺钉，加压螺钉（包括皮质骨螺钉、空心加压螺钉、松质骨螺钉、踝部螺钉、椎体螺钉、椎弓根螺钉等）
接骨板	普通接骨板、槽形钉孔接骨板、重建钢板、加压接骨板、波形接骨板、髁钢板、转子钢板、异型钢板、动力髋钢板（DHS）、动力髁钢板（DCS）、有限接触钢板、动力加压接骨板（LC－DCP）、锁定钢板（LCP）等
髓内针	V 形针、梅花形髓内针、交锁髓内针、弹性髓内针（Ender 针、Rush 针）、加压髓内针、膨胀式髓内钉、延长式髓内钉等
不锈钢丝	有不同直径大小规格
骨圆针	克氏针（直径＜2.0mm）、斯氏针（直径＞2.0mm）
其他	哈氏棒、CD 棒、U 形棒、Dick 钉、椎间钉、三翼钉等

3. 骨科手术器械　必须准备充足有效的相关手术器械，对顺利完成手术十分重要。如断肢再植手术时需要准备显微器械、手术显微镜；人工关节置换术时需准备扩髓器、磨钻、人工关节假体；脊柱手术中需相关的专业器械等。

4. 术中 X 线检查或导航设备　术中 X 线检查对骨折的复位，特别是关节内骨折是不可缺少的，C 型臂 X 线透视机是骨科手术的必备设备。手术导航仪是目前新出现的骨科手术辅助设备，能够提高手术的准确度，减少医患的射线暴露时间。但由于操作相对复杂，设备价格昂贵，目前尚未在临床广泛普及。

（周　彬）

第二节　术中准备

（一）体位放置

骨科手术部位大致位于颈部、躯干、上肢、下肢等，不同的手术需要将患者安放于不同的体位。体位放置需利用手术台的转动和附件的支持，同时还需要各种支持物，如各种支托、海绵垫、沙袋、固定带及特殊支架等。

摆放体位时应注意：①最大限度保证患者的安全，使手术视野暴露良好，便于手术操作，缩短手术的时间。②不应压迫和过度牵扯肢体，以免造成神经损伤，或造成肌肉、肌腱、韧带等软组织损伤。③对呼吸影响小。④肢体必须垫托稳当，不可悬空。

1. 俯卧位　患者头转向一侧，两臂上举前屈置于头两侧，头下放一软枕。在颈椎手术时，患者面部向下，额部和两侧颊部与头托接触，使口鼻部位于头托空隙处，保证患者呼吸道通畅。头托位置适当低于手术台平面，使枕部和颈部突出。胸部及耻骨联合处各垫一海绵垫，使腹部悬空不接触床面，便于呼吸和腹腔静脉回流，以减少术中出血。两小腿胫前放一软枕以防足踝过度屈曲。膝上用固定带固定。

2. 侧卧位　按患病部位不同可分左、右侧卧位。右侧卧位时，右臂放在床侧托手板上，左臂固定在手架中；头部垫放软枕，侧胸部腋下放一海绵垫，使下方手臂不受压，利于上肢静脉回流。右腿伸直，左腿屈曲，两膝中间放一软枕。胸部两侧放一长软枕固定胸部，防止躯体前后摇摆。臀后垫一沙袋，髋髂部、膝关节分别用固定带固定。

3. 仰卧位　患者仰卧，根据上肢或下肢手术部位不同而分别对待。上肢手术时，膝部用固定带加以约束，上肢外展于托手板上。肩部手术可在患侧肩及臂下方用棉垫垫起，使患者取 30°斜卧位，或"沙滩椅"位，或在患侧肩下垫一长方垫，使患侧肩胛高于手术台面，便于手术操作或延长切口。下肢手术时取便于术者操作的体位，髋部手术臀部可用小沙垫垫高。

（二）麻醉管理

麻醉管理主要应做好以下几项工作：

1. 复查准备工作　开始麻醉之前，要对已准备好的麻醉器材、药品和监测仪器复查一遍，以确保无误和处于完好状态，等患者进入手术室后要仔细核对姓名和手术部位，以免发生差错。

2. 麻醉的实施　根据拟定的麻醉方案实施麻醉，要严格遵守技术操作规程，做到一丝不苟。实施局部麻醉和区域阻滞时，要仔细核对局部麻醉药的名称和浓度，防止用错药物和过高浓度而致局部麻醉药中毒。注射药物前要做抽吸试验，防止将药物误注入血管。实施蛛网膜下隙阻滞时，要注意根据局部麻醉药液的比重调整体位，调节适当的阻滞平面，实施硬膜外阻滞时，要认真进行确定穿刺针进入硬膜外间隙的试验，以确保硬膜外导管位置正确，严防导管和药物误入蛛网膜下隙或血管内而造成严重意外。

实施全身麻醉时，要特别重视诱导期和苏醒期的管理。有人将这 2 个阶段比喻为飞行的起飞和降落，是最容易发生意外的阶段。为重危患者实施麻醉诱导时，要求手术者或助手在场，以便一旦发生意外时共同处理。

3. 麻醉监测　为了保证手术患者的安全，手术中必须利用各种监测（monitoring）手段连续观测重要的生命指标，认识其变化趋向，以便指导麻醉的实施，并针对病理生理变化及时给予恰当的处理。最简单的监测项目是血压、脉搏和呼吸三项常规项目，这对于反映迅速变化的生理功能来说显然是不够的，尤其近年来重危患者和疑难复杂手术的广泛开展，更需要利用各种高科技仪器进行更全面、及时和精确地捕捉体内各系统瞬息万变的信息，以利于及早发现病情变化，做出正确判断和处理。

（周　彬）

第三节　术后处理

手术后数小时内，机体对手术的应急反应达到高峰，而麻醉残留效应会逐渐减退，此时患者的生理状况会发生较明显的变化，要严密观察，有条件的应行全面复苏监护。

（一）观察与监测

1. 严密观察生命体征　每 15～30min 记录 1 次血压、脉搏、呼吸频率，直至病情平稳，从复苏室送出后数小时内仍需监测。尤其是心电监护。经面罩或鼻导管吸氧，对平稳渡过复苏期有利。

2. 中心静脉压　对于术中有大量失血或体液丢失者，应在术后一段时间内监测中心静脉压；如患者有心肺功能异常，必要时还可用 Swan – Ganz 导管监测肺动脉压、肺动脉楔压及混合静脉血氧分压等。

3. 体液平衡　一般骨折患者术后体液平衡不会失调，但重大手术或术前已有休克者或是高龄体弱患者，仍要仔细监测液体的出入量、失血量、排尿量、各种引流量，评估体液平衡和指导补液。尿量是反应生命器官血液灌注情况的重要指标，必要时应留置导尿观察每小时尿量。

（二）饮食与输液

饮食和输液的目的，是提供营养和维持水电解质代谢平衡。

可以根据手术的大小、麻醉方法和患者对手术、麻醉的反应来决定饮食的时间。单纯骨与关节创伤手术很少引起全身反应，术后进食时间主要根据麻醉要求处理。但若并发有其他系统创伤，则应视具体情况而定。在局部麻醉下施行手术者，如无任何不适或反应，手术后即可进食。神经阻滞或椎管内麻醉在 3～4h 后，可进饮食；全身麻醉者，应待麻醉清醒，恶心、呕吐反应消失后，方能进食，一般需 6h 以上。

手术后，水和电解质摄入不足的部分，须通过静脉滴注补充。

手术后，体内须经过组织分解阶段，分解代谢超过合成代谢，能量来源将通过消耗脂肪组织和肌肉而取得。大手术后，特别是年老体虚者，需要通过静脉提供高价营养液，以节约内源性能量和蛋白质的消耗。

（三）术后活动与起床

手术后患者，原则上应该早期活动，但应循序渐进，逐步增加活动量和范围，争取在短期内起床活动。早期起床活动有许多优点：①增加肺活量，使呼吸道分泌物易于咳出，减少肺部并发症的发生。②改善全身血液循环，不但能加速伤口的愈合，而且还能减少因下肢静脉瘀血而发生的血栓形成。③有利于肠道和膀胱功能的恢复，从而减少腹胀和尿潴留的发生。④使患者感到自己的病情在迅速好转，有利于增强战胜伤病的信心。

早期起床活动，不等于随意而无节制的活动，而应根据患者的全身状况、耐受程度以及患肢的伤情，选择适当方式和强度。例如大手术后，在开始阶段，患者感到病重而倦怠，应以安静休息为主，不应当强行早期离床活动。凡是休克、心力衰竭、严重感染、出血、极度衰弱等情况，以及手术固定不够稳定时，都不应强调早期起床活动和伤肢过早活动。

（四）抗生素在骨科的应用

1. 预防性用药　骨科预防性抗生素的使用适应证为：①手术野有污染。②手术范围大、时间长、污染机会大。③异物植入手术如内固定、关节置换术等。④手术涉及重要器官，一旦发生感染将造成严重后果者。⑤高龄或免疫缺陷者。

作为骨科的预防性用药，选择抗生素时应注意：①有较强的杀菌效果，安全有效。②不良反应少。③骨与关节中药物浓度较高。④易于给药，且价格低廉。⑤用药时间要短。⑥应在细菌种植之前使用，大手术在术前、术中即应使用抗生素。⑦抗生素不能替代仔细的手术操作和严格的无菌技术。

骨科患者发生术后感染的可能病原菌为葡萄球菌属、产气荚膜杆菌属等，大肠杆菌属较少见。因此骨科最常用的预防性抗生素包括：青霉素、克林霉素、头孢类等。术后使用抗生素的时间一般为 3d，若仍有体温异常或创面存在，可酌情延长。

2. 骨科治疗性用药　创伤后或术后的骨与关节感染，在选用抗生素时应考虑以下几点。

（1）该药物全身应用后，能在骨组织或关节腔中达到有效治疗浓度。林可霉素、克林霉素、磷霉素和夫西地酸能达到这一要求，且超过其他抗菌药物；青霉素类和头孢菌素类在较大剂量时也可达到这一效果；而氨基苷类、红霉素类、氯霉素等渗入关节滑液中的浓度较低。

（2）骨与关节感染，特别是骨髓炎时，常须长期用药，一般在 4 周以上。因此应选用不良反应轻或少的药物。青霉素类、头孢菌素类较安全，克林霉素与磷霉素的毒性也不大，可较长期使用，但氨基苷类、氯霉素等均不宜长期使用。

（3）由于细菌的变异，大多数细菌均易产生耐药性，因此在用抗生素时应考虑到这点。如青霉素、克林霉素、头孢类抗生素均易产生耐药性，故应注意联合用药或采用耐酶的药物，非耐酶的药物原则上应尽可能少用或不用。

（4）全身应用抗菌药物后，一般可有足够药物渗入病损区内，不提倡使用抗菌药物做腔内局部注射，以免引起继发性细菌感染及加速细菌耐药性的发生（表3-6）。

表3-6 骨科常见感染用药参考

	首选药物	注意点
急性感染：金葡萄	苯唑西林或氯唑西林，头孢孟多	优选杀菌时，青霉素类过敏者可选头孢美唑钠、克林霉素或磷霉素
沙门菌属	氯霉素、氨苄西林、诺氟沙星	同上
厌氧菌	克林霉素、力百汀、甲硝唑	可联合用药
慢性感染：	力百汀、头孢他啶、环丙沙星、克林霉素	可用庆大霉素溶液冲洗或用庆大霉素珠链
关节内感染：	苯唑西林或氯唑西林、力百汀、头孢孟多、克林霉素、头霉素类、磷霉素	最好根据药敏试验结果确定

（五）康复治疗

骨科手术后，要达到较佳的治疗效果，应尽可能早地开始康复治疗。一般来说，四肢骨折固定手术后第2d即应开始收缩与舒张肌肉的运动；术后3d即可行伤处邻近关节的功能活动，而肢体的负重锻炼则应根据不同伤情及内固定情况而进行。脊柱骨折术后应严格卧床4~6周，但术后第4d左右可开始四肢关节的舒缩运动与抬腿锻炼。

康复治疗的方法很多，目前应用较多的有连续被动活动、功能性电刺激等。

连续被动活动（continuous passivity motion，CPM）：关节术后、四肢骨折术后、肌腱损伤修复与重建术后，滑膜关节连续被动活动可以有效地防止关节粘连、关节强直，有利于肌腱修复及伤口愈合。使用CPM装置可根据患者具体情况确定，一般可在术后立即施行，持续时间一般为术后3~4周。

功能性电刺激：截瘫及周围神经损伤患者，通过电刺激，可兴奋其瘫痪的肌肉以防止其过度萎缩，还可促进神经再生。通过电刺激造成的肌肉主动收缩及神经轴突的再生加速，可使康复期缩短，肌萎缩程度减轻，使功能恢复尽可能达到最佳状态。

理疗、按摩等可促进血液循环、止痛、消肿，对患者功能恢复起一定作用。

（周 彬）

第四章

手部损伤

手部骨与关节损伤是手外伤中最为常见的损伤类型之一，常并发关节韧带、肌腱，甚至皮及皮下组织损伤。其总的治疗原则与其他部位的骨与关节损伤基本相似，但对手功能恢复的要求更高一些。治疗结果的优劣不但取决于骨折或脱位是否解剖复位、固定方式、伴发的软组织损伤程度、手术后制动时间、早期功能锻炼或理疗康复等因素均与治疗效果有着密切的关系。多数情况下，骨折闭合复位后通过合理的外固定、及时的功能活动，最终均可取得满意的结果。但有些时候，则需采用闭合复位或切开复位加内固定来治疗，如关节内骨折、肌腱或韧带的撕脱骨折、伴有肌腱或关节囊韧带嵌入的骨折、多发骨折、开放性骨折等。手部关节脱位，多数手法复位较为容易，有些甚至在就治前即已经"自行"复位，经过外固定及功能锻炼可取得良好的效果。但同时应仔细评估关节韧带及肌腱的损伤情况，如上述组织伴有严重损伤，则需进行切开修复，否则，虽然关节位置良好，仍可能残留严重的手功能障碍。以下情况时关节脱位需手术切开复位，不稳定的腕掌关节脱位、伴有侧副韧带断裂的拇指掌指关节脱位（尤其是尺侧侧副韧带断裂）、软组织嵌入（如关节囊、肌腱、侧副韧带、籽骨等）、伴有其他严重的软组织损伤、陈旧性关节脱位等。

第一节　指骨骨折

指骨骨折是最为常见的手部骨折，多并发周围组织损伤，直接暴力如打击、压砸、挤压等为主要伤因，撕脱伤则可能导致撕脱骨折。多发或开放指骨骨折临床上也不少见。

一、远节指骨骨折

远节手指是手与外界接触最为频繁的部位，因此远节指骨的损伤概率相对也较高。其远端粗糙膨大，称为甲粗隆；中间部分稍细、光滑，称为骨干；近端宽大，与中节指骨头成关节，称指骨基底。按解剖部位，远节指骨骨折可分甲粗隆、指骨干和基底骨折三类。

1. 甲粗隆骨折　挤压或压砸伤为主要伤因，多为粉碎骨折。

闭合性甲粗隆骨折，无明显移位或移位不明显者，仅用局部支具或指托固定数周即可。局部创伤反应减退后，患指即可开始活动。掌、背侧移位呈台阶状者，则需闭合复位经皮穿针固定，以免影响甲床生长，造成指甲外观畸形。有时，骨折并发甲板下方的甲床严重裂伤，则需拔甲，同时修复甲床。

开放性甲粗隆骨折，软组织损伤较重，多移位明显。清创时，可适当清除一些移位的碎折块，同时仔细修复软组织。术后，用指托固定 3 周左右，然后开始功能锻炼。

甲粗隆骨折不愈合率较高，但对手指功能无大的影响，一般可不予处理。

2. 骨干骨折　损伤原因与甲粗隆骨折相同，可分为横形、纵形和粉碎骨折。由于缺少肌腱附着，又有甲板支托，一般无明显移位。

闭合性骨折无移位者，可用支具或指托制动 6 周左右，骨折愈合便开始功能练习。有移位者，先手法闭合复位，然后用指托或经皮穿针固定，注意固定针不穿过远侧指间关节。闭合复位、外固定不成功者，可行切开复位克氏针内固定，同时用支具或指托制动6周左右。

开放性骨折，清创后，可根据软组织损伤情况来决定是否应用内固定，软组织损伤重、不能维持骨折稳定者，需要做内固定。

3. 基底骨折　基底关节外骨折常由压砸和挤压等直接暴力所致，关节内骨折则多为间接暴力。

1) 关节外基底骨折：多为横形骨折。远侧折块，常因指深屈肌腱牵拉而掌屈，致骨折背向成角移位。手法复位背伸远侧折块可矫正移位，然后指托固定即可。依靠外固定及甲板保护，复位大多稳定，无须内固定。6~8周骨折愈合开始功能活动。

骨折移位复发者，仍可尝试闭合复位，然后经皮交叉穿针内固定，固定针应穿过远侧指间关节，以保持稳定；也可切开复位克氏针内固定。

2) 关节内基底骨折：多由间接暴力引起，常伴有远侧指间关节脱位或半脱位；分背侧、掌侧、侧方和粉碎骨折。

（1）背侧骨折：最为多见。其损伤机制有：①远节指骨背伸时遭遇掌屈暴力：指伸肌腱的背伸力与外来的掌屈力相互拮抗，致指伸肌腱断裂或基底背侧撕脱骨折。②手指远端承受纵向暴力：凹陷的远节指骨基底与隆凸的中节指骨头撞击，致基底粉碎或基底背侧骨折，可并发远侧指间关节掌侧脱位或半脱位。

骨折块移位不明显或小于关节面1/3，可采用闭合复位，用指托固定远指间关节于伸直或稍过伸位。约6周后，开始功能活动。

移位明显或大于基底关节面1/3者，伴有关节脱位/半脱位者，应切开复位内固定。根据骨折块大小来选择内固定方式，如细克氏针、钢丝或缝线，术后用指托外固定6~8周，开始功能活动。骨折折块太小时，可以将其切除，然后行肌腱止点重建。

关节损伤严重，尤其是中节指骨头也有骨折者，或陈旧性骨折，可行远侧指间关节融合。

（2）掌侧骨折：多是指深屈肌腱或掌板拮抗背伸暴力所致撕脱骨折，并常伴有关节背侧脱位或半脱位。骨折块较小或内固定不成功者，可切除之，然后行指深屈肌腱止点重建。骨折块较大，应行切开复位钢丝内固定，术后固定6周，抽出钢丝开始功能活动。骨折愈合后，由于指屈肌腱以及掌板粘连可能导致手指各关节明显的运动功能障碍，需要二次手术松解和长期康复治疗才能恢复或部分恢复。因此，对于年迈体弱等特殊情况，可直接行远侧指间关节融合。

（3）侧方骨折：为侧副韧带牵拉所引起的撕脱骨折。骨折块较小时，可采用伸直位指托固定，3~4周开始功能活动。如果骨折块较大且移位明显，可行切开复位内固定。

（4）粉碎骨折：多为压砸伤或作用于指端的高能量纵向暴力所致。骨折块通常很小，无法使用内固定。如果移位不大，可先闭合复位外固定，3~4周后开始功能活动，利用中节指骨头完好的关节面重塑基底关节面。移位明显，可在外固定架牵引下闭合复位，并依靠外固定架的牵引保持复位，也可行关节融合术。

二、中节指骨骨折

1. 指骨头骨折　多为体育竞技等高能量暴力所致，分撕脱、单髁和双髁骨折三型。

（1）撕脱骨折：侧副韧带撕脱骨折，骨折块多较小，位于指骨头侧方。如发生关节侧方不稳定，可采用伸直位指托外固定，4周开始功能活动，或切除骨折块，同时修复韧带。

（2）单髁骨折：即指骨头一侧髁突骨折，骨折线自指骨颈或指骨干斜向指骨头关节面中部，多呈三角形。纵向暴力为主要伤因，为一种不稳定骨折。闭合复位经皮穿针内固定为首选治疗方法。闭合复位失败者，可做切开复位克氏针或螺钉内固定，后者可以早期功能锻炼。

（3）双髁骨折：即指骨头两侧髁突骨折，折线呈"Y"形，多有明显的短缩和侧方移位，常伴有韧带及肌腱损伤。多是纵向暴力所致，切开复位克氏针或螺钉内固定为首要治疗方法。

术后制动4~6周，然后开始功能活动。如采用AO螺丝钉等固定，可早期开始主动运动。对于骨折块较小，内固定不可靠时，可辅以微型外固定架维持复位。在维持复位的同时还可以使关节早期活动。

如有较大的骨缺损且关节面无法复原者，可行关节融合术。

2. 指骨颈骨折　多为短斜形或横形骨折，常有短缩和掌向成角移位。闭合复位经皮穿针内固定失败者，可切开复位克氏针内固定。

3. 指骨干骨折　多由压砸和挤压等直接暴力引起，分为横形、斜形、螺旋和粉碎骨折。

（1）横形骨折：由于外力作用以及屈、伸肌力失衡等原因常造成骨折成角或侧方移位。骨折位于指浅屈肌腱止点远侧，远侧折块因指伸肌腱终腱影响常背伸，近侧折块由指浅屈肌腱牵拉常掌屈，呈现掌向成角移位。但有些时候，远侧折块不背伸而是背移，骨折仅呈现背侧移位，无成角移位。骨折若位于指浅屈肌腱止点近侧，远侧折块受指浅屈肌腱牵拉多掌屈，近侧折块受指伸肌腱中央腱作用多背伸，呈现的是背向成角移位。

闭合复位外固定为首选治疗方法。掌向成角或背侧移位者，予以远侧折块纵向和掌向外力多可复位，然后外固定手指于功能位；背向成角，则给予纵向和背向外力做复位，然后伸直位固定。固定约6周，开始功能活动。对于骨折不稳定或反复手法复位不成功者，可闭合复位或切开复位克氏针内固定，也可做切开复位钢板螺钉内固定。

（2）斜形骨折：常有短缩、成角和旋转移位，幅度与软组织及骨膜损伤程度成正比。

（3）螺旋骨折：多为旋转外力所致，常有明显的旋转和成角移位。

上述两种骨折多数需切开复位内固定，可选用的内固定方式有克氏针、钢板螺丝钉或单纯螺丝钉。移位不大及复位稳定者，也可闭合复位外固定或经皮穿针内固定。

（4）粉碎骨折：治疗多选闭合复位外固定，遗留的骨骼畸形可在骨折愈合及运动功能恢复之后再做修整。

4. 指骨基底骨折　多为关节内骨折，表现为掌侧、背侧、侧方和粉碎骨折。以掌侧骨折多见。

（1）掌侧骨折：为背伸暴力或由指端传导的纵向暴力所致，可伴有近侧指间关节脱位或半脱位，骨折极不稳定。

无移位者，可采用闭合复位加外固定。

骨折移位较大者，应行切开复位克氏针内固定，也可选用细钢丝或丝线作为内固定材料。切开复位有限内固定加微型外固定架也是一种可靠的方法。

（2）背侧骨折：常伴有中节指骨基底掌侧和近侧脱位。骨折块移位<2mm或无法内固定者，行闭合复位外固定，6周后开始功能活动；闭合复位失败者，行切开复位螺丝钉或丝线内固定。

（3）侧方骨折：较少见。治疗与指间关节侧副韧带损伤相似。

（4）粉碎骨折：沿指骨纵向传导的暴力所致。常累及大部分或整个关节面受累，有骨质缺损，骨折非常不稳定，又称 Pilon 骨折。移位较小者，可闭合复位外固定。移位大者，可先用带单向运动轴的固定架牵引，然后再闭合复位：于中节和近节指骨侧穿入固定针，连接固定杆，旋转连杆上的螺母，予手指以一定的牵引力，然后闭合复位，使骨折块相互聚拢，然后旋紧螺母，依靠外固定架的牵引作用保持复位。关节面复位不佳者，可切开复位克氏针固定，也可同时使用外固定架，以牵引缓解骨折受到的应力，维持骨折复位的位置，固定4周，于外固定架保护下主动屈伸近侧指间关节。

三、近节指骨骨折

近节指骨的形状、骨化中心愈合时间同中节指骨，不同的只是长度增加明显，基底关节面为卵圆形凹面，与掌骨头组成的掌指关节是一个多运动轴的椭圆关节。近节指骨近侧2/3，四周均有肌腱包被，伤后较中、远节指骨更容易出现肌腱粘连和运动功能障碍。根据部位，分头、颈、干和基底骨折。

1. 指骨头骨折　如下所述。

（1）侧方撕脱骨折：较少见。骨折块如在关节内，可予以切除，侧副韧带损伤者可同时修复。

（2）单髁与双髁骨折：表现及治疗方法与中节指骨相同。

2. 指骨颈骨折　斜形，或横形骨折，常有掌向成角和短缩移位——指骨头及中节指骨受指伸肌腱中央腱牵拉，背伸并向近侧移位。近侧折块远端凸向远侧，抵止在指骨头掌侧，可妨碍近侧指间关节屈曲。

切开复位克氏针内固定为主要治疗方法。

3. 指骨干骨折　致伤原因、骨折分型与中节指骨相同。

（1）横形、短斜形骨折：常有掌向成角移位，主要原因为近侧骨折块受骨间肌及蚓状肌牵拉而掌屈，远侧骨折块因指伸肌腱中央腱牵引而背伸，骨折端凸向掌侧。骨折旋转移位也时有发生。

骨折无明显移位者，用指托外固定3～4周，然后开始保护下功能活动。有移位者，闭合复位后行外固定：牵引手指，掌屈远侧骨折块、矫正成角及旋转移位，将外固定物绑缚在手的背侧——远到指端，近到腕，并包括两侧手指，掌指关节屈曲70°～90°，近侧指间关节屈曲25°～30°。也可用绷带和绷带卷做固定：闭合复位后将一个绷带卷置放在手掌，然后屈曲手指握住；透视检查见复位良好，缠绕绷带，将手与绷带卷绑缚在一起。再次透视检查，以确保固定无误。以后，每周透视复查一次，以防绷带松动，固定失效。放置在手掌的绷带卷，应卷紧，粗细以近侧指间关节及掌指关节屈曲>45°为宜。

闭合复位不稳定者，可经皮穿针内固定或切开复位内固定。

（2）长斜形和螺旋骨折：常有短缩及旋转移位，骨折不稳定。闭合复位经皮穿针内固定，或切开复位克氏针/螺丝钉内固定。

（3）粉碎性骨折：可闭合复位外固定，待骨折愈合再矫正遗留的畸形。或切开复位，纠正骨折移位后，用克氏针或外固定架固定并维持骨折复位的位置。有时，粉碎的骨折块也可用细钢丝或缝线固定。

4. 指骨基底骨折　常为高能量暴力损伤所致，分关节外与关节内骨折2种。

（1）关节外骨折：多为横形骨折，常有掌侧、侧方成角、旋前移位或短缩移位。闭合复位外固定成功率较低，如闭合复位成功可经皮穿针固定骨折。如闭合复位难于成功，可行切开复位克氏针内固定，或克氏针内固定加微型外固定架，但骨折达到解剖复位较为困难。

（2）关节内骨折：多为粉碎性或边缘部骨折，较少并发掌指关节脱位或半脱位。

前者如骨折块较大，可行切开复位克氏针内固定；如骨折块较小，可行外固定架牵引或内固定加外固定架联合应用。后者多为撕脱骨折，一般移位较明显。如没有明显移位，石膏托外固定即可，最好包括相邻手指；有移位且骨折块大于关节面25%者，切开复位钢丝/缝线/螺丝钉内固定；骨折块较小，也可不对其做特殊处理，仅外固定3～4周即可。

近节指骨外固定，也常使用指托，但与中节不同，必须包括掌指关节和手掌。

（周　彬）

第二节　掌骨骨折

掌骨骨折分为头、颈、干和基底骨折四种。掌骨颈、掌骨干骨折为最多见的两种。

一、掌骨头骨折

直接暴力为主要致伤原因，如握拳时掌骨头与物体的直接撞击。其他伤因有挤压伤、切割伤和扭转暴力等。第2、5掌骨头骨折的发生率远远高于第3、4掌骨。

掌骨头骨折，为关节内骨折。如骨折移位不明显、关节面尚平整，可用手背侧石膏托将掌指关节固定于屈曲。4周去除固定开始功能活动。移位明显者或关节面不平整，可在透视机引导下试行闭合复位，背侧石膏托固定掌指关节于屈曲位，或经皮穿针内固定，4周后开始功能活动；如闭合复位不成功，则需行切开复位克氏针/螺丝钉内固定，后者有可能早期功能活动。也可选用髁钢板内固定，也可早期功能活动，但操作过程较为复杂。

粉碎骨折常无法做内固定，可先用石膏托暂时固定，待肿胀消退、疼痛缓解，4周开始功能活动，利用近节指骨基底关节面和韧带的张力重新塑造掌骨头关节面，使其达到可接受程度；或在远节指骨远端穿针做骨牵引或用固定架做牵引固定。

掌骨头撕脱骨折，多为侧副韧带牵拉所致。撕脱骨折块较小又无明显移位，将掌指关节屈曲位固定2周即可。但第2掌骨头桡侧撕脱骨折需固定6周，待骨折愈合后开始关节功能活动。骨折移位明显而骨折块较小，可切除骨折块，然后修复掌指关节侧副韧带；如骨折块较大，则需施行切开复位克氏针/钢丝内固定。

二、掌骨颈骨折

多发生在第5掌骨，其次是第2掌骨，多为作用于掌骨头的纵向暴力所致。又称为拳击手骨折（boxer's fracture）或斗士骨折（fighter's fracture），常有背向成角移位，握拳时由掌骨头形成的背侧隆凸消失。

如果骨折稳定而移位不大时，用腕关节功能位，掌指关节屈曲50°~60°，指间关节功能位石膏托外固定即可；6周后，去除外固定，开始功能活动；移位较大时，采用闭合复位石膏托外固定，即背侧石膏托固定腕关节于功能位、掌指关节及近侧指间关节90°屈曲位。6周后去除外固定，开始功能活动。也可在闭合复位后用克氏针内固定。骨质缺损较多或多发的颈部骨折，闭合复位后可用外固定架做固定。

三、掌骨干骨折

第3、4掌骨骨折常见，有横形、斜形、螺旋和粉碎骨折。

1. 横形骨折　多为直接暴力所致。由于骨间肌作用，常表现背向成角移位。

骨折无移位或移位较小时，闭合复位后用掌侧或背侧石膏托或支具外固定。石膏托从指端到前臂远侧1/3，包括相邻手指；手指各关节屈曲过半，以便有效地防止旋转移位。6~8周后去除外固定，开始功能活动。

骨折移位较大时，可闭合复位经皮穿针内固定或外固定架固定。

闭合复位不成功、开放性骨折，可行切开复位克氏针、钉板内固定或固定架外固定。

2. 斜形、螺旋形骨折　多为扭转暴力所致。短缩、旋转与成角移位共同存在。第2、5掌骨旋转移位更为明显。

无旋转和成角移位，短缩移位<5mm，可采用闭合复位石膏托外固定；畸形严重时可闭合复位经皮穿针内固定或切开复位克氏针/螺丝钉/钢板螺丝钉内固定。

3. 粉碎性骨折　多见于挤压伤或贯通伤，软组织损伤也较重。闭合复位外固定架固定是一种可取的治疗方法。

四、掌骨基底骨折

掌骨基底骨折分为关节内骨折、关节外骨折两类。

1. 关节外骨折　多为短斜形骨折，位于基底部。旋转移位较明显，导致手指屈曲时指端偏转显著，与邻近手指叠落，影响外观及功能，应予以及时矫正。如无旋转移位，闭合复位石膏托外固定即可；如有旋转移位，闭合复位经皮穿针内固定或切开复位克氏针/钢板螺丝钉内固定。

2. 关节内骨折　第5掌骨基底骨折最为多见。除了旋转移位，也可并发短缩和侧向成角移位，第4、5掌骨基底骨折，常并发关节脱位和钩骨骨折。

可采用闭合复位经皮穿针内固定。闭合复位不成功者，需要切开复位克氏针内固定。

（周　彬）

第三节 指间关节脱位、骨折－脱位及韧带损伤

一、远侧指间关节脱位、骨折－脱位及韧带损伤

1. 脱位 较少见，多由体育竞技暴力，如球体撞击所致。以背侧脱位居多，也可是开放性的。

急性脱位，闭合复位塑料托外固定，3 周开始功能活动。复位不稳定者，经皮穿针内固定；失败者，切开复位，术后固定同闭合复位。开放性脱位，复位后应修复所有受损的结构。

脱位超过 10～14d，闭合复位常难以成功，应施行切开复位内固定，术中发现关节软骨破坏严重者，可行关节融合。

2. 骨折－脱位 通常表现为远节指骨基底背侧骨折－掌侧脱位、远节指骨基底掌侧骨折－背侧脱位，常需手术切开复位内固定。

3. 侧副韧带损伤 极其少见，可采用伸直位外固定，4 周后功能活动。慢性损伤或关节极为不稳定者，应行韧带修复或重建。

二、近侧指间关节脱位、骨折－脱位及韧带损伤

1. 脱位 分为背侧、掌侧和掌侧旋转脱位。背侧脱位，多为掌板和侧副韧带损伤；掌侧脱位，除了掌板，还有侧副韧带及指伸肌腱中央腱损伤；旋转脱位，多有伸肌腱帽及侧副韧带损伤。

闭合复位多较容易，可能脱位在就诊前就已为伤员本人或他人复位，容易误诊为掌板或韧带损伤。当闭合复位困难、复位后关节面不平行或关节主动伸直运动受限 ＞30°时，应考虑到关节周围软组织嵌塞在关节内，此时应避免反复闭合复位，立即行切开复位内固定，对损伤的软组织同时予以修复。

1）背侧脱位：多由背伸暴力所致，侧副韧带及掌板撕裂，中节指骨脱向背侧，有时可带有撕脱的骨片。

急性脱位，闭合复位外固定，外固定托放在手指背侧，近端绑缚在近节手指，近侧指间关节背伸最多只能到 20°，屈曲不受限。4 周去除外固定，继续功能活动。侧副韧带损伤，有侧方偏斜活动者，需屈曲 20°固定，4 周再开始功能活动。小骨片可不予处理。

慢性脱位、掌板愈合不良等可导致近侧指间关节过伸持续存在，或习惯性脱位，可做掌板前移固定或肌腱固定。

2）掌侧脱位：伴有指伸肌腱中央腱、掌板及侧副韧带损伤。已自行复位者，需仔细询问病史及查找有意义的体征，与背侧脱位鉴别，以免固定体位有误。

治疗：近侧指间关节可主动背伸者，闭合复位外固定，近侧指间关节取伸直位，远侧指间关节自由活动，6 周后去除外固定开始功能活动；主动背伸困难、闭合复位失败者，可行切开复位肌腱韧带缝合修复。

3）掌侧旋转脱位：分为半脱位和完全脱位。多由复合暴力所致，如旋转与屈曲、侧偏暴力组合。

（1）掌侧旋转半脱位：中节指骨基底向桡掌侧或尺掌侧脱位，同时伴有自身旋转和屈曲，指伸肌腱中央腱与一侧侧腱的连接断裂，近节指骨头一侧髁突由此凸出。X 线侧位平片检查，可见中、近节指骨影像不一致：一个为侧位轮廓，一个为斜位影像。除了指伸肌腱之外，侧副韧带也常有损伤。

近节指骨头一侧髁突凸出，侧腱滑向其掌侧，与之羁绊，闭合复位常较为困难。可行切开复位，并修复损伤肌腱，固定手指于伸直位，4 周开始功能活动。

（2）掌侧旋转脱位：表现同上，但损伤更重，近侧指间关节屈曲几近 90°，指骨头由中央腱侧方裂口凸出，与中节指骨基底失去接触关系，中央腱及关节其他结构滑到指骨头掌侧，侧副韧带断裂。

因近节指骨颈两侧均有肌腱羁绊，闭合复位极其困难，应切开复位，同时修复指伸肌腱帽及侧副韧带。

2. 近侧指间关节骨折－脱位 多为中节指骨基底掌、背侧骨折－脱位。

3. 侧副韧带损伤 多由侧偏暴力所致，也可并发指骨头、基底撕脱骨折。向健侧偏斜手指，伤侧疼痛加剧。侧偏近侧指间关节，如 X 线平片上关节面倾斜 >20°，为完全性断裂，反之，为不全性断裂。慢性侧副韧带损伤表现为关节不稳定和梭形肿胀，疼痛相对较轻。时间较长者，可导致创伤性关节炎发生。

急性不全性断裂，关节无侧方不稳和异常过伸，用弹力束带或尼龙搭扣将伤指与两邻侧健指束缚在一起，控制其侧偏运动，而允许适当的掌屈背伸，4 周后去除外固定，逐渐恢复正常活动，但至少 1 个月内不可承受侧偏负荷。此种损伤，患者常常残留关节梭形胖大或不同程度的疼痛，数月甚至数年都不消退。

急性完全性断裂，侧偏或过伸幅度大，关节严重不稳定，应采取手术修复，术后处理，同不完全性断裂。

慢性完全性断裂，急性损伤迁延、不愈合或愈合不良，导致韧带长度增加，张力下降，关节不稳定，侧偏幅度加大，手术修复是理想的治疗方法。发生创伤性关节炎者，可行关节融合或人工关节置换。

（周 彬）

第四节 掌指关节脱位、骨折－脱位及韧带损伤

一、脱位

背侧脱位多见，掌侧脱位罕见。

1. 背侧脱位 过伸暴力所致。掌板近端从掌骨颈撕裂，随近节指骨基底一起脱向掌骨头的远侧或背侧。根据损伤程度，分为简单性及复杂性脱位。

（1）简单性脱位：或称半脱位、可复位性脱位。指骨基底与掌骨头背侧接触，掌板近侧缘撕裂位于掌骨头掌、远侧，掌指关节明显过伸，屈曲功能严重障碍。首先考虑施行闭合复位，复位成功后，用背侧石膏托或支具外固定，控制掌指关节只能背伸至 50°~70°。4 周左右去除外固定，开始功能活动。

（2）复杂性脱位：或称不可复位性脱位，多发生于示指和拇指。近节指骨基底与掌板均在掌骨头背方，关节面不相对。伤指偏向一侧，掌指关节过伸畸形相对较轻，近侧指间关节轻度屈曲，掌指关节掌侧皮肤，可有橘皮样凹陷。正位平片可见掌指关节间隙消失或不对称，斜位片关节间隙明显加宽，有时侧位片可见掌骨头背侧撕脱的骨折块。

闭合复位成功率较低，如试行后不成功，应尽快手术，千万勿反复尝试手法复位，否则会造成更严重的损伤，使病情复杂化。手术切开时经常发现，关节周围软组织，如肌腱、韧带、掌板等，嵌入关节内或卡压在掌骨头或掌骨颈，应将其予以复回方可复位关节，并酌情予以修复。术后处理同简单性脱位。

陈旧性脱位需手术切开复位，但术后运动功能恢复多不满意。

2. 掌侧脱位 极少见。因掌板和侧副韧带联合损伤，复位后关节稳定性较差，需手术切开复位修复韧带和掌板。

二、骨折－脱位

骨折－脱位多为背侧脱位并发掌骨头背侧骨折，是指骨基底掌侧缘剪切应力作用所致。治疗以切开复位为主，内固定可选用克氏针或螺丝钉。

三、侧副韧带损伤

掌指关节屈曲位时受到侧偏暴力作用引起。桡侧副韧带损伤多于尺侧韧带，小指多于其他手指。单纯侧副韧带断裂，如果内在肌及屈、伸肌腱功能尚好，关节不稳定的程度相对较轻。X 线平片可见掌骨

头或指骨基底小撕脱骨折片，关节造影或 MRI 检查，可见韧带损伤。

急性单纯性韧带损伤，石膏或支具固定掌指关节于伸直位 3 周，然后开始功能活动。由于示指功能的特殊性，其桡侧副韧带损伤，一般应施行手术修复韧带。骨折块小，且无明显移位，掌指关节屈曲位固定 2 周即可。第 2 掌骨头桡侧撕脱骨折例外，应固定 6 周，待骨折愈合后再开始活动为好。移位明显的小骨折块，可予以切除，然后修复韧带。骨折块大时，或移位 2~3mm 者，应切开复位缝合修复韧带，用克氏针、细钢丝或缝线固定或重建韧带附着。

（周　彬）

第五章

上肢损伤

第一节 锁骨骨折

一、概述

锁骨干较细，弯曲呈"S"形，内侧半弯凸向前，外侧半弯凸向后，内端与胸骨相连构成关节，外侧与肩峰相连构成肩锁关节，横架于胸骨和肩峰之间，是肩胛带与躯干唯一的联系支架。锁骨骨折为常见骨折，多发生于儿童及青壮年。锁骨外端受侧向伤力，肩部被推向胸壁，常引起锁骨中段骨折，直接外力常引起锁骨内侧段骨折，自上而下的外力常引起外侧段骨折，严重外力可并发锁骨下血管神经损伤或肋骨骨折。

间接暴力造成骨折多见，跌倒时手或肘着地，外力自前臂或肘部沿上肢向近端冲击，肩部着地更多见，撞击锁骨外端造成骨折。间接暴力造成骨折多为斜形或横形，其部位多见于中段，直接暴力造成骨折因着力点不同而异，多为粉碎或横形，幼儿多为青枝骨折。

骨折好发于锁骨中段，因肌肉牵拉和肢体重力骨折断端重叠移位。近段受胸锁乳突肌牵拉向上，远段因上肢重量及胸大肌牵拉向下，向前及向内移位（图5-1）。

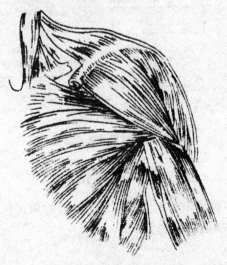

图5-1 锁骨骨折的移位

二、诊断思路

1. 病史要点 外伤致锁骨部位疼痛，患肩活动受限。

2. 查体要点 锁骨位置表浅，骨折后肿胀，压痛或有畸形，能摸到骨折断端，可有骨擦音、骨擦感，患肢有活动障碍，伤肩下沉并向前内倾斜，上臂贴胸不敢活动，健手托扶患侧肘部，以减轻上肢重量牵拉引起疼痛，注意有无锁骨下血管及臂丛神经受损的情况。

幼儿多为青枝骨折，皮下脂肪丰满，畸形不明显，因不能自述疼痛位置，只有啼哭表现，但患儿头多向患侧偏斜，下颌部转向健侧，此为临床诊断特点之一。

3. 辅助检查　如下所述。

（1）常规检查：摄锁骨正位 X 线片，了解骨折类型。

（2）特殊检查：必要时 CT 检查及三维重建，明确骨折的详细情况；对怀疑有神经损伤的患者，施行肌电图检查明确诊断。

4. 分类　包括以下分类方法。

（1）按解剖部位分类：①内侧 1/3 骨折。②中 1/3 骨折。③外侧 1/3 骨折。大约 80% 的锁骨骨折发生在中 1/3 段。

（2）外侧 1/3 骨折又可分成 3 个亚型：①无移位骨折，喙锁韧带无断裂。②有移位骨折，喙锁韧带断裂。③关节内骨折，易漏诊，后期可发生创伤性关节炎。

5. 诊断标准　包括以下几点。

（1）患者多有明显外伤史。

（2）查体局部疼痛，肿胀，可有皮下瘀斑，肩关节活动受限。

（3）X 线检查显示骨折。

（4）对难以确诊的患者采用 CT 检查。

6. 诊断流程　如图 5-2。

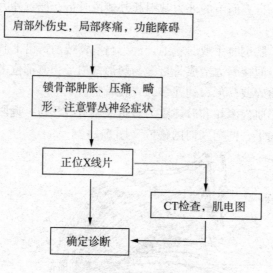

图 5-2　锁骨骨折诊断流程

三、治疗措施

1. 治疗原则　锁骨骨折大多数经非手术治疗可获得较好疗效，仅少数需手术治疗。即使骨折对位略差，骨折愈合后对患侧上肢的功能影响很小。

2. 治疗方法　如下所述。

（1）非手术治疗：幼儿和年龄较大的儿童无移位者，用吊带或三角巾保护 3 周；有移位者，常用"8"字绷带固定 3 周。成人无移位者，用吊带或三角巾保护 3~4 周；有移位者，需手法复位 + "8"字绷带或锁骨带固定 6~8 周。全身情况较差者和老年人也可仅用吊带或三角巾保护。

手法复位可在局部麻醉下进行。患者坐在木凳上，双手叉腰，肩部外旋后伸挺胸，医生位于背后，一脚踏在凳上，顶在患者肩胛间区，双手握住两肩向后、向外、向上牵拉纠正。复位后纱布棉垫保护腋窝，用绷带缠绕两肩在背后交叉呈"8"字形，然后用石膏绷带同样固定，使两肩固定在高度后伸、外旋和轻度外展位置（图 5-3）。固定后即可练习握拳，伸屈肘关节及双手叉腰后伸，卧木板床休息，肩胛区可稍垫高，保持肩部后伸，3～4周拆除。锁骨骨折复位并不难，但不易保持位置，愈合后上肢功能无影响，所以临床不强求解剖复位。

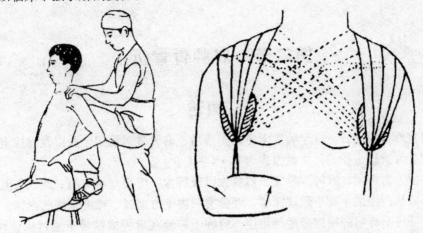

图5-3　锁骨骨折复位法及"8"字形石膏绷带固定法

（2）手术治疗：手术适应证包括6个方面。①并发血管神经损伤。②骨折断端间有软组织嵌入。③开放性或多发性骨折。④非手术治疗不能改善骨折的严重移位者。⑤骨折不愈合者。⑥锁骨外端骨折并发喙锁韧带撕裂。

内固定方法：①钢针髓腔内固定。②钢板螺钉内固定。③螺钉内固定。④经皮内固定等。目前多数观点认为钢板螺钉固定较为牢固，可以早期功能锻炼。术后需用三角巾固定3～6周。

3. 治疗流程　如图5-4。

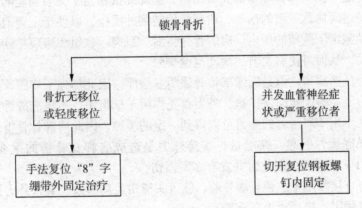

图5-4　锁骨骨折治疗流程

四、预后评价

锁骨骨折大多数经非手术治疗可获得较好疗效，仅少数需手术治疗。Neer在2 235例闭合治疗的锁骨骨折中，有14例骨不愈合；在另外45例切开复位的锁骨骨折中，有2例骨不愈合。Rowe报道，经闭合复位治疗者，不愈合占0.8%；切开复位治疗者，不愈合占3.7%。

五、最新进展

传统观念认为移位的锁骨中段骨折保守治疗不愈合率低，锁骨畸形愈合对上肢功能影响不大，而手术治疗将使不愈合率增高。但近年研究表明，以往认为手术治疗不愈合率高是基于20世纪60年代的研究，当时手术仅限于严重骨折，软组织处理和手术技巧及器械均无法与现在相比，最近Meta分析表明钢板固定骨折不愈合发生率仅为2.2%，而保守治疗总体不愈合率为5.9%，移位骨折则高达15.1%。此外，越来越多的证据表明，锁骨中段畸形愈合时，由于锁骨缩短影响肌肉肌腱的张力及平衡，从而影响上肢力量，患者常感到上肢无力、易疲劳和疼痛。因此近来很多学者提出对于锁骨中段骨折移位短缩大于2cm、影响肩关节稳定（浮肩）、并发胸外伤的移位骨折等均应手术治疗。

（周　彬）

第二节　肩胛骨骨折

一、概述

肩胛骨为一扁宽形不规则骨，位于胸廓上方两侧偏后，肩胛骨对稳定上肢以及发挥上肢的功能起着重要的作用，肩胛骨骨折较为少见，文献报告为0.4%～1.0%。

肩胛骨包括体部、肩胛冈、肩峰、喙突、肩胛颈以及肩盂，喙突是喙肱肌、肱二头肌短头及胸小肌的起点，腋动脉及臂丛神经位于胸小肌腱深层，经喙突的内下方通过，喙突基底的内侧、肩胛骨的上缘部分是肩胛切迹，切迹上有肩胛横韧带桥架相连，肩胛上神经在肩胛横韧带下通过肩胛切迹走向背侧，肩胛上动脉在该韧带上方通过。

肩胛冈的外端为肩峰，在肩峰部位，14～16岁时可出现2～3个、甚或4个骨化中心，19岁时彼此相互融为一体，至20～25岁时才与肩胛冈融合，有时在25岁以后，在肩峰端仍有一骨化中心未与肩胛冈相融合，X线片显示为一单独的骨块，称之为肩峰骨（os aeromiale），双侧同时发生率为60%，应与肩峰骨折相鉴别。

肩峰与锁骨形成肩锁关节，从而使肩胛骨通过肩锁关节、锁骨、胸锁关节连接，此外肩胛骨通过肌肉与躯干形成软组织连接。肩胛骨的稳定主要由肌肉连接来完成，上臂上举过程中，1/3的活动发生于肩胛胸壁间，肩胛胸壁之间虽不具备典型的关节结构，但却提供相当于关节功能的活动，肩关节的活动是盂肱关节和肩胛胸壁之间协调一致的活动，肩胛骨旋转到外展位，以便于上臂前屈、内收、上举、外展活动，肩胛骨的活动限定于胸壁的床内。肩胛骨骨折后，肌肉、软组织瘢痕粘连、骨折畸形愈合，可影响肩胛骨的协调运动，从而可使肩关节的活动范围受限。

损伤机制：肩胛骨虽然扁薄，但是周缘部位骨质明显增厚，因此加强了肩胛骨的强度，而且肩胛骨被丰厚的肌肉包绕，形成完整的肌肉保护垫，外力首先作用于软组织，不易造成骨折。此外肩胛骨在胸壁上有一定的活动度，作用于肩胛骨的外力可以得到一定的缓冲，因此肩胛骨骨折发生率较低。

肩胛骨骨折多为严重暴力引起，高能量、直接外力是造成肩胛骨骨折的主要原因，汽车事故占50%，摩托车事故占11%～25%，因此常并发有多发损伤。

肩盂骨折多因外力直接作用于肱骨近端外侧，肱骨头撞击盂窝所致。直接外力撞击也可造成肩胛骨骨突部位的骨折，如肩胛冈、肩峰或喙突骨折。

部分肩胛骨骨折可由间接外力引起，当上肢伸展位摔倒时，外力通过上肢的轴向传导可造成肩盂或肩胛颈骨折。

此外当肩关节脱位时，可造成盂缘的撕脱骨折，拮抗肌不协调的肌肉收缩，如电休克时也可造成骨突起部位的撕脱骨折。

二、诊断思路

1. 病史要点　有明确的外伤史。肩胛骨骨折后局部疼痛，上臂处于内收位，肩关节活动时疼痛加重。

2. 查体要点　体部骨折时，由于血肿的刺激可引起肩袖肌肉的痉挛，使肩关节主动外展活动明显受限，临床上表现为假性肩袖损伤的体征，应与神经损伤和真正的肩袖损伤相鉴别。当喙突骨折或肩胛体部骨折深吸气时，由于胸小肌和前锯肌带动骨折部位活动可使疼痛加剧。移位的肩胛颈或肩峰骨折时，肩外形变扁，骨折严重时，可见肩部软组织肿胀及瘀斑，并有触压痛，有时可触到骨折部位的异常活动及骨擦音。

诊断骨折的同时，应注意检查肋骨、脊柱以及胸部脏器的损伤。

3. 辅助检查 由于肩胛骨骨折多由高能量直接外力引起，因此并发损伤发生率可达35%～98%。多发损伤患者或怀疑有肩胛骨骨折时，应常规拍摄胸部平片。由于肩胛骨平面与胸廓冠状面有一定角度并且相互重叠，因此一般胸部正位片肩胛骨显示不清。根据需要尚需摄肩胛正位、肩胛侧位、腋位和穿胸位X线片，肩胛正位片可清楚显示盂窝的骨折，腋位片可显示盂前后缘的骨折，并可确定肱骨头是否有半脱位，向头倾斜45°前后位片可较清楚显示喙突骨折。

必要时可在麻醉后，在透视的条件下进行动态的检查，确定肩关节及骨折的稳定性。对肩胛盂骨折常需施行CT检查，关节镜检查也可为确定关节面骨折移位情况以及决定治疗提供帮助。

4. 骨折分类 肩胛骨骨折的分类有多种不同方法。

（1）一般根据解剖部位分类，即可分为肩胛骨体部骨折、肩胛冈、肩盂、喙突、肩峰骨折等，体部骨折最为多见，占肩胛骨骨折的49%～89%，其次为肩胛颈骨折。

（2）根据骨折与肩盂相关的位置以及肩关节整体的稳定性，将肩胛骨骨折可分为稳定的关节外骨折、不稳定的关节外骨折和关节内骨折三种。

稳定的关节外骨折包括肩胛体骨折和肩胛骨骨突部位的骨折，肩胛颈骨折，即使有一定的移位，常相当稳定，也属关节外稳定骨折。

不稳定的关节外骨折为肩胛颈骨折并发喙突、肩峰或锁骨骨折，此种类型骨折使整个肩关节很不稳定。

关节内骨折为肩盂的横行骨折或大块盂缘骨折，常并发肱骨头脱位或半脱位。

（3）Zdravkovic 和 Damhoh 将肩胛骨骨折分为三种类型：Ⅰ型为体部骨折；Ⅱ型为骨突部位的骨折，如喙突、肩峰骨折；Ⅲ型为肩胛骨外上部位的骨折，即肩胛颈、肩盂的骨折。Ⅲ型骨折是肩胛骨骨折中最需要特殊治疗和最难以治疗的部位，移位的或粉碎的Ⅲ型骨折只占全部肩胛骨骨折的6%左右，肩盂骨折中只有10%有明显的骨折移位。

（4）肩盂骨折约占肩胛骨骨折的10%，Ideberg 根据300例肩盂骨折的病例分析，将肩盂骨折进行分型，并限定肩盂骨折是由肱骨头直接撞击所致，盂缘骨折块一般较大，而肩脱位时并发的盂缘小片撕脱骨折不属于此分类。根据盂的骨折部位和损伤程度，Ideberg 将肩盂骨折分为如下几种类型。

Ⅰ型骨折是盂缘骨折，盂前缘骨折为Ⅰa型，盂后缘骨折为Ⅰb型。

Ⅱ型骨折是外力通过肱骨头，斜向内下方撞击盂窝，造成自盂窝至肩胛体的外缘骨折，形成盂窝下半骨折块移位。

Ⅲ型骨折是外力通过肱骨头斜向内上方撞击盂窝，造成盂窝外上部分骨折。骨折块可包括盂内上部关节面和喙突，骨块向内上方移位，常并发肩峰、锁骨骨折或肩锁关节脱位。

Ⅳ型骨折是肱骨头撞击盂窝的中央，骨折线横行通过盂窝，并通过肩胛体部至肩胛骨内缘，肩胛骨连同盂窝横向分裂为二，上方骨块较小，下方骨块较大。

Ⅴ型骨折是Ⅱ、Ⅲ、Ⅳ型骨折的组合损伤，其主要损伤是从盂窝至肩胛骨内缘的横行骨折，是由更加复杂、强大的外力引起，可分为3种类型。

Ⅴa型是Ⅱ型和Ⅳ型损伤的组合，即有肩胛骨横行骨折再加一盂窝至肩胛体外下缘的骨折线，形成一附加盂下方的分离骨块。

Ⅴb型是Ⅲ型和Ⅳ型损伤的组合，即再附加一盂上方分离的骨折块。

Ⅴc型是Ⅱ、Ⅲ、Ⅳ型损伤的组合，即盂上、下方各增加一附加的骨块。

Ⅵ型骨折是盂窝严重的粉碎骨折。

（5）喙突骨折占全部肩胛骨骨折的2%～5%，Eyres 根据损伤机制及骨折部位及范围将喙突骨折分为5种类型。

Ⅰ型为喙突顶端或骺的骨折。

Ⅱ型为喙突中部骨折。

Ⅲ型为喙突基底骨折。

Ⅳ型为波及肩胛体上部的骨折。

Ⅴ型为延及肩盂的骨折。

5. 诊断标准　如下所述。

（1）患者多有明显外伤史，局部疼痛，上臂处于内收位，肩关节活动时疼痛加重。

（2）查体：局部疼痛，肩部软组织肿胀瘀血，并有触压痛，有时可触到骨折部位的异常活动及骨擦音，肩关节活动受限。

（3）X线显示骨折。

（4）对关节盂骨折可进行CT检查，进一步了解骨折情况。

6. 诊断流程　如图5-5所示。

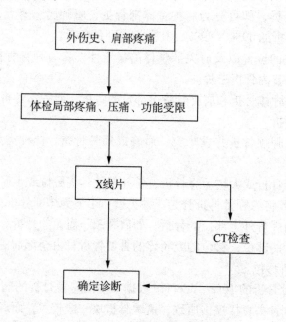

图5-5　肩胛骨骨折诊断流程

三、治疗措施

肩胛骨骨折中绝大多数病例采用非手术方法治疗，由于血液循环丰富，骨折愈合较快，只有少数病例需进行手术治疗。

1. 体部及肩胛冈骨折　一般经过保守治疗即可取得满意的结果，以三角巾悬吊上肢或将上肢固定于胸壁，伤后48h内骨折部位可以冷敷，以减轻水肿及出血，也可减轻疼痛。伤后1周，即可令肩关节做钟摆样运动，进行功能操练，防止肩关节粘连。有学者报道，肩胛体骨折移位超过1cm，手术治疗者功能恢复较满意。

2. 肩胛颈骨折　对无移位或轻度移位的肩胛颈骨折，采用保守治疗，三角巾保护患肢2~3周，伤后1周内开始肩关节功能锻炼。

对有明显移位的肩胛颈骨折可采用尺骨鹰嘴牵引3~4周，再改用三角巾保护治疗，也可进行手法整复，再以肩人字石膏固定6~8周。

肩胛颈骨折并发同侧锁骨骨折时，由于失去锁骨的支撑稳定作用，使得颈部骨折移位明显而且很不稳定，称为浮动肩，应施行锁骨切开复位，并用钢板固定。锁骨骨折复位固定后，肩胛颈骨折也即得到大致的复位而不必手术治疗，并可获得相对的稳定。

3. 肩峰骨折　无移位的肩峰骨折，保守治疗即可，以三角巾悬吊上肢，症状消失后早期功能锻炼。对移位的肩峰骨折、骨折不愈合的肩峰骨折，应切开复位内固定，以张力带钢丝或钢板螺钉内固定，肩峰基底部骨折不愈合的可能性较大，早期切开复位内固定是良好的选择。

4. 喙突骨折 Eyres Ⅰ～Ⅲ型喙突骨折一般可施行非手术治疗，用三角巾保护 3 周。Ⅳ型及Ⅴ型的移位骨折多需手术复位以松质骨螺钉固定，喙突骨折并发臂丛神经受压迫或通过肩胛切迹部位的骨折并发肩胛上神经损伤，经肌电图检查证实有冈上肌和冈下肌麻痹时，应施行手术探查。

5. 肩胛盂骨折 对大多数无移位和轻度移位的肩盂骨折可用三角巾或吊带保护，一般制动 6 周，早期开始肩关节功能锻炼。

盂缘的小片撕脱骨折，一般是肱骨头脱位时由关节囊、唇撕脱所致，前脱位时发生在盂前缘，后脱位时见于盂后缘。肱骨头复位后，采用三角巾或吊带保护 3～4 周。

根据 Ideberg 分类来决定手术方案。

Ⅰ型骨折：如骨折移位大于 1cm，骨折块占关节面 1/4 以上，即有可能造成不稳定，需手术治疗。

Ⅱ型骨折：肱骨头移位，盂肱关节不对称，关节面台阶超过 0.5cm，即有手术指征。

Ⅲ型骨折：关节面台阶超过 0.5cm，同时关节上方悬吊复合体损伤，就应考虑手术。

Ⅳ型骨折：关节面台阶超过 0.5cm，上下方骨折块有分离，即有手术指征。

Ⅴ型骨折的手术指征是：关节面台阶超过 0.5cm，关节面分离，肱骨头移位，盂肱关节不对称，肩关节上方悬吊复合体损伤伴关节盂移位。

Ⅵ型骨折：由于盂窝严重粉碎，不论骨块移位与否或有无肱骨头半脱位的表现，都宜进行切开复位。如果肩上方悬吊复合体有严重损伤，可手术复位、固定，改善盂窝关节面的解剖关系。

6. 治疗流程 如图 5 - 6 所示。

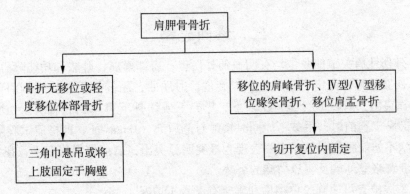

图 5 - 6 肩胛骨骨折治疗流程

四、预后评价

肩胛骨骨折极少需要做切开复位和内固定，大多数病例的处理为吊带悬挂上肢和早期主动活动，大多预后良好。少数骨折涉及关节内，移位较多或骨折不稳定时可能需要手术治疗，这部分患者如果处理不当可能引起肩关节疼痛和肩部功能障碍。肩胛骨骨折很少能获得令人满意的复位和内固定，幸运的是，即使有明显移位，结果常令人满意。

五、最新进展

由于肩胛骨骨折的复杂性及治疗方法的多样性，骨折的预后判定和疗效评价缺乏可比性和可信度。近来肩胛骨骨折的手术治疗有增多趋势，其最终疗效的评估仍需进一步研究。

（周　彬）

第三节　肩关节脱位

一、概述

在关节脱位中，肩关节脱位最常见，约占全身关节脱位的 50%。这与肩关节的解剖和生理特点有关，如肱骨头大，关节盂浅而小，关节囊松弛，其前下方组织薄弱，关节活动范围大，遭受外力的机会多等，肩关节脱位多发生在青壮年，男性较多。

肩关节脱位按肱骨头的位置分为前脱位和后脱位。肩关节前脱位者多见，常因间接暴力所致，如跌倒时上肢外展外旋，手掌或肘部着地，外力沿肱骨纵轴向上冲击，肱骨头自肩胛下肌和大圆肌之间薄弱部撕脱关节囊，向前下脱出，形成前脱位。肱骨头被推至肩胛骨喙突下，形成喙突下脱位，如暴力较大，肱骨头再向前移至锁骨下，形成锁骨下脱位。后脱位很少见，多由于肩关节受到由前向后的暴力作用或在肩关节内旋位跌倒时手部着地引起（图 5 - 7）。肩关节脱位如在初期治疗不当，可发生习惯性脱位。

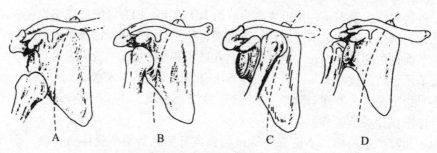

图 5 - 7 肩关节脱位的分类
A. 盂下脱位；B. 喙突下脱位；C. 锁骨下脱位；D. 后脱位

二、诊断思路

1. **病史要点** 外伤性肩关节前脱位均有明显的外伤史，肩部疼痛、肿胀和功能障碍。

2. **查体要点** 伤肢呈弹性固定于轻度外展内旋位，肘屈曲，用健侧手托住患侧前臂。外观呈"方肩"畸形，肩峰明显突出，肩峰下空虚，在腋下、喙突下或锁骨下可摸到肱骨头。伤肢轻度外展，不能贴紧胸壁，如肘部贴于胸前时，手掌不能同时接触对侧肩部（Dugas 征，即搭肩试验阳性）。

后脱位临床症状不如前脱位明显，主要表现为喙突明显突出，肩前部塌陷扁平，在肩胛下部可以摸到突出的肱骨头，上臂略呈外展及明显内旋的姿势。

3. **辅助检查** X 线检查可明确脱位类型和确定有无骨折情况。

4. **诊断标准** 如下所述。

（1）患者多有明显外伤史，肩部疼痛、肿胀和功能障碍。

（2）查体：伤肢呈弹性固定于轻度外展内旋位，外观呈"方肩"畸形（图 5 - 8），Dugas 征阳性。

（3）X 线：明确脱位类型。

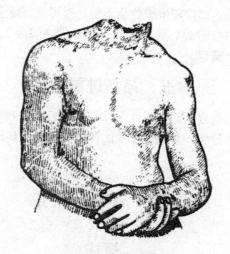

图 5 - 8 方肩畸形

5. 诊断流程 如图 5-9 所示。

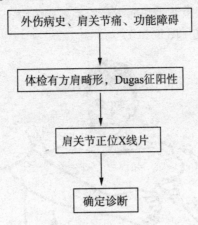

图 5-9 肩关节脱位诊断流程

三、治疗措施

1. 保守治疗 脱位后应尽快复位，选择适当的麻醉方法（臂丛麻醉或全身麻醉），使肌肉松弛并使复位在无痛下进行，注意防止在复位过程中造成医源性骨折，习惯性脱位可不用麻醉。复位手法要轻柔，禁用粗暴手法以免发生骨折或神经损伤等附加损伤。常用复位手法有如下几种。

（1）手拉足蹬法（Hippocrate 法）：患者仰卧，术者位于患侧，双手握住患肢腕部，足跟置于患侧腋窝，两手用稳定持续的力量牵引，牵引中足跟向外推挤肱骨头，同时旋转，内收上臂即可复位（图 5-10），复位时可听到响声。

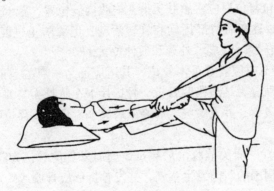

图 5-10 手拉足蹬法

（2）科氏法（Kocher 法）：此法在肌肉松弛下进行容易成功，切勿用力过猛，防止肱骨颈受到过大的扭转力而发生骨折。手法步骤：一手握腕部，屈肘到 90°，使肱二头肌松弛，另一手握肘部，持续牵引，轻度外展，逐渐将上臂外旋，然后内收使肘部沿胸壁近中线，再内旋上臂，此时即可复位，并可听到响声（图 5-11）。

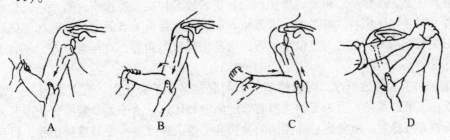

A   B   C   D

图 5-11 科氏复位法

（3）牵引推拿法：伤员仰卧，第一助手用布单套住胸廓向健侧牵拉，第二助手用布单通过腋下套住患肢向外上方牵拉，第三助手握住患肢手腕向下牵引并外旋内收，三方面同时徐徐持续牵引，术者用手在腋下将肱骨头向外推送还纳复位（图5-12）。

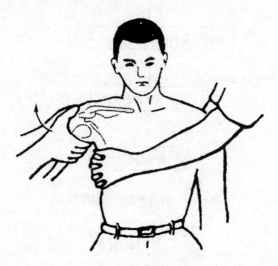

图5-12 牵引推拿法

后脱位可用足蹬法或牵引推拿法复位。

复位后肩部即恢复圆钝丰满的正常外形，腋窝、喙突下或锁骨下摸不到脱位的肱骨头，搭肩试验变为阴性，X线检查肱骨头在正常位置上。如并发肱骨大结节撕脱骨折，因骨折片与肱骨干间多有骨膜相连，在多数情况下，肩关节脱位复位后撕脱的大结节骨片也随之复位。

复位后处理：肩关节前脱位复位后应将患肢保持在内收内旋位置，腋部放棉垫，再用三角巾、绷带或石膏固定于胸前，3周后开始逐渐做肩部摆动和旋转活动，但要防止过度外展、外旋，以防再脱位。后脱位复位后则固定于相反的位置（外展、外旋和后伸位）。

2. 手术复位　有少数肩关节脱位需要手术复位，其适应证为：肩关节前脱位并发肱二头肌长头肌腱向后滑脱阻碍手法复位者；肱骨大结节撕脱骨折，骨折片卡在肱骨头与关节盂之间影响复位者；并发肱骨外科颈骨折，手法不能整复者；并发喙突、肩峰或肩关节盂骨折，移位明显者；并发腋部大血管损伤者。

3. 陈旧性肩关节脱位的治疗　肩关节脱位后超过3周尚未复位者，为陈旧性脱位。关节腔内充满瘢痕组织，与周围组织粘连，周围的肌肉发生挛缩，并发骨折形成骨痂或畸形愈合，这些病理改变都阻碍肱骨头复位。

陈旧性肩关节脱位的处理：脱位在3个月以内，年轻体壮，脱位的关节仍有一定的活动范围，X线片无骨质疏松和关节内、外骨化者可施行手法复位。复位前，可先进行患侧尺骨鹰嘴牵引1~2周；如脱位时间短，关节活动障碍轻易可不做牵引。复位在全身麻醉下进行，先进行肩部按摩并做轻轻的摇摆活动，以解除粘连，缓解肌肉痉挛，便于复位，复位操作采用牵引推拿法或足蹬法，复位后处理与新鲜脱位者相同。必须注意，操作切忌粗暴，以免发生骨折和腋部神经血管损伤。若手法复位失败，或脱位已超过3个月者，对青壮年伤员，可考虑手术复位。如发现肱骨头关节面已严重破坏，则应考虑做肩关节融合术或人工关节置换术。肩关节复位手术后，活动功能常不满意，对年老患者，不宜手术治疗，鼓励患者加强肩部活动。

4. 习惯性肩关节前脱位的治疗　习惯性肩关节前脱位多见于青壮年，究其原因，一般认为首次外伤脱位后造成损伤，虽经复位，但未得到适当有效的固定和休息，由于关节囊撕裂或撕脱、软骨盂唇及盂缘损伤没有得到良好修复，肱骨头后外侧凹陷骨折变平等病理改变，关节变得松弛，以后在轻微外力或做某些动作如上肢外展外旋和后伸动作时可反复发生脱位。肩关节习惯性脱位诊断比较容易，X线检查时，除摄肩部前后位平片外，应摄上臂60°~70°内旋位的前后X线片，如肱骨头后侧缺损可以明确显示。

对习惯性肩关节脱位，如脱位频繁宜用手术治疗，目的在于增强关节囊前壁，防止过分外旋外展活动，稳定关节，避免再脱位。手术方法较多，较常用的有肩胛下肌关节囊重叠缝合术和肩胛下肌止点外移术。

5. 治疗流程 如图 5 - 13 所示。

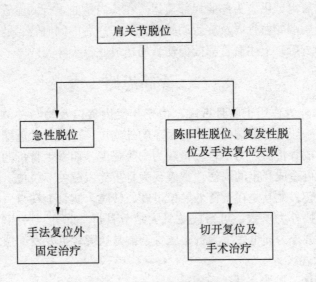

图 5 - 13 肩关节脱位治疗流程

四、预后评价

无并发症的肩关节脱位很少需要手术复位，大多预后良好。复位后应当外固定，以减少复发率。但 Rowe 等报道，年龄小于 20 岁组复发率高达 94%，20~30 岁组亦达 79%，随年龄增大复发率呈下降趋势。

五、最新进展

由于肩关节脱位在年轻患者的高复发率，有学者提出对这类患者进行一期关节镜下手术治疗。Arciero 对急性肩关节脱位分为手术组和非手术组进行前瞻性研究，80% 的非手术者发展为复发性不稳定，而手术组只有一例复发（1/15）。目前对于初次肩关节脱位是否需要手术治疗存在争议，我们认为对于首次脱位仍以非手术治疗为主，但部分患者，尤其是年轻患者、并发 Bankart 损伤者可改用关节镜治疗。

（舒尺祥）

第四节 肱骨近端骨折

一、概述

肱骨近端骨折的类型和患者人群各不相同，治疗目标是重建无痛、满意的肩关节功能，这主要通过重建骨的解剖结构和保护软组织完整来达到，治疗因患者和骨折的众多变异因素不同而差异很大。

肱骨近端由 4 个解剖部分组成：大结节、小结节、肱骨干和肱骨头。解剖颈是以前髋板的部位，外科颈则位于结节和解剖颈的远端，该区域皮质薄，使其结构薄弱易于骨折。颈干角平均 145°，肱骨头相对于纵轴线后倾 25°~30°，肩胛带肌和肩袖止点使肱骨近端处于平衡状态，每一个部分的骨折都会破坏这种平衡，对骨折块造成变形力，胸大肌通过其在肱骨干的止点对肱骨干施加向前和向内的变形力，冈上肌、冈下肌和小圆肌附着于大结节，对肱骨头施加外旋力，肩袖的完整性比骨质量更重要，尤其是对老年人。骨折时，肱骨头关节部分的位置由保留下来的骨－韧带止点来决定，这些变形力及其带来的骨折块移位使得闭合方法很难达到满意的复位。

肱骨头的供血动脉主要来自旋肱前动脉的分支，旋肱前动脉来自腋动脉，旋肱前动脉沿肩胛下肌下缘水平走行向外，于喙肱肌深层通过，到达二头肌腱沟处，并发出一升支，在大结节的水平进入到骨内，在骨内弯曲走行通向后内，供应头部的大部血运。在头内弯曲走行的血管称为弓形动脉，此外，通过大、小结节肌腱附着于骺端的血管以及旋后动脉的分支——后内侧血管，肱骨头也能得到部分血液供应。在肱骨近端四部分骨折后，上述血管都被损伤，易造成肱骨头坏死。

二、诊断思路

1. 病史要点　同样的外力作用于肱骨近端，由于年龄因素以及骨与关节囊韧带结构的强度不同，可发生不同类型的损伤。一般肱骨近端骨折均有明显的外伤史，造成肱骨近端骨折最常见的外伤机制是上肢伸展位摔伤所致。造成骨折的外力多较轻微或为中等强度，而发生骨折的内在因素是骨质疏松。年轻患者遭受严重的外力，可造成严重的损伤，常表现为骨折伴盂肱关节脱位。造成肱骨近端骨折的另一种外伤机制是上臂过度旋转，尤其是在上臂外展位过度旋转时，肱骨上端与肩峰相顶触发生。第三种外伤原因是肩部侧方遭受直接外力所致，可造成肱骨大结节骨折。此外，肿瘤转移性病变，可使骨质破坏，骨强度减弱，遭受轻微外力即可发生骨折，肱骨近端是病理骨折好发部位之一。

2. 查体要点　如下所述。

（1）伤后患侧肩部疼痛、肿胀、活动受限。

（2）外伤24h后肩胛带区、患侧上肢以及胸廓广泛的瘀斑。

（3）由于肩部肿胀，局部畸形可不明显。

（4）主动、被动活动时可引起疼痛加重，可听到骨擦音。

3. 辅助检查　包括以下几点。

（1）常规检查：最先摄与肩胛骨纵轴垂直和平行的肩胛正侧位像，还需摄腋位像来判断脱位、结节移位程度和关节盂损伤的情况，该 X 线片需很少的外展，否则会引起患者的不适，改良 Velpeau 腋位像是退而求其次的方法。

（2）特殊检查：肱骨头的劈裂和压缩损伤最好通过 CT 来加以鉴别，该技术可以进一步了解骨折程度、骨折块移位情况以及肱骨头和关节盂损伤的范围。

4. 分类　Neer 在 1970 年建立了四部分分型系统，尽管其可重复性有争论，但 Neer 分型仍是评估和治疗常用的标准，Neer 将肱骨近端分为四部分：肱骨头或解剖颈、大结节、小结节、肱骨干或外髁颈，分型时考虑到骨折的部位和骨折块的数目，分类的依据是骨折移位的程度，即移位大于 1cm 或成角畸形大于 45°为明显移位（图 5－14）。

5. 诊断标准　包括以下几点。

（1）典型的外伤史。

（2）伤后患肩疼痛、肿胀、活动受限。

（3）肩胛正侧位像，腋窝位像，改良 Velpeau 腋窝像提示。

（4）肱骨头的劈裂和压缩损伤最好通过 CT 来加以鉴别。

6. 鉴别诊断　本病需要和下列疾病相鉴别。

（1）肩关节脱位：有外伤史，局部疼痛，方肩畸形，患肢活动障碍，需拍摄 X 线片明确诊断。

（2）肱骨病理性骨折：只需要很小的暴力即引起骨折，患者可有肿瘤病史，拍摄 X 线片可显示局部骨质异常，对疑有病理性骨折时，需进行 CT 扫描、ECT（全身同位素骨扫描）或 MRI 检查。

移位骨折

	两部分	三部分	四部分	关节面
解剖颈				
外髁颈				
大结节				
小结节				
骨折-脱位 前				
后				
头劈裂				

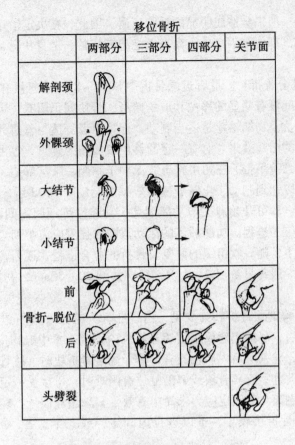

图 5 - 14　肱骨近端骨折 Neer 分型

7. 诊断流程　如图 5 - 15 所示。

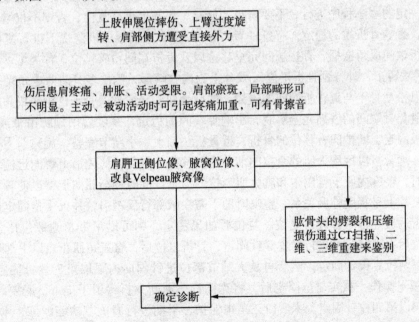

上肢伸展位摔伤、上臂过度旋转、肩部侧方遭受直接外力

伤后患肩疼痛、肿胀、活动受限。肩部瘀斑，局部畸形可不明显。主动、被动活动时可引起疼痛加重，可有骨擦音

肩胛正侧位像、腋窝位像、改良Velpeau腋窝像

肱骨头的劈裂和压缩损伤通过CT扫描、二维、三维重建来鉴别

确定诊断

图 5 - 15　肱骨近端骨折诊断流程

三、治疗措施

肱骨近端骨折的治疗原则是争取理想的复位，尽可能地保留肱骨头的血液循环供应，保持骨折端的稳定，并能早期开始功能锻炼。但也要认识到肩关节是全身活动范围最大的关节，因此一定程度的畸

形，由于活动范围的代偿，一般不会造成明显的功能障碍。因此，在决定治疗方案时，除根据骨折的移位，成角的大小及骨折的解剖部位等因素外，尚需考虑患者年龄、全身状况、并发损伤、医疗技术条件等因素综合分析判断。

1. 轻度移位骨折（一部分骨折）　肱骨近端骨折中80%～85%为轻度移位骨折，一般均可采用非手术方法治疗。由于骨折块间没有明显的移位和成角畸形，骨块间仍留有一定的软组织联系，因此，骨折比较稳定，一般无须再复位。初期治疗是适当制动，保持患者舒适与骨折的稳定，早期开始肩关节功能锻炼，一般皆可取得满意的治疗效果。对有一定的移位或成角的骨折，也可给予适当的整复后采用相应的方法制动。一般可使用颈腕吊带、三角巾将患肢保护于胸侧，腋窝部垫一棉垫，也可采用绷带、棉垫将患肢包扎固定于胸侧，以达到制动、止痛舒适的效果。制动7～10d后，当肿胀开始消退、疼痛减轻，骨折端相对更为稳定后，即可开始肩关节功能锻炼。功能锻炼期间需间断拍摄X线片，复查骨折有无移位，以便指导功能锻炼的进程。功能锻炼的活动范围和强度应由小到大、循序渐进。初期主要为被动活动，增加活动范围为主，随着软组织的修复及骨折的愈合进程，逐渐转变为主动的增进肌肉力量的锻炼和抗阻力功能锻炼，一般每日练习3～4次，每次持续20～30min，初期功能锻炼时可配合应用止痛药物。

2. 两部分解剖颈骨折　解剖颈骨折较为少见，由于肱骨头的血液循环受到破坏，因此，肱骨头易发生缺血坏死。对于年轻患者，早期仍建议采用切开复位内固定。术中操作应力求减少软组织的剥离，减少进一步损伤肱骨头血运，尤其头后内侧仍连有部分干骺端骨折块时，肱骨头有可能经由后内侧动脉得到部分供血而免于坏死。此外，有碎骨块或解剖复位有困难时，可接受一定的骨折移位，不必强求解剖复位而增加更多的软组织剥离。内固定应力求简单有效，多采用克氏针、螺钉或钢丝张力带固定，以减少手术创伤。如果肱骨头骨折块较小，难以进行内固定，或老年患者，可进行一期人工肱骨头置换术。

3. 两部分外科颈骨折　移位的外科颈骨折原则上应首选闭合复位治疗，闭合复位应在满意的麻醉下进行，全身麻醉效果较好，以保证肌肉松弛，易于手法操作及复位。复位操作应轻柔，根据创伤解剖及移位的方向按一定的手法程序进行，不要盲目、反复、粗暴地进行复位，否则不仅增加损伤，而且使骨折端变得圆滑，影响骨折端的稳定，有条件者可在C形臂X线透视机监视下进行复位，移位的外科颈骨折可分为骨折端间成角嵌插、骨折端间完全移位以及骨折端间粉碎移位3种类型，嵌插成角畸形大于45°者，应予手法矫正。外科颈骨折正位X线片上为内收畸形，侧位多有向前成角畸形，整复时需先进行轻柔牵引，以松动骨干与近骨折端间的嵌插，然后前屈和轻度外展骨干，矫正成角畸形。整复时牵引力不要过大，避免骨端间的嵌插完全解脱，影响骨端间的稳定。复位后用颈腕吊带或绷带包扎固定，也可采用石膏夹板固定。断端间有移位的骨折，近骨折块因大、小结节完整，旋转肌力平衡，因此肱骨头没有旋转移位；远骨折段因胸大肌的牵拉向前、内侧移位，整复时应先沿上臂向远侧牵引，当骨折断端达到同一水平时，轻度内收上臂以中和胸大肌牵拉的力量，同时逐渐屈曲上臂以使骨端复位，最好能使骨端复位后正位片上呈轻度外展关系，整复时助手需在腋部行反牵引，并以手指固定近端骨折块，同时，帮助推挤骨折远端配合术者进行复位。复位后如果稳定，则可以吊带及绷带包扎固定或以石膏固定，如果骨折复位后不稳定，可进行经皮穿针固定，骨折复位后，自三角肌止点以上部位进针斜向内上至肱骨头，一般以两枚克氏针固定，然后再从大结节部位进针斜向内下以第三枚针固定。最好在C形臂X线透视机监视下操作，核实复位固定后，将克氏针尾剪断并折弯留于皮下，必要时可在前方经远端骨折块向头方向以第四枚针固定。术后以三角巾保护，早期进行肩关节功能锻炼，术后4～6周，可拔除固定针。有时骨端间由于软组织嵌入，影响骨折的复位，肱二头肌长头肌腱夹于骨块之间是常见的原因，此时只能采用切开复位内固定治疗，手术操作应减少软组织的剥离，可以松质骨螺钉、克氏针、钢丝缝合固定或以钢板螺钉固定。粉碎型的外科颈骨折，如果移位不明显，复位改善移位后以吊带、绷带或以石膏夹板固定，有时也可采用肩人字石膏固定或应用尺骨鹰嘴骨牵引维持复位，上臂置于屈曲、轻度外展位，待骨折处相对稳定或有少量骨痂时，可去除牵引，三角巾保护，并开始肩关节功能锻炼。如粉碎骨折移位明显，不能进行闭合复位或很不稳定时，则需进行切开复位内固定，一般可用钢板螺钉内固定，如内固定后骨折断端仍不稳定时，则需加用外固定保护。

4. 两部分大结节骨折　移位大于1cm的大结节骨折，骨折块向后上方移位，肩外展时大结节与肩峰撞击，影响盂肱关节功能，应采用手术治疗，缝合固定。盂肱关节前脱位并发大结节骨折发生率较高，一般应先进行闭合复位肱骨头，脱位复位后大结节骨块多也自动复位，可采用非手术方法治疗，如骨块不能复位时，则需进行手术复位固定。

5. 两部分小结节骨折　单独小结节骨折极为少见，常并发于肩关节后脱位，骨块较小，不影响肩关节内旋时，可进行保守治疗，骨块较大且影响内旋活动时，则应进行切开复位、缝合固定。

6. 三部分骨折　三部分骨折原则上应手术治疗，手法复位难以成功。由于肱骨头的血液循环受到部分损伤，因此肱骨头有缺血坏死可能，报告3%～25%不等。手术的关键是将移位的结节骨块与肱骨头及干骺端骨块复位固定，无须力求解剖复位而剥离更多的软组织，以免增加损伤肱骨头的血液循环。内固定以克氏针、钢丝、不吸收缝线固定为主，不宜采用钢板、螺钉固定。有报告经钢板固定治疗者，肱骨头坏死率可达34%。年老、严重骨质疏松者，难以进行内固定维持复位时，可进行人工肱骨头置换术。

7. 四部分骨折　四部分骨折常发生于老年人、骨质疏松者。肱骨头缺血坏死发生率比三部分骨折更高，有的报告可达13%～34%，一般应施行人工肱骨头置换术，只在年轻患者，如果肱骨头骨折块没有脱位，并保留有一定的软组织附着条件下，可试行切开复位，以克氏针、钢丝等较小创伤的内固定物固定。

8. 骨折脱位　包括以下几种。

（1）两部分骨折脱位：盂肱关节脱位并发结节移位骨折时，应先复位肱骨头，关节脱位复位后，结节骨块也多可复位，复位后以吊带或绷带固定患肩。肩关节脱位复位后，如果结节骨块仍有明显移位时，需手术复位固定结节骨折块。肱骨头脱位并发解剖颈骨折移位时，多需施行人工肱骨头置换术。肱骨头脱位并发外科颈移位骨折时，可先施行闭合复位肱骨头，然后再复位外科颈骨折，如闭合复位不成功，则需施行切开复位内固定。

（2）三部分骨折脱位：一般均需切开复位肱骨头及移位的骨折，选择克氏针、螺钉、钢丝缝合固定，术中注意减少组织剥离。

（3）四部分骨折脱位：由于肱骨头失去血液供应，因此应施行人工肱骨头置换术。

9. 肱骨头嵌压和劈裂骨折　肱骨头嵌压骨折一般是关节脱位的并发损伤，头压缩面积小于20%的新鲜损伤，可进行保守治疗。后脱位常发生于较大面积的头压缩骨折，如果压缩面积达20%～45%时，由于肩关节不稳，可发生复发性后脱位，需进行肩胛下肌及小结节移位至骨缺损处，以螺钉固定。压缩面积大于45%时，需进行人工肱骨头置换术。肱骨头劈裂骨折或粉碎骨折多需进行人工肱骨头置换术，年轻患者，如果肱骨头骨折块连有较长的颈骨片时，肱骨头骨折块可能仍保留一定血循环供应，可进行切开复位内固定。

四、预后评价

肱骨近端骨折会造成肌肉、肌腱、骨和神经血管结构受损，一些并发症是骨折治疗中常见的，而另一些是肱骨近端骨折特有的，缺血性坏死发生的可能性决定于骨折类型、位置、移位程度和关节周围软组织的状况，已报道的发生率从三部分骨折的3%～25%到四部分骨折的90%以上。缺血性坏死在X线片上的表现可从一过性囊性变到大部或全部肱骨头塌陷，其对临床结果的影响各不相同。不论选择何种治疗方法，肱骨近端骨折的不愈合都不常见，骨折不愈合继发于骨折分离、软组织嵌入或局部血运损害，或是术后固定不当和过度强行活动。愈合不良、内固定相关疼痛和活动受限的后果前文已有论述。人工肱骨头置换术后最常见的并发症是结节愈合失败及该部分位置不良，这两种情况都可使正常肩关节功能不可或缺的肩袖平衡重建失败，任何手术治疗都可继发术后感染，尽管关节部分的血运不稳定，但肩部其他部分的血运很好，降低了手术伤口感染的风险。非手术或手术治疗后的活动度受限较常见，并会随软组织损伤、愈合不良、内固定放置和粘连形成而增加。异位骨化是活动受损的另一原因，可因残留的骨碎片、反复的暴力手法或延迟的手术治疗而发生。

五、最新进展

随着近年成角稳定性锁定钢板的研究，其临床应用的结果令人鼓舞，尤其是根据肱骨近端解剖设计的 LPPH（locking plate of proximal humerus）的广泛使用，使移位的肱骨近端骨折的治疗效果有很大的改善，其原理是将螺钉与钢板通过锥形螺纹锁定，形成一体，这样锁定钢板与骨形成一个框架结构；同时，由于锁定螺钉间相互成角，增加了抗拔出的阻力，大大增加了其在骨质疏松骨骼中的把持力，提供了足够的稳定性。由 AO 设计的 LPPH 根据肱骨近端的解剖设计，具有良好的塑形性，能在最少干预骨折血供的情况下进行复位固定，其锁钉的设计，提供了更佳的即时稳定性，对于骨折的愈合有重要意义。因此，LPPH 是治疗肱骨近端骨折较好的内固定方式，尤其对于骨质疏松患者，LPPH 应该是首选的内固定材料。

（舒尺祥）

第五节　肱骨干骨折

一、概述

肱骨干骨折占所有骨折的 1% ~ 3%，可发生在任何年龄段，但在各人群中的发生原因不同，骨折可同时并发神经损伤，因此细致的询问病史和体检非常重要。完整的软组织覆盖和丰富的血供为骨折愈合提供了良好的环境，大多数病例保守治疗能够获得成功的愈合和优良的功能结果，但附着在肱骨上的多个肌肉共同作用可引起畸形和患者的不适，所以部分骨折仍需要手术治疗。成功的治疗方法包括接骨板、髓内钉和外固定支架固定。手术入路可选择前路、前外侧、外侧、内侧或后方入路，对于骨折时或闭合复位时发生桡神经瘫痪者应特别引起注意。

二、诊断思路

1. 病史要点　大多数肱骨干骨折由创伤引起，摔倒时前臂伸展或体育活动时的低能量机制引起，螺旋骨折可由摔跤或投掷造成。更为复杂的肱骨干骨折并发更高能量的损伤机制，包括交通事故、高处坠落、工业事故和火器伤。病因很重要，因为高能量损伤和开放性骨折常并发肢体的神经和血管损伤。桡神经损伤可并发于远端骨折和开放性骨折，病理性骨折更多见于老年人群，常由低能量损伤机制造成，多并发代谢性或转移性肿瘤疾病。

2. 查体要点　肱骨干骨折并发有疼痛、肿胀和上肢畸形，除了患者因多发伤无反应外，都容易诊断。骨折相对于肌肉止点的位置决定了畸形和骨折块移位的特点，在胸大肌止点近端的骨折，近端骨折块外展并因肩袖作用而外旋，同时，远端骨折块因胸大肌作用而向内移位；发生在胸大肌止点和三角肌止点之间的骨折特点是近端骨折块的内收和向内移位以及远端骨折块因三角肌作用而向近端和外侧移位；发生在三角肌止点远端的骨折，近端骨折块受牵拉而外展，而远端骨折块发生轴向短缩。必须强调准确、完整体检记录的重要性，应进行细致的软组织和神经系统检查，由于桡神经与肱骨干邻近（尤其在中远端 1/3 处），易于损伤。应检查手的虎口背侧感觉和伸腕、伸指的运动功能；正中神经和尺神经的损伤不太常见。如进行闭合手法复位，必须再次进行神经和血管检查。

3. 辅助检查　影像学检查应包括肱骨干和相邻关节的两个彼此垂直的 X 线片（前后位和侧位），应拍摄肩肘关节的 X 线片以排除并发损伤和延至关节内的骨折，如果体检提示漂浮肘或漂浮肩，应进行前臂或肩部影像学检查加以排除。对有神经功能缺失的患者不宜在最初的 7 ~ 10d 内进行电生理检查。除病理性骨折外，不一定需要 CT、MRI 和骨扫描检查。

4. 分类 见图5-16。

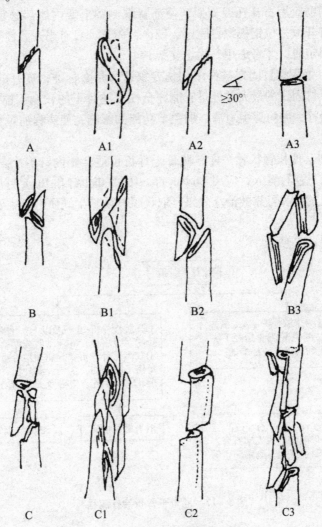

图5-16 肱骨干骨折分型

A. 简单骨折。A1. 简单骨折、螺旋形；A2. 简单骨折、斜形；A3. 简单骨折、横断

B. 楔形骨折。B1. 楔形骨折、螺旋楔形；B2. 楔形骨折、弯曲楔形；B3. 楔形骨折，粉碎楔形

C. 复杂骨折。C1. 复杂骨折、螺旋形；C2. 复杂骨折、多段；C3. 复杂骨折、无规律

5. 诊断标准 包括以下几点。

（1）典型外伤史。

（2）体格检查发现有疼痛、肿胀和上臂畸形。

（3）肱骨干和相邻关节的2个彼此垂直的X线片（前后位和侧位）提示。

（4）对可疑骨折和怀疑病理性骨折者进行CT、MRI和骨扫描检查明确。

三、治疗措施

1. 保守治疗 适用于移位不明显的简单骨折（A_1，A_2，A_3）及有移位的中下1/3骨折经手法整复可以达到功能复位标准的。常用的有悬垂石膏、"U"形或"O"形石膏、小夹板固定、肩人字石膏、外展架加牵引或尺骨鹰嘴牵引等。

2. 手术治疗 适应证：①开放性骨折（Ⅱ型及以上）。②不能接受的对线不良。③浮动肘或浮动肩。④双侧肱骨骨折。⑤病理性骨折。⑥多发伤（脑外伤、烧伤、胸外伤、多发骨折）。⑦骨不连。⑧涉及关节内的骨折。伴有桡神经损伤不是探查或切开复位内固定的指征，但骨折复位时出现桡神经损伤则是探查指征，另外伴有臂丛神经损伤时，固定肱骨可使患肢早期康复，缩短住院时间。伴有下肢损伤时，肱骨干内固定后辅助应用石膏托或支架，使前臂掌侧和上臂内侧部分负重，有利于尽早扶拐行走。可选择的固定方法有开放复位钢板螺钉固定、髓内钉固定，只有当开放性骨折大量骨质缺损或广泛粉碎性骨折无法应用内固定时，才考虑用外固定支架。

（1）钢板螺钉固定：钢板螺钉固定被许多创伤专家认为是金标准，良好的手术技巧可达到解剖复位和坚强内固定。钢板螺钉固定的最大益处是它能完全恢复肱骨干的长度、控制肱骨干的旋转和成角，复位质量高于其他外科治疗，并可避免对肩、肘关节功能的影响，使病程缩短至最小，对肩关节功能恢复尤其有利。

（2）髓内钉固定：和其他长管状骨一样，肱骨干骨折也适合髓内钉治疗。髓内钉可经肱骨大结节顺行置入，也可由肱骨髁上逆行置入，应用 Enders 钉、Hackethal 钉和 Rush 钉后骨折愈合率超过 90%，硬质交锁钉因其强大的稳定性和可靠的治疗效果已取代了软质、半硬质钉，主要用于更为严重的粉碎性骨折。

3. 治疗流程　如图 5 – 17 所示。

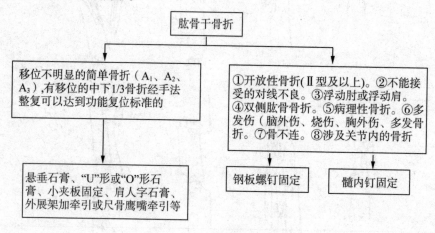

图 5 – 17　肱骨干骨折治疗流程

四、预后评价

肱骨干骨折常见的并发症是愈合不良、不愈合、感染和桡神经瘫痪。肱骨愈合不良的耐受性很好，多达 $20° \sim 25°$ 的成角、$15°$ 的旋转和 $2 \sim 3cm$ 的短缩都不会引起任何功能受限。不愈合的发生率在非手术治疗时为 6%，而在手术治疗时为 25%，不愈合的相关因素包括多段骨折、骨折复位不良、酗酒、肥胖、营养不良、吸烟和不当的接骨板固定。多发伤患者在髓内钉治疗后使用拐杖，可使肱骨头承受轴向负荷，促进骨折愈合。不愈合通常发生在用加压接骨板和自体骨移植或扩髓交锁髓内钉治疗后，对于吸烟、营养不良或有系统性疾病的患者，发生不愈合后的最终愈合则更为困难。接骨板和髓内钉的感染并不常见，但外固定时针道炎症或感染的发生率很高。感染性不愈合需要积极手术清创，切除所有无活力的软组织和骨，同时注射抗生素并行稳定的加压固定。

五、最新进展

随着对骨折局部生物学环境的重视，在微创原则基础上发展起来的生物学固定技术逐渐在肱骨干骨折中得到应用。这一技术特点为通过间接方法实现骨折复位，将钢板通过肌肉下隧道插入桥接固定骨折端，因此，可以避免大面积的软组织切开及骨膜剥离，有效地保护了骨折端血供。Fernandez 等最先使用螺旋形钢板桥接固定 21 例肱骨近端及肱骨干骨折，其通过肱骨近端三角肌下间隙及远端肱肌下间隙插入螺旋形钢板，并将其固定在肱骨近端前方及远端外侧面；该组患者均获得了良好的临床结果，无重要并发症发生。Apivatthakakul 等则首先应用直的内固定物通过前侧入路进行微创经皮钢板内固定（MI-

PO）治疗肱骨骨折，应用动力加压钢板（DCP）和锁定加压钢板（LCP），均如期愈合，肩肘关节功能恢复满意。

新型内固定物 LCP 理论上具有优于传统钢板的优势，从生物力学角度来讲，钢板与螺钉间的锁定所提供的角稳定性使其能够更好地对抗扭转应力，生物力学实验证实这是存在于肱骨上的最主要应力；从生物学角度讲，LCP 作为一个内支架，可以保持骨与钢板间存在一定的间隙，因而保护了骨折愈合的生物学环境，同时不会出现因神经嵌入钢板与骨之间而损伤，这两个原因使得 LCP 更适合于肱骨干骨折的微创治疗。

（舒尺祥）

第六节　肱骨髁上骨折

一、概述

肱骨髁上骨折是指肱骨远端内外髁上方 2~3cm 处的骨折，以小儿最为多见。发生率占肘部骨折首位，6~7 岁为发病高峰年龄，72.4% 的病例发生于 10 岁以下的儿童，占上肢骨折的第 3 位、肘部骨折的 60%，其中 95% 为伸展型。肘内翻是肱骨髁上骨折最常见的并发症之一。治疗的同时着重应预防神经、血管损伤、Volkmann 缺血挛缩。

二、诊断思路

1. 病史要点　多为间接暴力引起，跌倒时，手掌着地，暴力经前臂向上传递，身体向前倾，由上向下产生剪应力，使肱骨干与肱骨髁交界处发生骨折；或者跌倒时，肘关节处于屈曲位，肘后方着地，暴力传导至肱骨下端导致骨折。

2. 查体要点　肘部出现弥漫性肿胀、皮下瘀斑，肘部呈枪托样双曲畸形，局部明显压痛，有骨擦音及异常活动，肘关节前后方可扪到骨折断端，肘后三角关系正常。应注意有无神经血管损伤，腕部有无桡动脉搏动，手的感觉及运动功能。

3. 辅助检查　如下所述。

（1）常规检查：肱骨髁上骨折一般通过临床检查多能做出初步诊断，肘关节的正侧位 X 线片有助于了解骨折类型各移位情况，裂缝骨折有时需照斜位片才能分辨骨折线。

（2）特殊检查：必要时可施行多排螺旋 CT 加二维重建来确诊。当怀疑有肱动脉损伤时，需施行动脉多普勒超声检查。

4. 分类　肱骨髁上骨折根据不同的分类方法可以分为不同的类型。

（1）按受伤机制分类：可分为伸直型和屈曲型（图 5-18）。

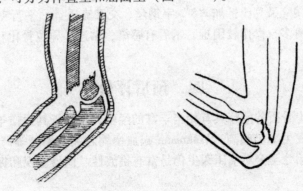

图 5-18　伸直型和屈曲型肱骨髁上骨折

（2）Gartland 分类：1959 年 Gartland 把伸展型骨折分为 3 型（图 5 - 19）。

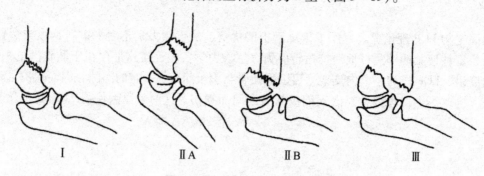

I　　　　ⅡA　　　　ⅡB　　　　Ⅲ

图 5 - 19　Gartland 分类

三、治疗措施

1. 保守治疗　治疗措施如下。

（1）闭合复位外固定：是治疗儿童肱骨髁上骨折最常用的方法，但这种治疗方法所带来的并发症仍很高，肘内翻发生率为 24% ~58%，Volkmann 缺血挛缩的发生率为 3%。手法复位尺偏畸形发生率高的主要原因是骨折断端旋转，骨折端受到前臂重力作用向尺侧倾垂，近端骨膜对远端骨折牵拉，是造成肘内翻的主要原因。闭合复位易加重创伤，复位成功率难以确定，复位后维持对位较为困难，肿胀消退后有再移位的可能。需要再整复者，可能引起关节僵硬和骺板损伤，并且皮肤水疱破损处理困难，功能恢复差，因此，闭合复位夹板或石膏固定只用于无移位的骨折。

（2）骨牵引对治疗：肱骨髁上骨折是一种简单、安全、可靠的方法，并且是纠正尺偏和旋转、防止肘内翻的最佳方法。其主要优点：①操作简单，创伤小；②小儿骨折愈合快，牵引 2 ~3 周即可，对肘关节功能影响不大；③采用悬吊式牵引，使患肢处于高位，利于消肿，对防止缺血性挛缩比其他方法有优越性；④配合床边 X 线机或 C 形臂 X 线透视机，能够及时发现和调整骨折的再移位，保证骨折正常愈合，防止肘内翻的发生。对新鲜肱骨髁上骨折，如肿胀严重或手法复位失败者可选用骨牵引，牵引 1 ~2 周后可改用石膏固定，也可牵引至骨愈合。

2. 手术治疗　治疗方法如下所述。

（1）闭合复位经皮穿针固定：在 C 形臂 X 线机的透视下采用闭合复位经皮穿针内固定治疗儿童肱骨髁上骨折，目前，已成为国内外广泛使用的治疗方法。这种方法治疗儿童肱骨髁上骨折不仅创伤小，避免了开放复位对组织的损伤，可以避免骨折远端向尺侧再移位，防止骨折畸形复位形成肘内翻，特别是对 Gartland Ⅱ、Ⅲ型有部分和完全移位的骨折，应作为首选方法。

（2）切开复位内固定：儿童肱骨髁上骨折闭合复位不满意或有明显神经、血管损伤者，才有切开复位内固定的指征，可应用交叉克氏针加"8"字钢丝、交叉克氏针、平行克氏针 3 种方法固定。切开复位内固定因创伤大，出血多，操作较困难，术后有感染、粘连、异位骨化和关节僵硬等危险，故应严格掌握其适应证。

四、预后评价

国内外对儿童肱骨髁上骨折的治疗具有相当丰富的经验，但由于其损伤年龄及解剖位置特殊，无论非手术或手术治疗肘内翻发生率仍颇高。Volkmann 缺血挛缩与关节僵硬等严重并发症仍时有发生，因此，儿童肱骨髁上骨折的治疗至今对临床医生仍是富有挑战性、值得重视和提高的课题。

（舒尺祥）

第七节 肱骨髁间骨折

一、概述

肱骨髁间骨折是青壮年严重的肘部损伤之一，但50~60岁的伤者也时常可见。由于损伤程度的差异，以及所采用的治疗措施是否合宜，其最终结果往往有很大不同。无移位的髁间骨折不需特殊处理，但必须保持骨折的稳定，经适当的制动及功能锻炼后，肘关节的屈伸活动多可恢复。明显移位的肱骨髁间骨折，多有骨折块的旋转及关节面的严重损伤。对这种类型骨折的治疗，各家意见多不一致，非手术疗法往往不能得到满意的骨折复位。在某些病例中，手术疗法可得到理想的骨折对位，功能恢复良好，但必须具备一定的条件。究竟采用什么方式治疗这种骨折，仍然要取决于伤者的情况及医疗条件。

二、诊断思路

1. 病史要点 如下所述。

（1）伸展型：跌倒时，肘关节处于伸展位，手掌和人体重力向上、下传导并集中在肱骨髁部，暴力作用于尺骨，向上撞击造成骨折，使肱骨内、外髁分裂，向两侧分离，骨折近端向前移位，骨折远端分裂为两块或多块并向后方移位。

（2）屈曲型：肘关节在屈曲位时直接撞击地面，也可能由于尺骨鹰嘴向上撞击所致，内上髁断面呈三角形，当暴力传导至该部时，尺骨鹰嘴犹如楔子撞击内外髁间的滑车沟，致两髁间分离移位，而肱骨下端向后移位。

2. 查体要点 肘关节剧烈疼痛，压痛广泛，肿胀明显，可伴有畸形，肘关节呈半屈曲状，伸展、屈曲和旋转受限，前臂多处于旋前位。检查时可触及骨折活动和骨摩擦感。肘后三角骨性标志紊乱，血管和神经有时受到损伤，检查时务必予以注意。

3. 辅助检查 摄肘部正侧位 X 线片，不但可明确诊断，而且对于骨折类型和移位程度的判断也有重要意义，对并发肘部其他损伤亦可显示。必要时可行多排螺旋 CT 加二维、三维重建明确骨折块的大小、形态、位置及关节面的形态。

4. 分类 肱骨髁间骨折可分为以下类型。

（1）伸直内翻型：肘伸直位受伤，伴有明显的肘内翻应力作用，骨折块向尺侧及后方移位，依损伤程度而将其分为三度（图 5-20）。

Ⅰ度：骨折外力沿尺骨传导到肘部，尺骨鹰嘴半月切迹就像一个楔子嵌入肱骨滑车而将肱骨髁劈裂。内翻应力仅将骨折远段及前臂移向尺侧。髁间的骨折线偏向内侧并向内上方延续，内上髁及其上方的骨质完整。

Ⅱ度：骨折也是伸直内翻应力致伤，但内翻应力较Ⅰ度损伤时大，致使在内上髁上方有一个蝶形三角骨折片，但它并未完全分离，其骨膜仍与肱骨下端内侧骨膜相连，它的存在不利于骨折复位后的稳定。

Ⅲ度：骨折内翻应力较Ⅰ度及Ⅱ度时更大，内侧的三角形骨折片已完全分离。即使将其复位也难以维持其稳定，由于肘内侧结构的缺陷而极易导致骨折段向内倾斜，是导致晚期发生肘内翻的一个因素。

（2）屈曲内翻型：肘关节在屈曲位受伤，同时，伴有肘内翻应力，骨折块向尺侧及肘前方移位，依据损伤程度也将其分为三度（图 5-21）。

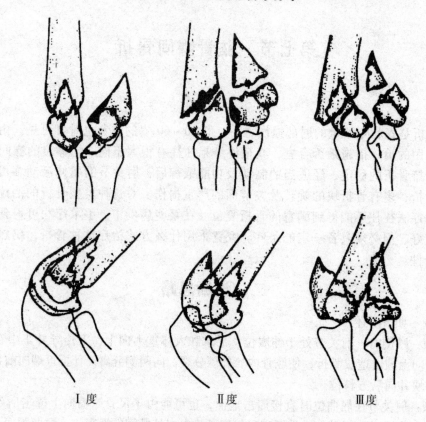

图 5－20　伸直内翻型肱骨髁间骨折分度

Ⅰ度　　　　　　　Ⅱ度　　　　　　　Ⅲ度

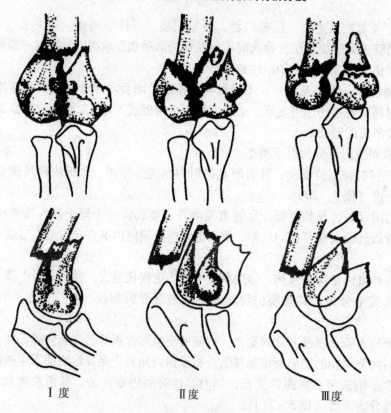

Ⅰ度　　　　　　　Ⅱ度　　　　　　　Ⅲ度

图 5－21　屈曲内翻型肱骨髁间骨折分度

Ⅰ度：骨折有两种不同的表现。一种为肘在屈曲位受伤，尺骨鹰嘴从后向前将肱骨髁劈裂，同时屈曲应力致使在髁上部又发生骨折。其特点为肱骨髁关节面较完整，髁上部骨折线较高且呈横断状，是典型的"T"形骨折表现。另一种为屈曲及内翻应力共同致伤者，骨折形状类似于伸直内翻型的Ⅰ度骨折，但骨折块移向肘前方。

Ⅱ度：骨折也是屈曲及内翻应力共同致伤者，其表现和伸直内翻型的Ⅱ度类似，但骨折块也是向肘前方移位。

Ⅲ度：骨折致伤外力与前者相同，与伸直内翻型Ⅲ度骨折类似，但内侧三角形骨折片的形状不如伸直型的典型，骨折块也是处在肘前内侧。

绝大部分的肱骨髁间骨折都可纳入这两种类型的损伤之中，但因致伤外力的复杂性，尤其是还有直接外力致伤者，故而骨折的类型可能很特殊，但这仅是很少一部分，进行上述骨折分类的目的在于根据不同的骨折类型而选择合适的治疗方式。

5. 诊断标准　包括以下几点。

（1）典型的外伤史。

（2）体格检查发现有疼痛、肿胀和肘关节畸形。

（3）摄肘关节正侧位 X 线片提示。

（4）多排螺旋 CT 加二维、三维重建明确骨折块的大小、形态、位置以及关节面的形态。

三、治疗措施

肱骨髁间骨折的治疗方法很多，而要得到优良的结果，其关键在于掌握好各种方法的适应证及正确的操作技术。

1. 保守治疗　闭合复位外固定是常采用的治疗方法之一，适用于内、外髁较为完整及轻度分离而无明显旋转者。在良好的麻醉下，在上臂及前臂施行牵引及反牵引，待肱骨下端与髁的重叠牵开后，再从肘的内外侧同时向中间挤压两髁，此时内外髁的分离及轻度旋转即可矫正，透视后如果复位满意即可用长臂石膏前后托制动固定，2 周后再更换一次石膏，肘部的屈曲程度不能单纯依靠是屈曲型还是伸直型而定，更要在透视时观察在何种位置最稳定，复位固定即固定于此位置。制动时间为 4~5 周，去除制动后再逐渐练习肘关节的屈伸活动。至于无移位的骨折则仅维持骨折不再移位即可，可用石膏托或小夹板制动 4 周。

2. 手术治疗　采用切开复位内固定，辨认肱骨下端骨折块移位方向及骨折线、关节面。然后将其复位，但常常是粉碎严重无法复位，若为两三块可在两髁间用骨栓固定，肱骨下端用两枚短钢板螺钉，也可用"T"形、"Y"形钢板、重建钢板等予以固定，但是任何一种内固定并非完美。若钢板固定牢靠，有利早期功能锻炼，但肱骨远端皮质较薄，钢板固定比较困难，尤其是粉碎严重者，以及骨质疏松患者，无法达到有效的内固定，内外侧髁及髁上骨块较大的骨折，用钢板固定比较合适。术后以上肢石膏固定，3~4 周后拆除石膏，进行功能锻炼。

3. 尺骨鹰嘴牵引加闭合复位　伤后未能及时就诊或经闭合复位而未成功者，肘部肿胀严重，皮肤起水疱等。此种情况不宜再次手法复位及应用外固定，可施行床边尺骨鹰嘴牵引，待肱骨髁和骨折近端的重叠牵开后，再做两髁的手法闭合复位，其后可用夹板或大的巾钳夹持住内外髁以维持复位，待 3~4 周后去除牵引再逐渐练习关节的屈伸活动。

4. 功能疗法　骨折后，由于各种因素的限制而不宜行骨折的复位或不可能做复位及制动，而是将患肢悬吊在胸前和及早进行肘关节的屈伸活动，利用尺骨鹰嘴的模造作用而能形成一定范围的活动，最终能满足一般的日常生活需要，这就是所谓的功能疗法。但是由于骨折未行复位及早期就开始活动，使得肘部损伤组织的修复很慢，肿胀持续时间较长而恢复较慢。在医疗条件不具备时，仍不失为一种治疗方法。

四、预后评价

1. 手术后感染　是开放复位内固定后最严重的并发症，特别是感染已波及关节内时，表浅的感染对预后无明显影响。感染的原因是多方面的，但和手术操作困难及时间过长等关系较大。因有内固定物的存在，故感染不易控制，伤口经久不愈，有时需要将内固定物取出并彻底清创后，伤口方可痊愈。曾有一例患者术后感染，经适当处理后，伤口在 3 个月内愈合，术后一年半时肘伸屈在 30°~105°。

2. 骨折不愈合　开放复位内固定需要良好的切口显露，因此，切口长、组织剥离广泛，内、外髁附着的软组织有时也需要做较大范围的剥离，这对骨折块的血运会有进一步的影响。但实际上很少会发生骨折不愈合，而不愈合的发生往往和内固定达不到要求有关，如骨折复位欠佳而遗有较大的骨折缝隙，或固定不甚牢固而又早期关节活动以及感染等。

3. 肘内翻畸形　无论用开放复位还是闭合复位方法治疗，此种骨折都易发生肘内翻，特别是在Ⅲ度骨折中。闭合复位后内侧潜在的不稳定在骨折愈合过程中就会逐渐显示出来，而导致携物角减小甚或明显的肘内翻畸形。在开放复位时，由于三角形骨折片较小而固定困难，在复位及固定过程中就可能使携物角减小。加之固定又不甚牢固，在术后进行关节功能练习时即可导致进一步的移位而发生明显的肘内翻畸形。

4. 关节周围骨化　开放复位内固定虽然需要广泛的组织剥离，但很少发生关节周围的异位骨化而导致功能障碍，如果手术拖延至伤后 2~3 周进行，则很易发生骨化而引起功能恢复不良。

五、最新进展

尽管国外有人对骨折粉碎、骨质疏松严重的患者开始尝试Ⅰ期全肘关节置换术，但切开复位板钉内固定术仍是治疗髁间骨折的首选。尤其是双钢板固定，对大多数肱骨髁间骨折可取得良好疗效。

（舒尺祥）

第六章

下肢损伤

第一节　髋臼骨折

一、概述

髋臼骨折主要由于压砸、撞挤、轧碾或高处坠落等高能量损伤所致，多见于青壮年。由于其解剖复杂、骨折往往移位严重、手术暴露和固定困难等原因，以往治疗髋臼骨折多采用保守方法，但其最终的治疗结果往往不令人满意。因而，髋臼骨折的诊断和治疗对于多数骨科医师来说仍然具有挑战性，Letournel 和 Judet 等经过长期艰苦的工作，为髋臼骨折的诊断和治疗奠定了基础。目前采用外科手术治疗髋臼骨折已成为治疗的主要方法。

分型：关于髋臼骨折的分类已有多种方法，其中以 Letournel - Judet 分型最为常用。现重点对 Letournel - Judet 分型及 AO 分型做一介绍。

1. Letournel - Judet 分型　Letournel 和 Judet 主要根据解剖结构的改变进行分型，而不像大多数骨折分型那样，要考虑骨折的移位及粉碎程度，以及是否并发脱位等因素。根据髋臼前后柱和前后壁不同骨折组合，Letournel 和 Judet 将它们分为两大类、10 个类型的骨折。

1) 单一骨折：即涉及 1 个柱或 1 个壁的骨折，或 1 个单一骨折线的骨折（横断骨折），共有 5 个单一的骨折类型。

（1）后壁骨折：多见髋关节后脱位，髋臼后方发生骨折并有移位，但髋臼后柱主要部分未受累及。后壁骨折最常见，约占髋臼骨折的 23%。其放射学上有如下特点：前后位，可见一骨块影，与脱位股骨头重叠，臼后缘线缺如。其余 5 个放射学标记均完整。这种骨折与髋关节后脱位伴髋臼骨折不同：前者骨块大，多在 3.5cm×1.5cm 以上，后者骨块小；前者无弹性固定，只需将伤肢伸直外展即可复位，但屈曲内收，可再脱位，后者手法复位后较稳定。闭孔斜位，对于后壁骨折最为重要：①可显示后壁骨折的大小。②股骨头可能处于正常位置，或处于半脱位及脱位。③前柱和闭孔环是完整的。髂骨斜位：a. 显示髂骨后缘、髋臼前缘及髂骨翼完整。b. 后壁骨折块和髂骨翼相重叠。CT 扫描检查：a. 可判断骨折块的大小、移位程度。b. 显示股骨头的位置。c. 最重要的是显示有无边缘压缩骨折。d. 关节内有无游离骨折块。

（2）后柱骨折：多见于髋关节中心性脱位，少数见于髋关节后脱位，其骨折发生率约为 3%。骨折始于坐骨大切迹顶部附近，于髋臼顶后方进入髋臼关节面，向下至髋臼窝、闭孔及耻骨支，但并不累及髋臼顶。后柱骨折的放射学特点如下：前后位，髂坐线、后缘线断裂，髋臼顶、髂耻线、前缘及泪滴完整；股骨头随骨块向内移位。闭孔斜位，显示前柱完整，偶尔可看到股骨头后脱位。髂骨斜位，清楚地显示后柱骨折移位程度，而前缘完整。CT 扫描检查：①在髋臼顶部的骨折线为冠状面。②显示股骨头伴随后柱骨折的移位程度。③通常可看到后柱向内旋转。

（3）前壁骨折：见于髋关节前脱位，其发生率最低，约为 2%。骨折线通常从髂前下棘的下缘始，穿过髋臼窝底，达闭孔上缘的耻骨上支。其放射学上有如下表现：前后位，前缘出现断裂；髂耻线在其中部断裂。闭孔斜位，完整地显示斜方形的前壁骨折块；后缘完整；显示闭孔环断裂的部位——坐耻骨切迹处。髂骨斜位，显示髋骨后缘及髂骨翼完整；可见前壁骨折面。CT 扫描检查：显示前壁骨折的大小及移位程度。

（4）前柱骨折：前柱骨折的发生率为 4%~5%。骨折线常起于髂嵴，终于耻骨支，使髋臼前壁与髋臼顶前部分离，也可起于髂前上棘与髂前下棘之间的切迹而向耻骨角延伸。此外，当骨折线位置较低时则由髂腰肌沟向耻、坐骨支移行部延伸并累及前柱下部。其典型的放射学表现为：前后位，髂耻线和前缘断裂；泪滴常常向内移位；闭孔环在耻骨支处断裂。闭孔斜位，对前柱骨折很重要，可看到股骨头随前柱骨折的移位程度、闭孔环断裂的部位；髋后臼缘完整。髂骨斜位，髋骨后缘完整；可看到竖起的骨块的截面。CT 扫描检查：显示前柱有移位程度和方向；可看到后柱是完整的。

（5）横断骨折：典型的横断骨折是骨折线横形离断髋臼，将髋骨分为上方的髂骨和下方的坐、耻骨。骨折可横穿髋臼的任何位置，通常位于髋臼顶与髋臼窝的交界处，称为顶旁骨折；有时骨折线也可经髋臼顶，称为经顶骨折；偶尔骨折线也可经过髋臼窝下方，称为顶下骨折。发生横断骨折其坐、耻骨部分常向内侧移位而股骨头向中央脱位。横断骨折占整个髋臼骨折的 7%~8%。其放射学表现为：前后位，4 个垂直的放射学标记（髂耻线、髂坐线、前缘和后缘）均断裂；闭孔环完整，股骨头随远折端向内移位。闭孔斜位，为显示横断骨折的最佳位置，可看到完整的骨折线；闭孔环完整；显示骨折向前或后移位的程度。髂骨斜位，显示后柱骨折的移位程度及后柱骨折在坐骨大切迹的位置。CT 扫描检查：可判断骨折线的方向，在矢状面骨折线呈前后走向。

2）复合骨折：至少由 2 个单一骨折组合起来的骨折为复合骨折。

（1）"T"形骨折：是在横行骨折基础上并发下方坐、耻骨的纵形骨折，这一纵形骨折垂直向下劈开闭孔环或斜向前方或后方，当纵形骨折线通过坐骨时闭孔可保持完整。与横形骨折相似的是，发生"T"形骨折时髋臼顶多不累及。"T"形骨折约占髋臼骨折的 7%。其放射学表现复杂，主要表现是在横形骨折的基础上存在着远端前后柱的分离，所以，除横形骨折的所有放射学表现外，还有以下特点：前后位片上远端的前后柱有重叠，泪滴和髂耻线分离；闭孔斜位上看到通过闭孔环的垂直骨折线；髂骨斜位上可能发现通过四边体的垂直骨折线。CT 扫描检查：前后方向骨折线的基础上，有一横形骨折线将内侧部分分为前后 2 部分。

（2）后柱并发后壁骨折：此类型骨折的发生率为 4%~5%。其放射学表现如下：前后位，髂耻线和前缘完整，髂坐线断裂并向骨盆入口缘的内侧移位，可发现有股骨头的后脱位及后壁骨折块。闭孔斜位，可清楚地显示后壁骨折的大小及闭孔环的破裂；髂耻线完整。髂骨斜位，显示后柱骨折的部位及移位程度；证实前壁骨折完整。CT 扫描检查：所见同后壁骨折及后柱骨折。

（3）横断并发后壁骨折：约占 19%，在所有复合骨折中，仅次于双柱骨折而排在第 2 位。其放射学表现为：前后位，常见股骨头后脱位，有时可见股骨头中心脱位；4 个垂直的放射学标记（髂耻线、髂坐线、前缘和后缘）均断裂；泪滴和髂坐线的关系正常，闭孔环完整。闭孔斜位，可清晰显示后壁骨折的形状和大小；显示横断骨折的骨折线及移位闭孔环完整。髂骨斜位，可显示后柱骨折部位及移位程度；髂骨翼和髋臼顶完整。CT 扫描检查：所见同后壁骨折及横断骨折。

（4）前壁或前柱并发后半横形骨折：指在前壁和/或前柱骨折的基础上伴有 1 个横断的后柱骨折，其发生率为 6%~7%。前后位及闭孔斜位，可显示骨折线的前半部分，髂耻线中断并随股骨头移位，髂坐线及髋臼后缘线则因横断骨折而中断。髂骨斜位，显示横断骨折位于髋骨后缘。

（5）完全双柱骨折：2 个柱完全分离，表现为围绕中心脱位股骨头的髋臼粉碎骨折。其发生率高，约占 23%。前后位，股骨头中心脱位，髂耻线、髂坐线断裂，髋臼顶倾斜，髂骨翼骨折，闭孔环断裂。闭孔斜位，可清楚地显示分离移位的前柱骨折，移位的髋臼顶上方可见形如"骨刺"的髂骨翼骨折断端，此为双柱骨折的典型特征。髂骨斜位，显示后柱骨折的移位及髂骨的骨折线。CT 扫描检查：可显示髂骨翼骨折；在髋臼顶水平，前后柱被一冠状面骨折线分开。

2. AO 分型　在 Letournel–Judet 分类的基础上，AO 组织根据骨折的严重程度进一步将髋臼骨折分为 A、B、C 3 型。

A 型：骨折仅波及髋臼的 1 个柱。

A1：后壁骨折。

A2：后柱骨折。

A3：前壁和前柱骨折。

B 型：骨折波及 2 个柱，髋臼顶部保持与完整的髂骨成一体。

B1：横断骨折及横断伴后壁骨折。

B2："T"形骨折。

B3：前壁或前柱骨折伴后柱伴横形骨折。

C 型：骨折波及 2 柱，髋臼顶部与完整的髂骨不相连。

C1：前柱骨折线延伸到髂骨嵴。

C2：前柱骨折线延伸到髂骨前缘。

C3：骨折线波及骶髂关节。

二、诊断

临床主要表现为髋关节局部疼痛及活动受限，如并发股骨头脱位则表现为相应的下肢畸形与弹性固定。当发生髋关节中心脱位时，其疼痛及功能障碍均不如髋关节前、后脱位，体征也不明显。脱位严重者可表现患肢短缩。同时应注意有无并发大出血、尿道或神经损伤，以及其他部位有无骨折。

三、治疗

对于髋臼骨折，在治疗前应对患者进行全面、详细的评估，这些评估包括：患者的一般状况、年龄、是否并发其他损伤及疾病、骨折的情况、是否并发血管神经的损伤等。髋臼骨折多为高能量损伤，并发胸腹脏器损伤以及其他部位的骨折比例较高，常因大出血导致休克，在治疗上应特别强调优先处理那些对于生命威胁更大的损伤及并发症。关于髋臼骨折的治疗目前意见尚未完全统一，多数意见主张对骨折块无移位或较小移位者应行下肢牵引，对骨折块移位较大或股骨头脱位者则先行闭合复位及下肢牵引，对效果不满意者则应尽早行手术复位及内固定治疗，对无法行早期手术治疗者可非手术治疗，后期视病情行关节重建手术。

（一）非手术治疗

1. 适应证　如下所述。

（1）年老体弱并发全身多脏器疾病，不能耐受手术者。

（2）伴有严重骨质疏松者。

（3）手术区域局部有感染者。

（4）无移位或移位 <3mm 的髋臼骨折。

2. 非手术治疗的方法　患者取平卧位，采用股骨髁上或胫骨结节牵引，牵引重量不可太大，以使股骨头和髋臼不发生分离为宜。牵引时间一般为 6~8 周，去牵引后不负重做关节功能锻炼；8 周后渐开始负重行走。

（二）手术治疗

1. 适应证　对髋臼骨折移位明显、骨折累及髋臼顶负重区或股骨头与髋臼对合不佳者，应手术复位及内固定。髋臼骨折的移位程度较难掌握，目前多数意见将 3mm 作为标准，当骨折移位超过 3mm 时一般应手术治疗。如骨折线位于髋臼顶负重区，尽管髋臼骨折移位较轻，但髋关节的稳定性较差，此时仍应考虑手术治疗。

2. 手术时机　除开放性损伤或股骨头脱位不能复位外，对髋臼骨折一般不做急诊手术。Letournel 根据从髋臼受伤到接受手术治疗的时间，将髋臼骨折、手术治疗分为 3 个时间段：从受伤当天至伤后 21d，从伤后 21~120d，伤后超过 120d，进行临床对比研究认为，内固定在 2 周内完成的髋臼骨折，其治疗效果优良率超过80%；如果时间超过21d，由于有明确的病理改变出现在髋臼的周围软组织中，增加了手术显露、复位和固定的难度，影响术后效果。因此，多数学者认为，最佳手术时机一般为伤后5~7d。

3. 术前准备　术前应对患者进行全面、细致的检查，对影像学资料应周密分析，根据骨折类型，确定手术方案，做到对手术途径、步骤以及术中可能遇到的困难心中有数。术前患者应常规备皮及清洁肠道，留置导尿，术前应用抗生素。

4. 手术入路　Letournel 认为任何手术入路都无法满足所有类型髋臼骨折的需要，如果手术入路不当，则可能无法对骨折进行复位的固定，对于一特定类型的髋臼骨折而言，总有一个合适的手术入路。常用的主要手术入路有：Kocher – Langenbeck 入路；髂腹股沟入路；延长的髂股入路等。

一般来说，髋臼骨折类型是选择手术入路的基础。有学者推荐的手术入路选择如下：

（1）对于后壁骨折、后柱骨折及后柱并发后壁骨折，一定选择后方的 Kocher – Langenbeck 入路。

（2）对于前壁骨折、前柱骨折及前壁或前柱并发后半横形骨折，应选择前方的髂腹股沟入路。

（3）对于横断骨折，大部分可选用：Kocher – Langenbeck 入路，如果前方骨折线高且移位大时，可选髂腹沟入路。

（4）对于横断伴后壁骨折，大部分可选用。Kocher – Langenbeck 入路，如果前方骨折线高且移位大时，可选前后联合入路。

（5）对于"T"形骨折和双柱骨折，则应进行具体分析，大部分"T"形骨折可经 Kocher – Langenbeck 入路完成，大部分双柱骨折可经髂腹股沟入路完成。

5. 术中复位与内固定　髋臼解剖复杂，骨折固定困难。需要专用的复位器械和内固定物。最常用的器械包括各种型号的复位钳和带有柄的 Schanz 螺钉等。复位钳主要用于控制骨折块的复位，Schanz 螺钉拧入坐骨结节可控制后柱或横行骨块的旋转移位。而内固定材料为各种规格的重建钢板和螺钉。髋臼骨折的复位没有固定的原则，每一具体的骨折类型采取不同的方法。一般应先复位并固定单一骨折块，然后再将其他骨折块与已固定的骨折块固定到解剖复位。钢板放置前一定要准确塑形，以减少骨折端的应力。在完成固定后，检查髋关节的活动，同时注意异常声音或摩擦感，如有异常，可能有螺钉进入关节内。术中应施行 C 臂透视以检查骨折复位及内固定情况。

术后伤口常规负压引流24~72h。如果复位和固定牢靠，术后一般不需牵引。尽早开始髋关节功能锻炼，有条件者应使用连续性被动运动（CPM）器械进行锻炼，注意预防深静脉血栓形成（DVT）及肺栓塞。术后应定期复查 X 线片，以了解骨折愈合情况。开始负重时间应视骨折严重程度及内固定情况而定，但完全负重时间不应早于2个月。

（刘永强）

第二节　骨盆骨折

一、概述

骨盆位于躯干与下肢之间，是负重的主要结构；同时盆腔内有许多重要脏器，骨盆对之起保护作用。骨盆骨折可造成躯干与下肢的桥梁失去作用，同时可造成盆腔内脏器的损伤。随着现代工农业的发展和交通的发达，各种意外和交通事故迅猛增加，骨盆骨折的发生率也迅速增高，在所有骨折中，骨盆骨折占1%~3%，其病死率在10%以上，是目前造成交通事故死亡的主要因素之一。

（一）发病机制

引起骨盆骨折的暴力主要有以下3种方式：

1. 直接暴力　由于压砸、碾轧、撞挤或高处坠落等损伤所致骨盆骨折，多是闭合伤，且伤势多较严重，易并发腹腔脏器损伤及大量出血、休克。

2. 间接暴力　由下肢向上传导抵达骨盆的暴力，因其作用点集中于髋臼处，故主要引起髋臼中心脱位及耻、坐骨骨折。

3. 肌肉牵拉 肌肉突然收缩致使髂前上棘、髂前下棘及坐骨结节骨折。

（二）分类

由于解剖上的复杂性，骨盆骨折有多种分类，依据不同的标准，可有不同的分法。如依骨折的部位分为坐骨骨折、髂骨骨折等；依骨折稳定性或是否累及骨盆负重部位而分为稳定与不稳定骨折；依致伤机制及外力方向分为前后受压及侧方受压骨折；依骨折是否开放分为开放或闭合骨折。目前主要的分类方法有：

1. Tile 分型 Pennal 等于 1980 年提出了一种力学分型系统，将骨盆骨折分为前后压缩伤、侧方压缩伤和垂直剪切伤。Tile 于 1988 年在。Pennal 分型的基础上提出了稳定性概念，将骨盆骨折分为：A型（稳定）、B型（旋转不稳定但垂直稳定）、C型（旋转、垂直均不稳定），这一分型系统目前被广泛应用。

A型：可进一步分为2组。A1型骨折为未累及骨盆环的骨折，如髂棘或坐骨结节的撕脱骨折和髂骨翼的孤立骨折；A2型骨折为骨盆环轻微移位的稳定骨折，如老年人中通常由低能量坠落引起的骨折。

B型：表现为旋转不稳定：B1型骨折包括"翻书样"骨折或前方压缩损伤，此时前骨盆通过耻骨联合分离或前骨盆环骨折而开放，后骶髂的骨间韧带保持完整。Tile 描述了这种损伤的分期。第一期，耻骨联合分离小于2.5cm，骶棘韧带保持完整；第二期，耻骨联合分离 >2.5cm，伴骶棘韧带和前骶髂韧带破裂；第三期，双侧受损，产生B3型损伤 B2-1型骨折为有同侧骨折的侧方加压损伤；B2-2型骨折有侧方加压损伤，但骨折在对侧，即"桶柄状"损伤，韧带结构通常不因伴骨盆内旋而遭到破坏。

C型：旋转和垂直均不稳定。包括垂直剪切损伤和造成后方韧带复合体破坏的前方压缩损伤。C1型骨折包括单侧的前后复合骨折，且依后方骨折的位置再分为亚型；C2型骨折包括双侧损伤，一侧部分不稳定，另一侧不稳定；C3型骨折为垂直旋转均不稳定的双侧骨折。Tile 分型直接与治疗选择和损伤的预后有关。

2. Burgess 分类 1990 年，Burgess 和 Young 在总结 Pennal 和 Tile 分类的基础上，提出了一个更全面的分类方案，将骨盆骨折分为侧方压缩型（LC）、前后压缩型（APC）、垂直压缩型（VS）、混合型（CM）。APC 与 LC 每型有3种损伤程度。APC-Ⅰ型为稳定型损伤，单纯耻骨联合或耻骨支损伤。APC-Ⅱ型损伤为旋转不稳定并发耻骨联合分离或少见的耻骨支骨折，骶结节、骶棘韧带及骶髂前韧带损伤。APC-Ⅲ型损伤常并发骶髂后韧带断裂，发生旋转与垂直不稳定。LC-Ⅰ型损伤产生于前环的耻坐骨水平骨折以及骶骨压缩骨折。所有骨盆的韧带完整，骨盆环相当稳定。LC-Ⅱ型损伤常并发骶后韧带断裂或后部髂嵴撕脱。由于后环损伤不是稳定的嵌插，产生旋转不稳定。骨盆底韧带仍然完整，故相对垂直稳定。LC-Ⅲ型损伤又称为"风卷样"骨盆。典型的滚筒机制造成的损伤首先是受累侧骨盆因承受内旋移位而产生 LC-Ⅱ型损伤。当车轮碾过骨盆对侧半骨盆时其产生外旋应力（或 APC）损伤。损伤方式不同，典型的损伤方式为重物使骨盆滚动所造成。垂直剪切损伤（VC）为轴向暴力作用于骨盆，骨盆的前后韧带与骨的复合全部撕裂。髂骨翼无明显外旋，但其向上和向后移位常见。混合暴力损伤（CMI）为由多种机制造成的损伤。此分类系统对临床处理上有3点意义：①提醒临床医师注意勿漏诊，特别是后环骨折。②注意受伤局部与其他并发伤的存在并预见性地采取相应的复苏手段。③能使得临床医师根据伤员总体情况和血流动力学状况以及对病情准确认识，选择最适合的治疗措施，从而降低病死率。

3. Letournel 分类 Letournel 将骨盆环分为前、后2区域。前环损伤包括单纯耻骨联合分离、垂直骨折线波及闭孔环或邻近耻骨支、髋臼骨折。后环损伤的特征为：

（1）经髂骨骨折未波及骶髂关节。

（2）骶髂关节骨折脱位伴有骶骨或髂骨翼骨折。

（3）单纯骶髂关节脱位。

（4）经骶骨骨折。

4. Dennis 骶骨解剖区域分类　如下所述。

Ⅰ区：从骶骨翼外侧至骶孔，骨折不波及骶孔或骶骨体。

Ⅱ区：骨折波及骶孔，可从骶骨翼延伸到骶孔。

Ⅲ区：骨折波及骶骨中央体部，可为垂直、斜形、横形等任何类型，全部类型均波及骶骨及骶管。此种分类对并发神经损伤的骶骨骨折很有意义。Ⅲ区骶骨骨折其神经损伤发生率最高。

二、诊断

（一）临床表现

1. 全身表现　主要因受伤情况、并发伤、骨折本身的严重程度及所致的并发症等的不同而不尽相同。

低能量致伤的骨盆骨折，如髂前上棘撕脱骨折、单纯髂骨翼骨折等，由于外力轻、无并发重要脏器损伤、骨折程度轻及无并发症的发生，全身情况平稳。高能量致伤的骨盆骨折，特别是交通事故中，由于暴力大，受伤当时可能并发颅脑、胸腹脏器损伤，且骨折常呈不稳定型，并发血管、盆腔脏器、泌尿生殖道、神经等损伤，可出现全身多系统损伤的症状体征。严重的骨盆骨折可造成大出血，此时主要是出血性休克的表现。

2. 局部表现　不同部位的骨折有不同的症状和体征。

（1）骨盆前部骨折的症状和体征：骨盆前部骨折包括耻骨上、下支骨折，耻骨联合分离，坐骨支骨折，坐骨结节撕脱骨折。此部骨折时腹股沟、会阴部耻骨联合部及坐骨结节部疼痛明显，活动受限，会阴部、下腹部可出现瘀斑，伤侧髋关节活动受限，可触及异常活动及听到骨擦音。骨盆分离、挤压试验呈阳性。

（2）骨盆外侧部骨折的症状和体征：包括髂骨骨折，髂前上、下棘撕脱骨折。骨折部局部肿胀、疼痛、伤侧下肢因疼痛而活动受限，被动活动伤侧肢可使疼痛加重，局部压痛明显，可触及骨折异常活动及听到骨擦音。髂骨骨折时骨盆分离、挤压试验呈阳性，髂前下棘撕脱骨折可有"逆行性"运动，即不能向前移动行走，但能向后倒退行走。

（3）骨盆后部骨折的症状和体征：包括骶髂关节脱位、骶骨骨折、尾骨骨折脱位。症状和体征有骶髂关节及骶骨处肿胀、疼痛，活动受限，不能坐立翻身，严重疼痛剧烈，局部皮下瘀血明显。"4"字试验、骨盆分离挤压试验呈阳性（尾、骶骨骨折者可阴性）。骶髂关节完全脱位时脐棘距不等。骶骨横断及尾骨骨折者肛门指诊可触及尾、骶骨异常活动。

（二）诊断

1. 外伤史　询问病史时应注意受伤时间、方式及受伤原因、伤后处理方式、液体摄入情况、大小便情况。对女性应询问月经史、是否妊娠等。

2. 症状　见临床表现。

3. 体格检查　如下所述。

（1）一般检查：仔细检查患者全身情况，确明是否存在出血性休克、盆腔内脏器损伤，是否并发颅脑、胸腹脏器损伤。

（2）骨盆部检查：①视诊：伤员活动受限，局部皮肤挫裂及皮下瘀血存在，可看到骨盆变形、肢体不等长等。②触诊：正常解剖标志发生改变，如耻骨联合、髂嵴、髂前上棘、坐骨结节、骶髂关节、骶尾骨背侧可发现其存在触痛、位置发生变化或本身碎裂及异常活动，可存在骨擦音，肛门指诊可发现尾骶骨有凹凸不平的骨折线或存在异常活动的碎骨片，并发直肠破裂时，可有指套染血。

（3）特殊试验：骨盆分离、挤压试验阳性，表明骨盆环完整性破坏；"4"字试验阳性，表明该侧骶髂关节损伤。特殊体征：Destot 征——腹股沟韧带上方下腹部、会阴部及大腿根部出现皮下血肿，表明存在骨盆骨折；Ruox 征——大转子至耻骨结节距离缩短，表明存在侧方压缩骨折；Earle 征——直肠检查时触及骨性突起或大血肿且沿骨折线有压痛存在，表明存在尾骶骨骨折。

4. X线检查　X线是诊断骨盆骨折的主要手段，不仅可明确诊断，更重要的是能观察到骨盆骨折的部位、骨折类型，并根据骨折移位的程度判断骨折为稳定或不稳定及可能发生的并发症。一般来说，90%的骨盆骨折仅摄骨盆前后位X线片即可诊断，然而单独依靠正位X线片可造成错误判断，因为骨盆的前后移位不能从正位X线片上识别。在仰卧位骨盆与身体纵轴成40°～60°角倾斜，因此骨盆的正位片对骨盆缘来讲实际上是斜位。为了多方位了解骨盆的移位情况，Pennal建议加摄入口位及出口位X线片。

（1）正位：正位的解剖标志有耻骨联合、耻坐骨支、髂前上、下支、髂骨嵴、骶骨棘、骶髂关节、骶前孔、骶骨岬及L_5横突等，阅片时应注意这些标志的改变。耻骨联合分离>2.5cm，说明骶棘韧带断裂和骨盆旋转不稳；骶骨外侧和坐骨棘撕脱骨折同样为旋转不稳的征象；L_5横突骨折为垂直不稳的又一表现。除此之外，亦可见其他骨性标志，如髂耻线、髂坐线、泪滴、髋臼顶及髋臼前后缘。

（2）出口位：患者取仰卧位，X线球管从足侧指向骨盆部并与垂直线成40°角投射，有助于显示骨盆在水平面的上移及矢状面的旋转。此位置可判断后骨盆环无移位时存在前骨盆环向上移位的情况。出口位是真正的骶骨正位，骶骨孔在此位置为一个完整的圆，如存在骶骨孔骨折则可清楚地看到。通过骶骨的横形骨折，L_5横突骨折及骶骨外缘的撕脱骨折亦可在此位置观察到。

（3）入口位：患者取仰卧位，球管从头侧指向骨盆部并与垂直线成40°角，入口位显示骨盆的前后移位优于其他投射位置。近来研究表明，后骨盆环的最大移位总出现在入口位中。外侧挤压型损伤造成的髂骨内旋、前后挤压造成的髂骨翼外旋以及剪切损伤都可以在入口位中显示。同时入口位对判断骶骨压缩骨折或骶骨翼骨折也有帮助。

对于低能量外力造成的稳定的骨盆骨折的X线表现一般比较易于辨认。而对于高能量外力造成的不稳定骨盆骨折，需综合不同体位的X线以了解骨折的移位情况，如果发现骨盆环有一处骨折且骨折移位，则必定存在另一处骨折，应仔细辨认。

5. 骨盆骨折CT扫描　能对骨盆骨及软组织损伤，特别是骨盆环后部损伤提供连续的横断面扫描，能发现一些X线平片不能显示的骨折和韧带结构损伤。对于判断旋转畸形和半侧骨盆移位有重要意义，对耻骨支骨折并伴有髋臼骨折特别适用。此外，对骨盆骨折内固定，CT能准确显示骨折复位情况、内固定物位置是否恰当以及骨折愈合情况。CT在显示旋转和前后移位方面明显优于普通X线片，但在垂直移位的诊断上，X线片要优于轴位CT片。

6. MRI　适用于骨盆骨折的并发损伤，如盆内血管的损伤、脏器的破裂等，骨盆骨折急性期则少用。

7. 数字减影技术（DSA）　对骨盆骨折并发大血管伤特别适用，可发现出血的部位同时确认血管栓塞。

三、治疗

（一）急救

骨盆骨折多为交通事故、高处坠落、重物压砸等高能量暴力致伤，骨盆骨折患者的病死率为10%～25%。除了骨折本身可造成出血性休克及实质脏器破裂外，常并发全身其他系统的危及生命的损伤，如脑外伤、胸外伤及腹部外伤等。对骨盆骨折患者的急救除了紧急处理骨折及其并发症外，很重要的一点是正确处理并发伤。

1. 院前急救　据报道严重创伤后发生死亡有3个高峰时间：第1个高峰发生在伤后1h内，多因严重的脑外伤或心血管血管损伤致死；第2个高峰发生在伤后1～4h，死因多为不可控制的大出血；第3个高峰发生在伤后数周内，多因严重的并发症致死。急救主要是抢救第1、第2高峰内的伤员。

抢救人员在到达事故现场后，首先应解脱伤员，去除压在伤员身上的一切物体，随后应快速检测伤员情况并做出应急处理。一般按以下顺序进行：①气道情况：判断气道是否通畅、有无呼吸梗阻，气道不畅或梗阻常由舌后坠或气道异物引起，应予以解除，保持气道通畅，有条件时进行气管插管以保持通气。②呼吸情况：如果伤员气道通畅仍不能正常呼吸，则应注意胸部的损伤，特别注意有无张力性气胸及连枷胸存在，可对存在的伤口加压包扎及固定，条件允许时可给予穿刺抽气减压。③循环情况：判断心跳是否存在，必要时行胸外心脏按压，判明大出血部位压迫止血，有条件者可应用抗休克裤加压止血。④骨折情况：初步判定骨盆骨折的严重程度，以被单或骨盆止血兜固定骨盆，双膝、双踝之间夹以软枕，把两腿捆在一起，然后将患者抬到担架上，并用布带将膝上下部捆住，固定在硬担架上，如发现开放伤口，应用干净敷料覆盖。⑤后送伤员：一般现场抢救要求在10min之内完成，而后将伤员送到附近有一定抢救条件的医院。

2. 急诊室内抢救　在急诊室内抢救时间可以说是抢救的黄金时间，如果措施得力、复苏有效，往往能挽救患者的生命。患者被送入急诊室后，首先必须详细了解病情，仔细全面地进行检查，及时做出正确的诊断，然后按顺序处理。McMurray 倡导一个处理顺序的方案，称 A－F 方案，即：

A——呼吸道处理。

B——输血、输液及出血处理。

C——中枢神经系统损伤处理。

D——消化系统损伤处理。

E——排泄或泌尿系统损伤处理。

F——骨折及脱位的处理。

其核心是：优先处理危及生命的损伤及并发症；其次，及时进行对骨折的妥善处理。这种全面治疗的观点具有重要的指导意义。

1）低血容量休克的救治：由于骨盆骨折最严重的并发症是大出血所致的低血容量休克，所以对骨盆骨折的急救主要是抗休克。

（1）尽可能迅速控制内外出血：对于外出血用敷料压迫止血；对于腹膜后及盆腔内出血用抗休克裤压迫止血；对于不稳定骨盆骨折的患者，经早期的大量输液后仍有血流动力学不稳，应施行急症外固定以减少骨盆静脉出血及骨折端出血。对骨盆骨折的急诊外固定的详细方法将在下面讨论。有条件者可在充分输血、输液并控制血压在90mmHg（12.0kPa）以上时行数控减影血管造影术（DSA）下双侧髂内动脉栓塞。

（2）快速、有效补充血容量：初期可快速输入 2 000～3 000ml 平衡液，而后迅速补充全血，另外可加血浆、右旋糖酐等，经过快速、有效的输血、输液，如果患者的血压稳定、中心静脉压（CVP）正常、神志清楚、脉搏有力、心率减慢，说明扩容有效，维持一定的液体即可。如果经输血、输液后仍不能维持血压或血压上升但液体减慢后又下降，说明仍有活动性出血，应继续输液特别是胶体液。必要时进行手术止血。

（3）通气与氧合：足量的通气及充分的血氧饱和度是抗低血容量休克的关键辅助措施之一，应尽快给予高浓度、高流量面罩吸氧。必要时行气管插管，使用加压通气以改善气体交换，提高血氧饱和度。

（4）纠正酸中毒及电解质紊乱：休克时常伴有代谢性酸中毒。碳酸氢钠的使用最初可给予每千克1mmol/L，以后在血气分析结果指导下决定用量。

（5）应用血管活性药物：一般可应用多巴胺，最初剂量为 2～5μg/（kg·min），最大可加至 50μg/（kg·min）。

2）骨盆骨折的临时固定：Moreno 等报道，在不稳定骨盆骨折患者中，即刻给予外固定较之不进行外固定，输液量明显减少；而 Riemer 等的研究表明，即刻外固定可明显降低骨盆骨折患者的病死率。骨盆外固定有多种方法，简单的外固定架主要用于翻书样不稳定骨折；对于垂直不稳定骨折由于其不能控制后方骶髂关节复合体的活动，则不适用，应用 Ganz C 型骨盆钳可解决上述问题。有学者在不稳定骨盆骨折的急救中应用自行创制的骨盆止血兜，可明显降低骨盆骨折的病死率，其主要作用是通过对骨折的有效固定，减少骨折的活动、出血，更有效地促进血凝块形成；对下腹部进行压迫止血；其独特的结构便于搬动患者。

（二）进一步治疗

1. 非手术治疗　如下所述。

（1）卧床休息：大多数骨盆骨折患者通过卧床休息数周可痊愈。如单纯髂骨翼骨折患者，只需卧床至疼痛消失即可下地活动；稳定的耻骨支骨折及耻骨联合轻度分离者卧床休息至疼痛消失可逐步负重活动。

（2）牵引：牵引可解痉止痛、改善静脉回流、减少局部刺激、纠正畸形、固定肢体、促进骨折愈合，并方便护理。骨盆骨折中应用牵引治疗一般牵引重量较大，占体重的 1/7 ～ 1/5，牵引时间较长，一般 6 周内不应减重，时间在 8 ～ 12 周，过早去掉牵引或减重可引起骨折再移位。牵引方法一般采用双侧或单侧下肢股骨髁上牵引或胫骨结节牵引。对垂直压缩型骨折可先用双侧股骨髁上或胫骨结节牵引，以固定骨盆骨折，并纠正上、下移位，向上移位的可加大重量，3d 后摄片复查，待上、下移位纠正后，加骨盆兜带交叉牵引以矫正侧向移位，维持牵引 8 ～ 12 周。对前后压缩型骨折基本处理方法同上，但须注意防止过度向中线挤压骨盆，造成相反的畸形。对侧方压缩型骨折，应行双下肢牵引，加用手法整复，即用手掌自髂骨嵴内缘向外按压，以矫正髂骨内旋畸形，然后再行骨牵引。如为半骨盆单纯外旋，同时后移位，可采用 3 个 90°牵引法，即在双侧股骨髁上牵引，将髋、膝、距小腿 3 个关节皆置于 90°位，垂直牵引。利用臀肌做兜带，使骨折复位。

（3）石膏外固定：一般用双侧短髋"人"字形石膏，固定时间为 10 ～ 12 周。

2. 手术治疗　如下所述。

1）骨盆骨折的外固定术：外固定术最适用于移位不明显、不需要复位的垂直稳定而旋转不稳的骨折。而对垂直剪切型骨折常需配合牵引、内固定等。如单侧或双侧垂直剪切型骨折，可先进行双侧股骨髁上牵引，待骨折复位后行外固定，可缩短牵引住院时间。对耻骨联合分离或耻骨支、坐骨支粉碎骨折并发一侧髋臼骨折及中心脱位者，可先安装骨盆外固定器，然后在伤侧股骨大粗隆处行侧方牵引。6 周后摄 X 线片证实股骨头已复位即可去牵引，带外固定下地，患肢不负重，8 周后除去外固定器。对一些旋转及垂直均不稳的骨折一般后部进行切开复位内固定，骶髂关节用 1 ～ 2 枚螺钉或钢板加螺钉固定，前部用外固定架固定耻骨联合分离或耻骨支骨折。术后 3 ～ 4 周可带外固定架下床活动。

2）骨盆骨折的内固定：对于不稳定型骨盆骨折的非手术治疗，文献报道后遗症达 50% 以上，近年来随着对骨盆骨折的深入研究，多主张切开复位，其优点是可以使不稳定的骨折迅速获得稳定。

（1）骨盆骨折内固定手术适应证：Tile（1988）提出内固定的指征为：①垂直不稳定骨折为绝对手术适应证。②并发髋臼骨折。③外固定后残存移位。④韧带损伤导致骨盆不稳定，如单纯骶髂后韧带损伤。⑤闭合复位失败，耻骨联合分离 > 2.5cm。⑥无会阴部污染的开放性后环损伤。Matta 等认为骨盆后部结构损伤移位 > 1cm 者或耻骨移位并发骨盆后侧部失稳，患肢短缩 1.5cm 以上者应采用手术治疗。

（2）手术时机：骨盆骨折内固定手术时机取决于患者的一般情况，一般来说应等待患者一般情况改善后，即伤后 5 ～ 7d 行手术复位为宜。14d 以后手术复位的难度明显加大。如患者进行急诊剖腹探查，则一部分耻骨支骨折或耻骨联合分离可同时进行。

（刘永强）

第三节　股骨颈骨折

一、概述

股骨颈骨折常发生于老年人，随着我国人口老龄化，其发病率日渐增高，以女性较多。造成老年人发生骨折的因素有以下几个方面：①由骨质疏松引起的骨强度的下降。②老年人髋部肌群退变，反应迟钝，不能有效地抵消髋部的有害应力。③损伤暴力：老年人的骨质疏松，所以只需很小的扭转暴力，就能引起骨折，而中青年患者，需要较大的暴力，才会引起骨折。

股骨颈骨折后约有 15% 发生骨折不愈合，20% ～ 30% 发生股骨头缺血坏死，这是由它的血供特点决定的。成人股骨头的血供有 3 个来源：股圆韧带内的小凹动脉，它只供应股骨头少量血液，局限于股骨头的凹窝部；股骨干的滋养动脉升支，对股骨颈血液供应很少；旋股内、外侧动脉的分支是股骨颈的主要血液供应来源。旋股内外侧动脉来自股深动脉，在股骨颈基底部关节囊滑膜反折处形成一个动脉环，并分四支进入股骨头，即骺外侧动脉（上支持带动脉）、干骺端上动脉、干骺端下动脉（下支持带动脉）和骺内侧动脉，骺外侧动脉供应股骨头外侧 2/3～3/4 区域，干骺端下动脉供应股骨头内下 1/4～1/2 区域。股骨颈骨折后，股骨头的血供受到严重影响。实验发现，头下骨折，股骨头血供下降 83%，颈中型骨折，股骨头血供下降 52%，因此，股骨颈骨折后容易造成骨折不愈合和股骨头缺血坏死，这使得它的治疗遗留许多尚未解决的难题。

二、诊断

1. 病史要点　所有股骨颈骨折患者都有外伤病史，骨折多由外旋暴力引起，不同患者引起骨折的暴力程度不同，对于中青年患者，需要较大的暴力造成骨折，而对于伴有骨质疏松的老年患者，只需要较小的暴力就会引起骨折，随着暴力程度的不同，产生不同的移位。

骨折后患者局部疼痛，行走困难，但有一部分患者，在刚承受暴力而骨折时，断端会表现为嵌插型，或者无移位的骨折，骨折线接近水平位，此时，患者虽有疼痛，仍能行走，若不能及时诊断患者继续行走，暴力持续下去，"嵌插"就变成"分离"，骨折线也变成接近垂直位，产生移位。因此，对于伤后仍能行走的患者，不能认为不会发生股骨颈骨折，如果不给予恰当的治疗，所谓"嵌插"骨折可以变成有移位的骨折。

2. 查体要点　包括以下几点。

（1）畸形：伤侧下肢呈 45°～60°的外旋畸形。

（2）疼痛：患髋有压痛，有轴向叩击痛。

（3）功能障碍：下肢不能活动，行走困难。

（4）患肢缩短：Bryant 三角底边缩短，股骨大粗隆顶端在 Nelaton 线之上（图 6-1），Kaplan 点移至脐下，且偏向健侧。

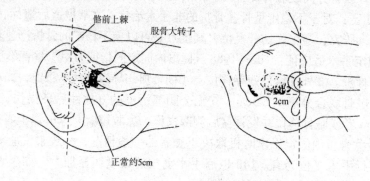

图 6-1　Bryant 三角和 Nelaton 线

3. 辅助检查　如下所述。

（1）常规检查：常规拍摄髋关节的正侧位 X 线片，观察股骨颈骨折的详细情况并指导分类，需要注意的是有些无移位的骨折在伤后立即拍摄的 X 线片上看不见骨折线，容易漏诊。对于临床上怀疑有股骨颈骨折而 X 线片暂时未见骨折线者，可立即行 CT、MRI 检查或仍按嵌插骨折处理，等待 1～2 周后再摄片，因骨折部位骨质吸收，骨折线可以显示出来。

（2）特殊检查：对于隐匿难以确诊的股骨颈骨折，早期诊断可以采用 CT、MRI 检查，CT 检查时要注意采用薄层扫描，并行冠状面的二维重建，以免漏诊；MRI 检查对于早期的隐匿骨折显示较好，敏感性优于骨扫描，扫描时在脂肪抑制像上能清晰看到骨折后水肿的骨折线。

4. 分类　股骨颈骨折分类如下。

（1）按骨折线的部位：①股骨头下型骨折。②经股骨颈骨折。③基底骨折。头下型骨折，由于旋股内、外侧动脉的分支受伤最重，因而影响股骨头的血液供应也最大；基底骨折，由于两骨折段的血液供应的影响最小，故骨折较易愈合。

（2）按移位程度（Garden 分型）：这是目前临床常用的分型方法。包括：①不完全骨折（Garden Ⅰ

型）。②无移位的完全骨折（Garden Ⅱ型）。③部分移位的完全骨折（Garden Ⅲ型）。④完全移位的完全骨折（Garden Ⅳ型）（图 6 – 2）。

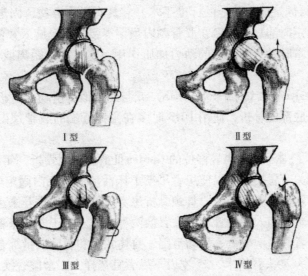

Ⅰ型　　　　Ⅱ型

Ⅲ型　　　　Ⅳ型

图 6 – 2　股骨颈骨折 Garden 分型

（3）按骨折线方向：①内收型骨折。②外展型骨折。内收骨折是指远端骨折线与两髂嵴联线所形成的角度（Pauwels 角）大于 50°，属不稳定骨折；外展骨折是指此角小于 30°，属于稳定骨折，但如果处理不当，或继续扭转，可变为不稳定骨折。目前，这种分类方法对临床治疗指导作用有限，已较少采用。

5. 诊断标准　包括以下几点。

（1）患者多有外伤史。

（2）查体局部疼痛，多有下肢外旋畸形和活动受限。

（3）X 线片显示骨折。

（4）对难以确诊的患者采用 CT 或 MRI 检查。

6. 鉴别诊断　股骨颈骨折需要和下列疾病相鉴别。

（1）股骨转子间骨折：有髋部外伤病史，局部疼痛，外旋畸形明显，多大于 60°，甚至达到 90°，但单纯根据外旋畸形判断骨折不够准确，需摄 X 线片明确诊断。

（2）股骨颈病理性骨折：只需要很小的暴力就能引起骨折，有的患者有肿瘤病史，拍摄 X 线片提示局部骨质异常，对怀疑病理性骨折而 X 线显示不清者，进行 CT 扫描。

（3）髋关节骨折脱位：髋关节骨折脱位有明显的脱位特征，髋关节处于屈曲、内收、内旋弹性固定位或外展外旋屈曲弹性固定位，X 线片可明确诊断。

三、治疗

1. 保守治疗　由于股骨颈骨折保守治疗存在卧床时间长，并发症多，骨折容易移位等问题，目前，多主张手术治疗。保守治疗适用于个别年龄过大、体质差，有严重的器质性病变，无法耐受手术者，可采用皮牵引，保持下肢于中立位。1 个月疼痛缓解后，骨折虽未愈合，但仍能扶腋杖下地活动。

2. 手术治疗　目前，大多数的股骨颈骨折需要手术治疗。

1）治疗原则：对所有 Garden Ⅰ型或 Ⅱ型骨折，采用内固定治疗，小于 60 岁患者的 Garden Ⅲ型或 Ⅳ型骨折，采用复位内固定加肌骨瓣移植术，对于 60 岁以上患者有明显移位的 Garden Ⅲ型或 Ⅳ型骨折，全身情况能够耐受手术者，建议进行人工髋关节置换术；陈旧性股骨颈骨折不愈合者，建议进行人工髋关节置换术。

2）手术方法：手术方法很多，较常用的是在 X 线辅助下手术。

（1）三枚空心加压拉力螺钉固定：对于 Garden Ⅰ 型、Ⅱ 型骨折及小于 60 岁患者的 Garden Ⅲ 型或Ⅳ型骨折，AO 的空心加压螺钉固定成为治疗的标准手术。它具有操作方便、固定牢靠的优点，通常采用三枚空心加压拉力螺钉，固定时注意使螺钉在股骨颈内呈倒等腰三角形旋入并使螺纹越过骨折线，以发挥拉力螺钉的加压作用和负重时骨折断端间的动力加压作用，螺钉尖端距离股骨头软骨面下以 5mm 为宜，以防发生切割作用。

（2）动力髋螺钉系统（dynamic hip screw，DHS）或与此类似的滑动式钉板固定装置：此类内固定钢板多适用于靠近股骨颈基底部的骨折，使用 DHS 时多在主钉近端的股骨颈内再拧入一枚螺钉，以增强抗旋转能力，固定牢靠。

（3）人工髋关节置换术：对于骨折明显移位的 Garden Ⅲ 型或Ⅳ型骨折，年龄大于 60 岁，全身情况能够耐受手术者，行人工髋关节置换术可以使患者早期下床活动，避免内固定失败后再次手术的风险。对于原有骨关节炎等疾病导致髋关节疼痛的股骨颈骨折患者，目前，也推荐采用人工髋关节置换术。人工髋关节置换术又分为人工全髋和人工股骨双动头置换两种术式。对于老年患者选用人工全髋置换还是人工股骨头置换需要根据患者的预期寿命、活动范围、身体状况和骨质质量综合判断。有学者主张对于75 岁以上患者可以选择人工双动头置换术，75 岁以下患者宜选择人工全髋置换术。

四、预后评价

股骨颈骨折的主要并发症是骨折不愈合和股骨头缺血性坏死，在无移位的病例组中，不愈合甚少见；但在有移位的股骨颈骨折中，有 20% ~30% 发生不愈合，此外，骨折不愈合还与年龄、骨折部位、复位程度等相关，骨折不愈合的总发生率为 15%。

股骨头缺血性坏死主要与骨折部位和移位程度相关，骨折部位越高、移位越明显发生率越高。股骨头缺血坏死后常继发创伤性髋关节炎，导致关节疼痛、跛行、功能障碍。

五、最新进展

股骨颈骨折是老年人常见的一种骨折，股骨颈骨折后，股骨头的血液供应可严重受损，骨折后股骨头坏死与否主要与其残存血供和代偿能力有关。因此，股骨颈骨折应早期复位及内固定手术，以利于使扭曲受压与痉挛的血管尽早恢复。复位要求对位良好，复位优良者发生股骨头缺血坏死的概率明显小于复位不良者。选择内固定物时应以对血供损伤小、固定牢固类型为佳。对于多数患者我们推荐早期闭合复位，透视下 3 枚加压空心螺钉内固定。

对于老年人移位的股骨颈骨折采用内固定还是人工髋关节置换还存在一些争议。最近的研究倾向于对这类患者实行人工髋关节置换术。Rogmark 等在对 14 项随机对照研究（2 289 例患者）的荟萃分析显示，对于 70 ~80 岁有移位的股骨颈骨折患者一期行人工髋关节置换术优于内固定术，相对于内固定治疗关节置换术的并发症少，关节置换可以获得较好的功能，减少患者痛苦。

（刘永强）

第四节　股骨干骨折

一、概述

股骨干骨折是指小粗隆下 2 ~5cm 至股骨髁上 2 ~5cm 的股骨骨折，占全身骨折的 6%，男性多于女性，约 2.8：1。10 岁以下儿童多见，约占总数的 1/2。股骨干骨折多由强大暴力所造成，主要是直接外力，如汽车撞击、重物砸压、碾压或火器伤等，骨折多为粉碎、蝶形或近似横形，故骨折断端移位明显，软组织损伤也较严重。因间接外力致伤者如高处坠落、机器绞伤所发生的骨折多为斜形或螺旋形。旋转性暴力所引起的骨折多见于儿童，可发生斜形、螺旋形或青枝骨折。骨折发生的部位以股骨干中下

1/3 交界处为最多，上 1/3 或下 1/3 次之。骨折端因受暴力作用的方向，肌群的收缩，下肢本身重力的牵拉和不适当的搬运与手法整复，可能发生各种不同的移位。

股骨上 1/3 骨折后，近端受髂腰肌、臀中肌、臀小肌和髋关节外旋诸肌的牵拉而屈曲、外旋和外展，而远端则受内收肌的牵拉而向上、向后、向内移位，导致向外成角和缩短畸形；股骨中 1/3 骨折后，其畸形主要是按暴力的撞击方向而成角，远端又因受内收肌的牵拉而向外成角；股骨下 1/3 骨折端受腓肠肌的牵拉而向后倾倒，远侧骨折端可压迫或刺激腘动脉、腘静脉和坐骨神经（图 6－3）。

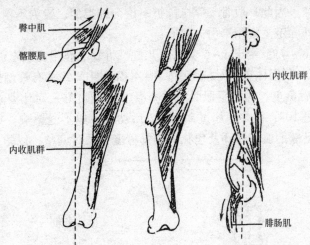

图 6－3 股骨干上、中、下 1/3 骨折移位情况

二、诊断

1. 病史要点 多数伤者均有较严重的外伤史，并发多发伤、内脏伤及休克者较常见。注意骨折的同时不能忘记其他部位的损伤，尤其注意基本生命体征的变化。股骨骨折部疼痛比较剧烈，可见大腿的成角、短缩畸形，常有骨折断端的异常活动。股骨干骨折可并发坐骨神经、股动脉损伤，有时可同时存在股骨远端骨折、股骨颈骨折、转子间骨折以及髋关节脱位。

2. 查体要点 患者不愿移动患肢，股骨骨折部压痛、肿胀、畸形、骨擦音、肢体短缩及功能障碍非常显著，有的局部可出现大血肿、皮肤剥脱、开放伤及出血。全身系统检查必不可少，髋部、背部、骨盆部的疼痛往往提示这些部位的并发伤。单纯股骨干骨折失血一般为 600～800ml，患者存在低血容量性休克时应排除其他部位出血的可能。在患肢临时固定前应检查膝关节，膝关节肿胀、压痛提示膝关节韧带损伤或骨折。神经功能支配和血管情况在伤后应立即检查，注意伤肢有无神经和血管的损伤。

3. 辅助检查 如下所述。

（1）常规检查：股骨正侧位 X 线片可显示骨折部位、类型和移位方向，且投照范围应包括骨折远近侧关节，这有助于治疗方案的制订，注意摄股骨近端 X 线片，股骨颈骨折或转子间骨折有 30% 的漏诊率，疑有膝关节周围损伤的加摄膝关节正侧位 X 线片。

（2）特殊检查：对于轻微外力引起的骨折，可予 CT 扫描，以排除病理性骨折可能。对伤肢怀疑有血管损伤，应施行 B 型超声检查或血管造影。疑有髋关节和膝关节并发伤的患者，必要时 CT 和 MRI 检查，明确有无关节及韧带损伤，有坐骨神经症状者施行神经电生理检查。

4. 诊断标准 如下所述。

（1）患者有明确的外伤史。

（2）大腿局部疼痛比较剧烈，可见大腿的成角、短缩畸形，骨折断端常有异常活动。

（3）正侧位 X 线片示显示骨折部位、类型和移位方向。

（4）怀疑有血管损伤，应行 B 型超声检查或血管造影。

（5）坐骨神经损伤者行神经电生理检查。

三、治疗

1. 保守治疗 股骨骨折，如有并发伤，必须优先处理，如贻误诊断或处理不当，常造成患者死亡。由于股骨骨折常有周围软组织严重挫伤，如急救输送时未妥善固定，骨折端反复活动刺伤软组织（肌肉、神经、血管），特别是股动、静脉，腘动、静脉的破裂可引起大出血，因此，观察和治疗休克是治疗股骨骨折重要的一环，不可忽略。股骨干骨折因周围有强大的肌肉牵拉，手法复位后用石膏或小夹板外固定均不能维持骨折对位。因此，股骨干完全骨折不论何种类型，皆为不稳定性骨折，必须用持续牵引，维持一段时间后再用外固定。常用牵引方法有：

（1）悬吊牵引法（图6-4）：用于4~5岁以内儿童，将双下肢用皮肤牵引向上悬吊，牵引重量1~2kg，要保持臀部离开床面，利用体重做对抗牵引。3~4周经摄X线片有骨痂形成后，去掉牵引，开始在床上活动患肢，5~6周后负重。对儿童股骨干骨折要求对线良好，对位要求达功能复位即可，不强求解剖复位，如成角不超过10°，重叠不超过2cm，以后功能一般不受影响。在牵引时，除保持臀部离开床面外，并应注意观察足部的血液循环及包扎的松紧程度，及时调整，以防足趾缺血坏死。

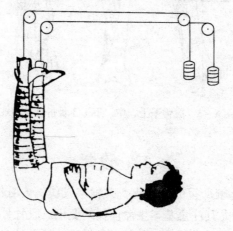

图6-4 Bryant 皮肤牵引

（2）滑动皮肤牵引法（Russell牵引法）：适用于5~12岁儿童（图6-5）。在膝下放软枕使膝部屈曲，用宽布带在膝关节后方向上牵引，同时，小腿进行皮肤牵引，使两个方向的合力与股骨干纵轴成一直线，合力的牵引力为牵引重力的两倍，有时亦可将患肢放在托马斯架及Pearson连接架上，进行滑动牵引。牵引前可行手法复位，或利用牵引复位。

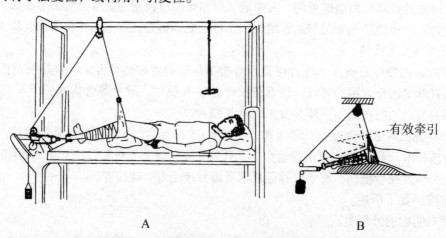

有效牵引

A 　　　　　　　　　　　B

图6-5 滑动皮肤牵引法（Russell 法）
A. 装置；B. 示意图

（3）平衡牵引法：用于青少年及成人股骨干骨折（图6-6），在胫骨结节处穿针，如有伤口可在股骨髁部穿针，患肢安放在托马斯架上做平衡牵引，有复位及固定两种作用。可先手法复位小夹板维持，然后维持重量持续牵引（维持重量为体重1/10），或直接用牵引复位（复位重量为体重1/7）复位后改为维持重量。根据骨折移位情况决定肢体位置：上1/3骨折应屈髋40°～50°，外展约20°，适当屈曲膝关节；中1/3骨折屈髋屈膝20°，并按成角情况调整外展角度；下1/3骨折时，膝部屈曲约60°～80°，以便腓肠肌松弛，纠正远侧骨端向后移位。牵引后24～48h要摄床边X线片，了解骨折对位情况，同时，每日多次测量患侧肢体长度，并加以记录，以资参考。要根据X线片及患侧肢体长度测量情况，及时调整肢体位置、牵引重量和角度，要防止牵引不够或过度牵引，在牵引时还应注意观察穿针部位有无感染，注意肢体保温，教会患者锻炼躯体、上肢、患肢关节和肌肉的方法。

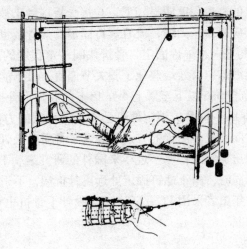

图6-6　股骨干骨折平衡牵引疗法

使用平衡牵引，患者较舒适，牵引期间能活动髋、膝和踝关节，擦澡和大小便较方便，一般牵引4～6周，经摄X线片有骨痂形成后，可改用髋人字石膏固定4～8周。在牵引中可同时应用小夹板固定，纠正成角，去除牵引后也可用小夹板外固定，但要经常复查以防骨折移位或成角。

2. 手术方法　如下所述。

1) 手术时机和适应证：手术时间一般选择伤后的3～7d，便于及早发现术前并发症，尤其脂肪栓塞综合征的发生。但有研究发现伤后10～14d手术的患者骨折愈合快。近年来由于外科技术提高和医疗器械的改善，手术适应证有所放宽。具体的手术适应证有：①牵引失败。②软组织嵌入骨折端。③并发重要神经、血管损伤，需手术探查者，可同时施行开放复位内固定。④骨折畸形愈合或不愈合者。

2) 常用手术方法

（1）股骨上1/3或中上1/3骨折：多采用顺行股骨髓内钉固定，交锁髓内钉适用于股骨干小转子以下至膝关节9cm以上的各种类型闭合骨折，包括严重长段粉碎性骨折、三段或以上的多节段骨折。此法具有术后不用外固定及早期下床活动的优点。某医院设计的鱼口状髓内钉兼有动力加压和静力加压的作用，临床应用中取得了较好的疗效。过去用开放式打入髓内针的方法，近十年来已广泛使用C形臂X线透视，仅在穿钉处做小切口，不显露骨折端闭合穿钉。闭合法较开放损伤小，出血少，不破坏骨折端的血供，有利于骨折愈合。

（2）股骨中下1/3骨折：传统方法是采用8～10孔接骨板固定及髋人字石膏固定。目前，多采用加压钢板、锁定加压钢板（LCP）以及逆行股骨髓内钉固定。加压钢板有多种类型，20世纪60年代开始应用加压器的加压钢板固定，其后出现动力加压钢板（DCP）、LCP等。逆行交锁髓内钉应选择距膝关节间隙20cm以内的股骨髁上及髁间骨折，还可用于股骨干并发股骨颈骨折、多发骨折以及并发同侧胫腓骨和胫骨平台骨折。

（3）陈旧性骨折畸形愈合或不愈合的治疗：开放复位，选用适当的内固定，并应常规植骨以利骨折愈合。

四、预后评价

股骨干骨折大部分愈合良好，骨折延迟愈合或骨不连发生率低，愈合后多数患者功能恢复正常。

五、最新进展

20世纪末期，Krettek等提出了微创接骨板（MIPO）技术，避免直接暴露骨折部位，保留骨折周围组织，为加快骨折愈合创造了条件。经皮插入钢板内固定手术属于关节外骨折的微创（MIPO）技术，利用骨折间接复位技术，在骨折两端切一小口，从肌下插入钢板并经皮拧入锁定螺钉，由于跨过骨折部位的接骨板相对较长，螺钉固定的密集程度明显较低，与接骨板接触未被螺钉穿过的骨干相对较长，因而，每单位面积上分配的应力相应减少；同样，没有螺钉固定的接骨板也相对较长，避免了接骨板应力集中。此外，MIPO技术所达到的是一种弹性固定，骨折块间一定程度的微动促进了骨折的愈合。患者创伤小、恢复快，并可早期功能锻炼，有效地避免了膝关节僵直，虽不能早期负重，仍是一种满意的治疗方法。LC－LCP主要用于小转子6cm以下至髁上6cm以上的股骨干骨折，而LISS的适应证与逆行髓内钉非常的接近，同时，LISS和LC－LCP的锁定螺钉已将骨质承载的力量转移到接骨板上，锁定固定螺钉可通过双皮质和锁定螺钉之间非平行固定的方法，改善了骨质疏松骨折的受力和负荷，因此，它们对骨质疏松性骨折治疗方面表现出良好的特性。近年来国外的研究表明LISS和LCP对开放性粉碎性骨折具有良好的内支架支撑作用，同时，由于螺钉固定处远离骨折端，不干扰骨折端血供，临床内固定感染率显著下降。此外，对于青少年患者采用LC－LCP治疗股骨干骨折也可取得良好的疗效，并且避免了对患者骨骺的损伤。

（刘永强）

第五节　股骨远端骨折

一、概述

股骨远端骨折所指范围，尚无明确规定，一般认为膝关节上7～9cm内或股骨远侧1/3的骨折。本节讨论重点为股骨髁上骨折和股骨髁间骨折，股骨远端骨折占所有股骨骨折的6%。大多数是高能量损伤的年轻人和骨质疏松的老年人，可同时并发其他部位损伤。股骨远端皮质薄、髓腔大，呈松质骨样复杂的三维解剖结构，其解剖轴与重力轴之间、与下端关节面之间存在着生理性夹角，约6°。股骨干远端为股骨髁，外侧髁比内侧髁宽大，内侧髁较狭窄，其所处的位置较低。股骨两髁关节面于前方联合，形成一矢状位凹陷，即髁面，当膝伸直时，以容纳髌骨。在股骨两髁间有一深凹，为髁间窝，膝交叉韧带经过其中间，前交叉韧带附着于外髁内侧后部，而后交叉韧带附着于股骨内髁外侧的前部。附着在股骨远端上的肌腱、韧带和关节囊组成了一个复杂的应力传导系统，维持着膝关节的功能和稳定。股骨髁解剖上的薄弱点在髁间窝，三角形的髌骨如同楔子指向髁间窝，易将两髁分开，股骨远端骨折及其软组织损伤将破坏这一结构和系统，若治疗不当将造成膝关节畸形和伸屈功能障碍以及其他并发症。

二、诊断

1. 病史要点　股骨远端骨折常发生于年轻人和老年妇女。在青年人中，这类骨折为高能量损伤所致，多见于车祸、机器伤和高处坠落等事故，常为开放性和粉碎性骨折，波及膝关节，严重影响下肢的负重和膝关节功能；而老年人由于骨质疏松，在跌倒时膝关节处于屈曲位而致股骨远端骨折，年轻患者常并发其他部位的损伤，严重者可并发休克。在接诊中应仔细诊查，有无重要脏器以及其他肢体损伤，尤其注意同侧股骨颈骨折、股骨转子间骨折、胫腓骨骨折以及膝关节周围的损伤。股骨髁周围有关节囊、韧带、肌肉及肌腱附着，骨折块受这些组织的牵拉不易复位，复位后难以维持。股骨远端后方有腘动脉及坐骨神经，严重骨折时，可造成其损伤。因此，对于怀疑并发神经血管损伤的患者需进一步详细检查。

2. 查体要点　伤后主要表现为大腿远端肿胀、疼痛，大腿短缩、向后成角畸形。波及关节时，关节腔明显积血，浮髌试验阳性，前后交叉韧带损伤时，抽屉试验可阳性。

3. 辅助检查　如下所述。

（1）常规检查：股骨远端常规前后位和侧位 X 线片，观察股骨远端骨折的情况并指导分类。摄片时最好适当予以下肢牵引，纠正股骨下端成角、短缩和旋转移位，有助于看清骨折情况。多排螺旋 CT 扫描和二维、三维图像重建能明确骨折的详细情况，对手术方案的制订很有帮助。膝关节 MRI 可以确定关节、韧带及半月板损伤。

（2）特殊检查：怀疑血管损伤，多普勒超声检查必不可少，对超声检查后仍然不能明确或开放性损伤的患者可行血管造影；怀疑有神经损伤的患者进行神经电生理检查。

4. 诊断标准　包括以下几点。

（1）患肢有明显外伤史。

（2）膝上出现明显肿胀，股骨髁增宽，可见成角、短缩和旋转畸形。做膝关节主动及被动活动时，可听到骨擦音。

（3）可出现肢体远端血管和神经损伤体征。血管损伤后膝以下皮温下降，肤色苍白，足背动脉搏动减弱或消失，神经损伤后小腿感觉减退或消失，踝关节不能主动背伸等。

（4）X 线片观察骨折范围及移位，必要时 CT 扫描和 MRI 检查，明确骨折和韧带损伤的详细情况。

5. 分型　目前多使用 Muller 分型，依据骨折部位及程度分为 3 类 9 型，有利于确定骨折治疗及判定其预后（图 6 - 7）。

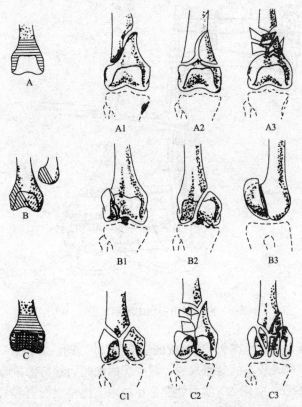

图 6 - 7　Muller 股骨远端骨折分型

A 型：累及远端股骨干伴有不同程度粉碎骨折；B 型：为髁部骨折；B1 型：外髁矢状劈裂骨折；
B2 型：内髁矢状劈裂骨折；B3 型：冠状面骨折；C 型：为髁间 T 形及 Y 形骨折；C1 型：为非粉碎性
骨折；C2 型：股骨干粉碎骨折并发两个主要的关节骨折块；C3 型：关节内粉碎骨折

6. 鉴别诊断 股骨远端病理性骨折：轻微外力引起的骨折，既往有肿瘤、骨髓炎等病史，X 线片发现骨折局部存在骨质破坏，CT 或 MRI 可见骨质破坏的详细情况以及有无软组织受累。

三、治疗

1. 保守治疗 对于无明显移位的 Muller A 型骨折或儿童的股骨远段青枝骨折，可长腿石膏固定在屈曲 20°位，6 周后开始逐渐功能锻炼。

2. 手术治疗 如下所述。

1）手术适应证：任何移位的关节内骨折，并发血管损伤的骨折，同侧存在胫骨干或胫骨平台骨折，双侧股骨骨折，多发性骨折，病理性骨折，同时，有膝关节韧带断裂，不稳定的关节外骨折。由于股骨远端骨折邻近膝关节，坚强固定，早期功能锻炼有助于减少下肢骨折并发症的发生，最大限度地恢复膝关节的功能。目前观点认为，除非嵌顿的无移位关节外股骨远端骨折或不能耐受手术的患者外，都应采取手术治疗，才能最大限度降低膝关节的病损程度。

2）手术方法

（1）95°角钢板固定（图 6-8）：宽大的钢板可提供较好的固定，并能抵抗弯曲及扭转应力，适用于股骨髁上骨折，缺点是操作不易，由于它的弯柄部与钢板连为一体，角度固定，插入后就不能改变位置，且插入髁的方向难以掌握，易造成髁部内外翻畸形。此外，钉板的打入可引起髁间骨折的分离。

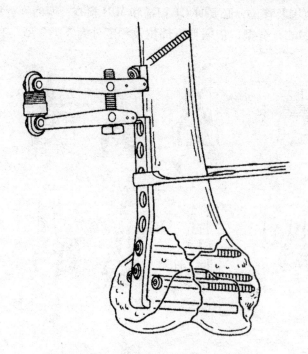

图 6-8 95°角钢板固定示意图

（2）双加压"L"形钢板，主要是在 95°角钢板的横板内加一螺孔，可放入螺栓，对股骨髁间和胫骨平台起横向加压作用，对中国人较小的骨骼来说，减少了附加拉力螺钉的风险。

（3）AO 动力髁螺钉（DCS）：应用 AO 动力髁螺钉在技术上比角钢板更容易，因为钢板与螺钉是单独部件，可在矢状面上调整。另外，螺钉插入松质骨允许骨折端轻微活动，刺激骨痂生长，但对于严重骨质疏松的患者，建议先将骨水泥注入钉道以加强稳定性。

（4）GSH 逆行带锁髓内钉固定：逆行髓内钉固定，比钢板获得更接近生物学的固定，是均分负荷型，且手术时间短、出血少、周围软组织保护好，可早期进行 CPM 功能锻炼。缺点是关节入口可引起髌股关节炎及膝关节僵直，骨折部位感染则可导致化脓性关节炎，髓内钉的尖端易产生应力集中致骨折，对于延伸至峡部的骨折、髁关节面严重粉碎者，要慎重使用。

（5）股骨下端解剖钢板：这种钢板主要优点在于贴合髁部解剖形态的钢板远端多孔设计，便于在髁间粉碎性骨折时，多方向、多点和多枚拉力螺钉的固定选择，手术易于操作。手术暴露广、创伤大是其缺点。

（6）股骨下端 LISS 钢板：LISS 钢板是符合微创外科原则的一种新型内固定系统，其形状与骨的解剖轮廓一致。一般在不暴露骨折区域的情况下，经皮插入钢板并完成锁定螺钉的固定。LISS 的稳定性依赖于螺钉与钢板组合锁定后的成角稳定性，其特有的锁定固定有利于股骨远端骨折复位后更好地维持固定。

（7）外固定支架加有限内固定：对于开放性骨折污染严重时，常首选外固定支架加有限内固定。由于只有外固定支架钢针和少数螺钉与骨骼接触，所以骨折感染率低，感染时亦可得到有效控制，具有手术操作快、软组织剥离少和方便换药等优点。缺点是针道渗出和术前与术后感染，股四头肌粘连导致膝关节活动受限。

四、预后评价

股骨远端骨折愈合后多并发膝关节活动障碍、僵硬、成角畸形、创伤性关节炎等，骨折延迟愈合或骨不连的发生率低。

五、最新进展

因股骨远端骨折靠近膝关节，易损伤股中间肌及股前滑动机构，极易发生膝关节的活动障碍和僵硬。手术中尽量避免干扰膝关节，应用坚强内固定，如 GSH 逆行交锁髓内钉和 LISS 钢板，早期镇痛下进行膝关节的功能锻炼，有助于膝关节功能的恢复。

（刘永强）

第六节 髌骨脱位

一、概述

髌骨的稳定性依靠内、外侧力量的动力性平衡，当外伤或先天、后天性疾患使平衡受到破坏时，髌骨可偏离正常位置，发生脱位或半脱位。髌骨脱位可分为内、外方向，临床以外侧移位最常见，而且常易复发，称为复发性脱位。

创伤性髌骨脱位多为外侧脱位，常由膝关节伸直位急剧外旋小腿引起，也可由直接撞击髌骨引起，多可自动复位，未自动复位者常弹性固定于半屈曲位，被动伸膝用手推挤髌骨外缘常可复位。复发性髌骨脱位可继发于急性外伤之后，但有 1/3 左右的患者无明确外伤史。文献列举下列改变可能单独或联合构成髌骨脱位或半脱位的病因为高位髌骨，股骨外髁发育不良，膝外翻，股内侧肌萎缩，股外侧肌肥大，髌外侧支持结构挛缩，髌内侧支持结构减弱或松弛，膝关节普遍性松弛，髌韧带止点偏外，膝反张，胫骨外旋，股骨内旋或股骨颈前倾，髌骨先天性异常。

二、诊断

1. 病史要点 髌骨急性脱位，膝关节常可有明显肿胀，脱位后当膝关节呈伸直位时极易自行复位。对于复发性脱位和半脱位患者，膝痛是较常见的症状，但疼痛较轻，多有膝关节不稳定的各种感受，如乏力，支撑不住，突然活动不灵和摩擦等。

2. 查体要点 髌骨急性脱位，髌骨内侧有瘀斑，压痛明显，将髌骨向外推移时有松动感，屈膝时（通常在麻醉下）发现髌骨向外移位，即可明确诊断。

复发性脱位和半脱位患者，检查可发现髌股关节及髌骨内侧压痛，肿胀。髌骨位置异常是一个重要体征。伸直膝关节时，一般不表现髌骨侧方移位，但在屈膝位常可观察到受累髌骨的位置偏外，严重者可完全滑到股骨外髁的外侧。检查时可发现髌骨向外侧移动的幅度明显大于对侧。在肌肉松弛条件下，检查者将髌骨向外侧推，并徐徐屈膝，至30°左右时髌骨被推向半脱位或接近于脱位状态，此时，常可引起患者不适和恐惧，害怕脱位复发而加以阻止，并试图伸膝使髌骨回到正常位置，股四头肌特别是股内侧肌萎缩。

临床检查中，Q角的测量具有诊断和治疗意义，Q角是股四头肌牵拉轴与髌韧带长轴在髌骨中点的交角，临床上以髂前上棘至髌骨中点连线和胫骨结节至髌骨中点连线的交角表示。在男性正常为8°~10°，女性为10°~20°，Q角增大，股四头肌收缩将使髌骨向外侧脱位。

3. 辅助检查 X线片对诊断有很大帮助，可以显示髌骨的形态和位置是否正常，Insall 发现髌骨与髌韧带长度之比约为1：1，测量两者在侧位片上的长度比若小于1，则考虑高位髌骨的可能。

轴位X线片可显示髌骨和滑车发育不良，髌股关节面不相适和髌骨移位，轴位片上最常见的病征是髌骨向外侧偏斜及半脱位。Laurin 等发现仰卧屈膝20°~30°时拍摄髌骨轴位片，可显示股骨髁间线与髌骨外侧关节面两缘的联线之间形成一外侧髌股角，正常此角向外侧张开，髌骨半脱位时此角消失或向内侧张开。复位后应拍侧位、轴位X线片，除观察是否完全复位外，还应观察髌骨及股骨髁的发育形态及有无骨软骨碎片残留在关节内。

MRI 检查可以了解髌骨内侧支持带损伤情况、髌股关节软骨损伤情况等。

4. 分类 按髌骨脱位方向分为外侧脱位和内侧脱位，内侧脱位极为少见。

5. 诊断标准 包括以下几点。

（1）患者外伤后感觉髌骨向外滑脱，当膝关节呈伸直位时极易自行复位。复发性脱位有反复脱位病史。

（2）查体：髌骨内侧有瘀斑，压痛明显，将髌骨向外推移时有松动感。屈膝时可发现髌骨向外移位，可有Q角异常。

（3）轴位X线片：可显示髌骨和滑车发育不良，髌股关节面不相适和髌骨移位。最常见的病征是髌骨向外侧偏斜及半脱位。

三、治疗

1. 保守治疗 髌骨脱位不难整复，麻醉下膝关节伸直位，松弛股四头肌，用手将髌骨向内侧推回原位。经常复发的病例，患者多可学会自行整复。复位后石膏固定3周，及时进行功能锻炼，如股四头肌练习、膝关节屈伸活动等。

2. 手术治疗 如患者有解剖学不稳定倾向，如向外推髌骨活动度过大，髌骨内侧支持带损伤、远端股内侧肌发育不良、股骨外髁低及高位髌骨、膝外翻角增大等应手术治疗，同时清除关节内骨软骨碎片，修补撕裂的髌内侧支持结构及股内侧肌，术后长腿石膏固定3~4周。

治疗髌骨复发性脱位和半脱位的手术方法甚多，可以概括为两类。一类是着眼于改善股四头肌的功能或稳定髌骨，适用于髌股关节尚无显著变性者；另一类是切除髌骨，重建股四头肌结构，适用于髌股关节有严重变性的病例。没有一种手术能保证治愈所有患者，必须查明致病原因，根据具体情况选择适当的手术方法。当一种手术不足以解决问题时，应采用综合手术，即几种手术同时应用。

（1）膝外侧松解术：这是最简单和应用最广的手术，可单独或综合应用。切开外侧翼状韧带和关节囊，向上分离股外侧肌下部纤维，直至髌骨回到正常位置。膝外侧松解术也可结合关节镜检查施行，膝外侧松解术对髌骨移位较轻的病例可单独使用，病情较复杂者可结合其他手术进行。Chen 等报告单独采用本手术治疗髌骨不稳症，优良疗效达86%。

（2）内侧关节囊缩紧术：当膝关节前内侧关节囊结构松弛，股四头肌力线正常，髌股关节面无明显变性时，缩紧内侧关节囊有一定效果。有主张对撕裂的膝内侧软组织，包括股四头肌的内侧扩张部，均给予手术修复。术后用长腿石膏固定4~6周，在修复软组织愈合后，开始膝关节的功能锻炼。

（3）髌腱止点移位术：有多种手术方式，适用于髌股关节发育异常、Q角过大、上述软组织手术仍不能矫正者。

四、预后评价

创伤性髌骨脱位如没有髌股关节发育异常，经保守治疗或手术治疗后预后良好。髌骨脱位反复发作可导致关节松弛和不稳，并可引起发育障碍、关节内游离体和变性关节炎等并发症。由于复发性脱位常继发于急性外伤性髌骨脱位，有些学者主张在急性脱位时手术修复损伤的内侧支持带以防复发。

五、最新进展

急性创伤性髌骨脱位通常采用闭合复位的方法。对于何时需要手术治疗仍存在争议。Cash 和 Hughston 总结 103 例急性脱位病例后发现，没有并发解剖学不稳定倾向者，非手术治疗优良率为 75%；并发解剖学不稳定倾向者非手术治疗优良率为 52%，而手术治疗的优良率则达 91%。这一结果说明，对于有先天性脱位倾向的患者应紧急修复受伤的内侧结构。

（王海涛）

第七节 髌骨骨折

一、概述

髌骨是人体中最大的籽骨，它是膝关节的一个组成部分。切除髌骨后，在伸膝活动中可使股四头肌肌力减少 30% 左右。因此，髌骨能起到保护膝关节、增强股四头肌肌力的作用，除不能复位的粉碎性骨折外，应尽量保留髌骨。

髌骨骨折为直接暴力或间接暴力所致。直接暴力多因外力直接打击在髌骨上，如撞伤、踢伤等，骨折多为粉碎性，其髌前腱膜、股四头肌及髌两侧腱膜和关节囊多保持完好，骨折移位较小。间接暴力，多由于股四头肌猛力收缩，所形成的牵拉性损伤，如突然滑倒时，膝关节半屈曲位，股四头肌骤然收缩，牵拉髌骨向上，髌韧带固定髌骨下部，而股骨髁部向前顶压髌骨形成支点，三种力量同时作用造成髌骨骨折。间接暴力多造成髌骨横形骨折，移位大，髌前筋膜及两侧扩张部撕裂严重。

二、诊断

1. 病史要点　有明显外伤史，多为跌倒后膝部着地，亦可是外力直接打击在髌骨上，如撞伤、踢伤等。局部疼痛，不能活动、行走。

2. 查体要点　骨折后膝关节腔积血，髌前皮下瘀血、肿胀，严重者可有皮肤张力性水疱。髌骨局部有压痛，移位的骨折，可触及骨折线间的空隙，膝关节不能活动，屈伸活动明显受限。陈旧性骨折有移位者，因失去股四头肌作用，伸膝无力，走路缓慢，并可有关节活动障碍。

3. 辅助检查　多数病例摄髌骨正侧位 X 线片即可证实。对可疑髌骨纵形或边缘骨折，须拍髌骨轴位片。对于诊断有疑问，或骨折不明显者可进行 CT 检查进一步证实。

4. 分类　如下所述。

1）无移位的髌骨骨折。

2）有移位的髌骨骨折

（1）髌骨横形骨折。

（2）髌骨粉碎性骨折。

（3）髌骨下极粉碎性骨折。

（4）髌骨上极粉碎性骨折。

（5）髌骨纵形骨折。

5. 诊断标准　包括以下几点。

（1）患者多有明显外伤史。

（2）查体局部疼痛、肿胀，可有皮下瘀斑、水疱，膝关节活动受限。

（3）X线显示骨折。

（4）对难以确诊的患者采用 CT 检查。

三、治疗

髋骨骨折是关节内骨折，对新鲜髋骨骨折的治疗，应最大限度地恢复关节面的平整，恢复原关节面的形态，力争使骨折解剖复位，关节面平滑，给予坚强内固定，修补断裂的肌腱腱膜和破裂的关节囊。早期活动膝关节，防止创伤性关节炎的发生、恢复膝关节的功能。

1. 保守治疗　石膏托或管型固定适用于无移位的髋骨骨折，可抽出关节积血，适当加压包扎，用长腿石膏托或管型固定患肢于伸直位 4~6 周。在此期间，练习股四头肌收缩，去除石膏托后练习膝关节伸屈活动。

2. 手术治疗　对于有移位的髋骨骨折应行切开复位内固定。内固定方法有多种，对于髋骨横形骨折应尽可能采用张力带固定。此法优点是固定牢固，不需外固定，可以早期活动膝关节（图 6-9）。对于髋骨粉碎性骨折可采用髋骨环扎术，术后需加石膏外固定。记忆合金髋骨爪形固定器，可用以固定髋骨横形骨折及粉碎性骨折，术后无须外固定，膝关节亦可较早活动。

髋骨部分切除术适用于髋骨下极或上极粉碎性骨折。切除较小骨块或骨折粉碎部分，将髋韧带附着于髋骨上段，或将股四头肌附着于髋骨下段骨块，术后长腿石膏伸直位固定 3 周，去石膏后不负重练习关节活动，6 周后扶拐逐渐负重行走，并加强关节活动度及股四头肌肌力锻炼。此法可保全髋骨作用，韧带附着于髋骨，愈合快，股四头肌功能得以恢复，无骨折愈合后关节面不平滑问题。只要准确按上法处理，术后及时做关节活动及股四头肌锻炼，可以达到关节活动好、股四头肌肌力恢复好的治疗目的。且因关节面平滑，不致因骨折引起髋股关节炎。

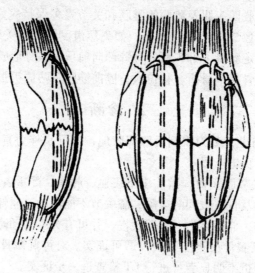

图 6-9　髋骨骨折张力带固定

髋骨全切除适用于严重粉碎性骨折无法复位固定者，髋骨全切除将不可避免地影响伸膝功能，应尽可能避免。将碎骨全部切除，同时直接缝合股四头肌腱与髋韧带，修复关节囊，术后用石膏固定膝于伸直位 3~4 周，逐渐锻炼股四头肌及步行功能。

四、预后评价

大多愈合良好，鲜有骨折不愈者，部分患者可能遗留创伤性关节炎。髋骨骨折是关节内骨折，在治疗中应尽量使关节面恢复平整，减少髋股关节炎的发生。影响髋骨骨折预后的因素有二：①髋骨关节面复位不佳，不平滑，环形固定或"U"形钢丝固定不够坚强，在活动中不易保持关节面平滑，如固定偏前部，则可使关节面骨折张开，愈合后易发生髌股关节炎。②内固定不坚强者，尚需一定时间外固定，若骨折愈合较慢，则外固定时间需长达6周以上，关节内可发生粘连，妨碍关节活动。因此，髌骨骨折的治疗原则应当是，关节面复位平滑，内固定适当有力，早活动关节。

五、最新进展

髌骨骨折的治疗方法有多种，有各种钢丝固定技术（包括张力带钢丝）、螺钉固定、部分髌骨切除、全髌骨切除等。克氏针张力带钢丝固定仍是最经典的治疗方法，固定确实可靠，可以早期进行功能训练。Weber 等用实验方法对环扎钢丝、张力带钢丝、Magunson 钢丝、克氏针张力带钢丝所提供的骨折固定牢固强度进行比较，发现最牢固的固定方式是克氏针张力带钢丝固定。空心螺钉加张力带钢丝固定曾作为一种新的固定方式出现，但生物力学测试表明这一固定方式并无特别优点。对于髌骨切除存在较大争议，因此，如果切实可行的话，应尽可能保留髌骨，至少保留近端或远端1/3。

（王海涛）

第七章

膝部损伤

第一节　解剖学基础

　　膝关节由三个分别的关节组成，即由胫骨股骨关节、髌骨股骨关节、胫骨腓骨关节组成。当人在行走时，膝关节所受到的力大约是体重的 5 倍。膝关节有三个轴向的活动，有六个方向的自由度。膝关节的正常活动度为过伸 10° 至屈膝 140°，伴随着内旋 10° ~ 外旋 30° 的旋转活动。

　　人类胚胎发育期内，妊娠第 28d 时下肢萌芽开始出现，第 37d 股骨胫骨腓骨开始软骨化，前交叉韧带、后交叉韧带、半月板约在第 45d 发生，在胚胎发育期的最后 10d，膝关节才完全形成。

　　皮肤的血液供应主要来自两方面，即轴向的和随机的血液供应。膝关节周围的皮肤主要靠随机的血液供应。随机血液供应包括内在的和外在的分支供应。内在分支来源于腘动脉的关节上下支，在膝关节前髌骨周围形成血管环，当膝前皮肤与皮下组织剥脱时，此供应将被破坏，此时膝前皮肤只有依靠外在分支的血液供应。外在分支主要来源于三方面。其一是股浅动脉关节降支。其二是胫前动脉返支。其三为旋股外侧动脉关节降支。因此，在做膝关节前的皮肤切口时，以横行或纵轴中线切口为宜（图 7 - 1）。

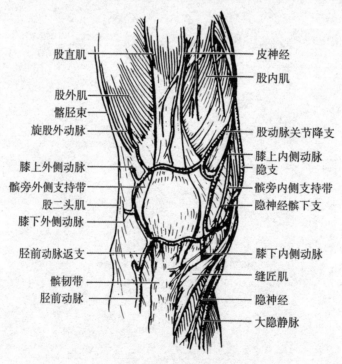

图 7 - 1　外在分支的血液供应

一、骨结构

膝关节由髌骨、股骨远端、胫骨近端组成。医生在描述膝关节的部位方向时，由于位置变化的干扰，通常会使用混乱的方向语言。因此，解剖命名法及髁间窝手术野命名法规范了描述膝关节的方向语言。

解剖命名法：膝关节位于伸直位，近心端为近端，远心端为远端，还有通用的内侧、外侧、前面和后面。

髁间窝手术野命名法：患者仰卧，膝关节位于屈膝位，近心端为深部，远心端为浅部，近髌骨为上（高），远髌骨为下（低），以及内侧、外侧（图7-2）。

股骨远端由股骨内髁和股骨外髁组成。前面的滑车沟与髌骨构成髌股关节。从髁间窝手术野的角度，股骨内髁较股骨外髁倾斜，与矢状面交角约22°。股骨内髁较外髁低并且窄，股骨外髁高有利于阻挡髌骨外侧脱位。从解剖位正面看，股骨内髁比股骨外髁低。从解剖位侧面看股骨内髁的关节面比外髁的长。在股骨内上髁上有一骨性体表标记，是内收肌结节，是内侧副韧带的起点。

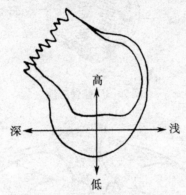

图7-2 髁间窝手术野命名法

胫骨近端的关节面从前向后有7°～10°的倾斜。胫骨近端内侧平台大，内侧平台较平或凹，内髁长，前高，内髁后缘呈方形；外侧髁平台凸或平，外侧髁短，前低，外侧髁后缘尖圆。胫骨外髁前方有一骨性体表标记，称Gerdy结节，它位于胫骨结节外侧2～3cm，髂胫束止于其上。

髌骨是人体内最大的籽骨。从膝前面看它似三角形，从髌骨的关节面看似椭圆形。髌骨共有7个关节面，内外侧关节面间有一纵嵴，嵴两侧各有三个成对的关节面，最内侧面是第七个关节面，称为单面。根据内外侧关节面的宽度比例，Wiberg最先将髌骨分为三型。Ⅰ型：髌骨的内外侧关节面的宽度几乎相等。Ⅱ型：内侧关节面宽度是外侧关节面宽度的一半。Ⅲ型：内侧关节面几乎不能观察到（图7-3）。髌骨与股骨关节面在伸直位接触很少，只有当屈膝45°时，才有最大面积的接触。在完全屈曲位，髌骨的单面与股骨相接触。

二、半月板

膝关节半月板分为内侧和外侧半月板。外侧半月板近于环形，前后部分宽度相似，与胫骨的接触面积较内侧半月板大，后侧以前半月板股骨韧带和后半月板股骨韧带经后交叉韧带的前后方，与股骨髁间窝相连。外侧半月板与其周边的关节囊相连，而在后外侧腘肌腱通过处，关节囊与外侧半月板不相连，为腘肌腱裂。外侧半月板只与关节囊而不与外侧副韧带相连。图7-4、图7-5内侧半月板呈C形，其周缘与内侧关节囊，内侧副韧带相连。

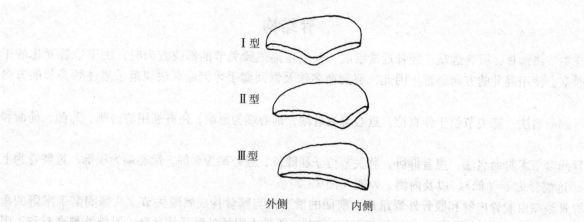

I 型

II 型

III 型

外侧　　　　内侧

内侧面　　　　嵴

Odd面　　　　外侧面

图 7 - 3　髌骨三型

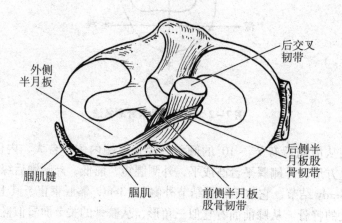

外侧半月板

后交叉韧带

腘肌腱

腘肌

前侧半月板股骨韧带

后侧半月板股骨韧带

图 7 - 4　半月板及韧带

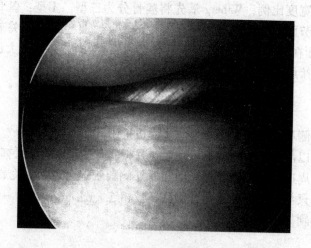

图 7 - 5　关节镜图示腘肌腱通过关节囊

半月板自胚胎发育的第45d发生，开始时半月板内分布大量的血管，但至发育中期，游离缘的血管消失，只有近关节囊周缘 1/3 的区域分布有血运。血液来源于上下关节动脉，上下关节动脉分支后形成毛细血管网，经关节囊滑膜至半月板周缘。

三、前交叉韧带

前交叉韧带长约 38mm（25～41mm），宽约 10mm（7～12mm），厚 5mm。前交叉韧带由大量的胶原纤维束组成，其周围有关节内滑膜包裹，滑膜内有来自关节中动脉的毛细血管网。来自于膝后的胫神经的神经支分布于前交叉韧带内。前交叉韧带起自股骨外髁内侧面后部，止于胫骨髁间棘。股骨附丽区呈椭圆形或半圆形，附丽区长轴与股骨纵轴交角是 26°。胫骨附丽区呈三角形，平面形分布于胫骨髁间棘处，其附丽三角区内侧为胫骨平台内侧关节面，外侧为外侧半月板前角，前方为半月板间横韧带，后方为外侧半月板后角（图 7-6，图 7-7）。

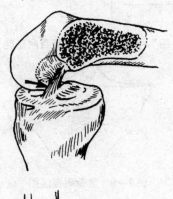

图 7-6　股骨附丽区地图

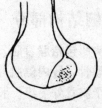

图 7-7　股骨胫骨附丽区地图

四、后交叉韧带

后交叉韧带约有 13mm 宽，38mm 长，比前交叉韧带的容积大。后交叉韧带起于股骨髁间窝股骨内髁的外侧面，止于胫骨内外髁之间的后侧面，关节平台以远 1cm 处。后交叉韧带是关节外组织，后关节囊滑膜反折后包绕后交叉韧带内外侧和前侧，该韧带的后侧部分与骨膜和后关节囊相混合。其股骨附丽区呈半圆形（图 7-8），其胫骨附丽区为三角形（图 7-9）。后交叉韧带和前交叉韧带一样，具有相同的血液供应和神经分布。

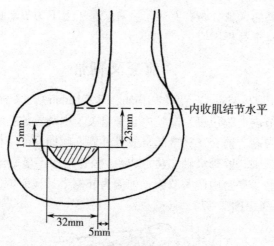

图 7 - 8 后交叉韧带股骨附丽区

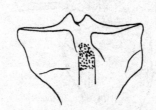

图 7 - 9 胫骨附丽区图

五、前侧结构部分

前侧结构主要有股四头肌和伸膝装置。股四头肌包括股直肌、股中间肌、股外侧肌和股内侧肌。股直肌最浅表，经过髋膝两个关节，起自髂骨止于髌骨。股内侧肌分成股内斜肌和股内长肌，附丽于髌骨内上缘。股外侧肌肌腱比股内侧肌肌腱长，附丽于髌骨外上缘。股中间肌位置最深，止于髌骨上缘。股四头肌在髌骨上缘处形成混合的股四头肌肌腱，共同附着于髌骨，并形成薄膜跨越髌骨表面加入近髌腱，同时与髌旁支持带融合。

伸膝装置则包括了股四头肌、股四头肌肌腱、内外侧髌旁支持带、髌骨股骨韧带、髌骨胫骨韧带、髌腱（髌韧带）、胫骨结节。其中，髌腱是由股直肌肌腱中心纤维延续后，经髌骨表面再至胫骨结节，宽度为 2.5~4.0cm，长度为 4.3~4.6cm，近髌骨部分比近胫骨结节部分宽约 15%。膝关节周围有四个滑囊：髌骨前滑囊、髌骨下浅囊、髌骨下深囊和鹅足滑囊（图 7-10）。

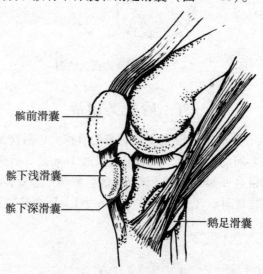

髌前滑囊

髌下浅滑囊

髌下深滑囊

鹅足滑囊

图 7 - 10 膝关节周围滑囊

六、内侧结构部分

内侧结构也可以称作内侧支持结构，包括从髌腱旁起至后交叉韧带止的内侧区域。分为前中后三个亚区域。前 1/3 主要由髌旁支持带所覆盖，韧带少。中 1/3 主要是内侧副韧带，后 1/3 则是关节囊增厚部分称作后斜韧带。依据深浅分布，内侧支持结构还可分为三层（图 7 – 11）。

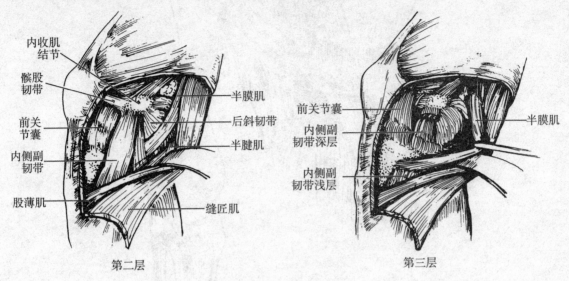

图 7 – 11　内侧结构三层

第一层：浅筋膜层。前 1/3 区域主要由髌旁支持带所覆盖。内中 1/3 区域可以看见鹅足止于胫骨上端内侧的轮廓，鹅足是此层的重要结构，是内侧支持结构四重组合之一，其中包括缝匠肌、股薄肌、半腱肌肌腱。内后 1/3 区域可见腓肠肌内侧头。

第二层：这层的标志是浅层内侧副韧带。浅层内侧副韧带是内侧支持结构四重组合之二，位于中 1/3 区域，起自股骨内上髁的内收肌结节，止于胫骨上端内侧鹅足后方，关节间隙远端 5cm 处，分为前平行部和后斜行部，在膝关节屈伸过程中，其中某一部分纤维始终保持着一定的张力。股四头肌内侧头可将其拉得更紧，以对抗胫骨的外旋。但它的抗胫骨的外旋作用比后斜韧带的作用稍差。此层的前 1/3 区域为前内关节囊和髌骨股骨韧带。后 1/3 区域为半膜肌及浅层内侧副韧带后斜部分的混合部。半膜肌是内侧支持结构四重组合之三。半膜肌止于膝关节后内角区域，它有 5 个扩展附丽点，除主附丽点 – 直头外，第一是腘斜韧带，从主附丽点向外上反折至腓肠肌外侧头。第二扩展至内后角的关节囊加入至后斜韧带及内侧半月板后角。第三扩展到内下方加入浅层胫侧副韧带斜行部。第四扩展至直头的前内侧。半膜肌的作用是屈曲内旋胫骨，回拉内侧半月板，腘斜韧带拉紧后关节囊（图 7 – 12）。

第三层：关节囊层。在浅层内侧副韧带的深部，是深层内侧副韧带，也称关节囊韧带，是关节囊的增厚，位于中 1/3 区域。此层的前 1/3 区域是滑膜腔。后 1/3 区域是后斜韧带。后斜韧带是内侧支持结构四重组合之四，是对抗外翻应力的首要结构。在膝关节屈曲 60°以内，该韧带处于紧张态，屈曲 60°以后处于稍松弛状态。半膜肌可以将其拉紧，是对抗胫骨外旋的主要结构。真关节囊层与内侧半月板相连接。位于股骨与半月板之间的滑膜称半月板股骨韧带，位于胫骨与半月板之间的滑膜称半月板胫骨韧带。

七、外侧结构部分

外侧部分是从髌骨外侧缘开始，向外侧至后交叉韧带止的区域。可以分为前中后三个亚区域。前区部分主要是髌旁外侧伸膝支持带和外前关节囊韧带。中区部分主要是髂胫束。后区部分则主要是后外侧弓形复合，包括外侧（腓侧）副韧带、弓形韧带、腘肌。同时，腘肌、腓肠肌外侧头、股二头肌的作用可以加强弓形复合。依据深浅分布，外侧支持结构还可分为三层（图 7 – 13）。

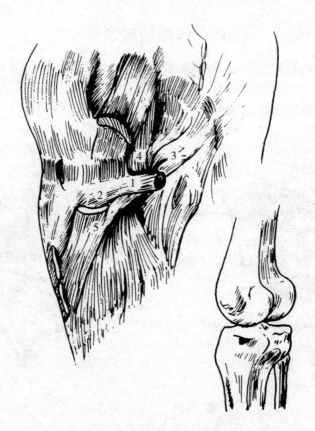

图 7-12 半膜肌 5 附丽区

1. 主附丽点，直头；2. 扩展至直头前内侧；3. 主附丽点向外上反折至腓肠肌外侧头及腘斜韧带；4. 扩展至内后角的关节囊加入至后斜韧带及内侧半月板后角；5. 扩展到内下方加入浅层胫侧副斜韧带斜行部

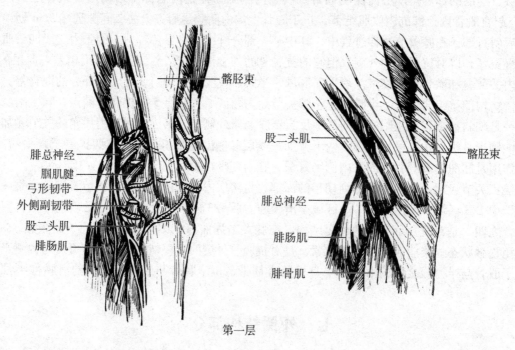

髂胫束

腓总神经
腘肌腱
弓形韧带
外侧副韧带
股二头肌
腓肠肌

股二头肌
髂胫束
腓总神经
腓肠肌
腓骨肌

第一层

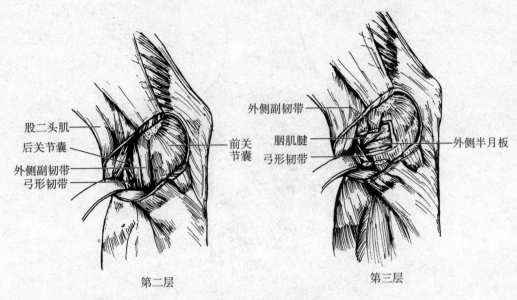

股二头肌
后关节囊
外侧副韧带
弓形韧带
前关节囊

外侧副韧带
腘肌腱
弓形韧带
外侧半月板

第二层　　　　　　　　　　　　第三层

图 7 - 13　外侧结构三层

第一层：浅筋膜层。前区为髌旁外侧伸膝支持带，股外侧肌位于其近侧。中区为髂胫束，是外侧支持结构四重组合之一。髂胫束在股骨外上髁处插入股骨，并继续向远端覆盖后止于胫骨前外侧的 Gerdy 氏结节。在膝关节屈伸过程中，髂胫束有前后方向的移动。后区为股二头肌，是外侧支持结构四重组合之二。股二头肌止于腓骨头后面，胫骨外侧及后外侧关节囊结构，具有屈膝、外旋胫骨，加强后外侧弓形结构的作用。

第二层：外侧（腓侧）副韧带层。在这一层中最重要的结构是外侧（腓侧）副韧带。是外侧支持结构四重组合之三，它位于后部区域，近端附丽于股骨外上髁，远端附丽于腓骨头。在伸膝位置有明确的抗内翻作用。此层其他的结构主要有髌骨股骨韧带和髌骨半月板韧带。

第三层：在这一层中最重要的结构是弓形韧带和腘肌，是外侧支持结构四重组合之四，它也位于后侧区域。腘肌有三个起点：第一个是最强壮的，来源于股骨外上髁的腘肌腱。腘肌腱起于股骨外上髁外侧副韧带附丽点的前方，然后向后远侧行走在关节腔内，经过外侧半月板与关节囊间的腘肌腱裂，至胫骨的后侧面。第二个来源于腓骨的后侧腘腓韧带。第三个来源于外侧半月板后角。腘肌腱和腘腓韧带形成了弓形韧带（图 7 - 14）。腘肌具有内旋胫骨，屈膝，后拉外侧半月板和后交叉韧带协同作用（图 7 - 15）。此层其余区域为滑膜组织所覆盖。

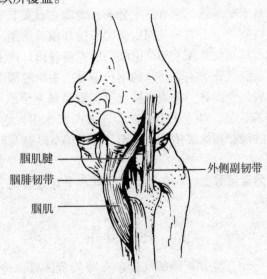

腘肌腱
腘腓韧带
腘肌

外侧副韧带

图 7 - 14　腘肌起点

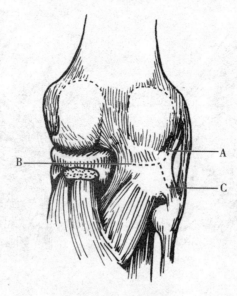

图7-15　弓形韧带
A. 主腱附丽于股骨外髁；B. 外侧半月板；C. 腓骨头

八、后侧结构部分

后侧部分主要包括后侧关节囊，腓肠肌的内外侧头和跖肌。后侧关节囊起自股骨远端干骺线水平，止于胫骨上端后侧关节线以远3~4cm处。腓肠肌的内外侧头起自股骨后髁接近关节囊的起点部位，内外侧头随后合为一体。跖肌起自腓肠肌外侧头的近端，以细长肌腱止于跟骨的内侧。这些结构加上腘斜韧带和腘肌在股骨后髁后面组成了腘窝的底部，膝后有很多神经血管通过腘窝。腘窝呈菱形，外侧边由腓肠肌外侧头和股二头肌组成。内侧边由腓肠肌内侧头和半腱肌半膜肌组成。通过腘窝的神经血管有：腘动、静脉，腓总神经，胫神经，隐静脉，股后侧皮神经，闭孔神经关节支。

九、血液供应

膝关节周围的重要结构主要由关节循环来供应血液。关节循环主要有四方面的血液来源：①股动脉主关节降支。②腘动脉发出的内、外侧的关节上动脉，关节下动脉以及关节中动脉。③胫前动脉返支。④旋股外动脉。

股动脉主关节降支直接来自于股动脉，它有三个分支，即隐支、关节肌支和深斜支。隐支加上内侧关节下动脉，与关节肌支加上内侧关节上动脉共同组成关节循环髌骨周围丛的内侧部分。

内上关节动脉和外上关节动脉在股骨髁上部位由腘动脉直接发出。内上关节动脉走行于腓肠肌内侧头的近端，半腱肌和半膜肌的前侧。外上关节动脉则走行于股二头肌的深部，并与环股外侧动脉降支结合，组成关节循环髌骨周围丛的外上部分。在关节线水平，腘动脉发出内下关节动脉和外下关节动脉，内下关节动脉位于关节线远端2cm处，外下关节动脉位于关节线水平，它们先走行于腓肠肌内外侧头的深部，继而于内外侧副韧带的深部到达膝关节的前面。外下关节动脉与胫前动脉返支共同组成了关节循环髌骨周围丛的外下部分。

关节中动脉来自于腘动脉的直接分支。它在股骨髁间窝水平穿过后关节囊至关节内，供应交叉韧带血液。

十、神经分布

膝关节接受闭孔神经、股神经、坐骨神经的支配。在膝关节区域，神经分为两组。前组由股关节支、腓总神经、隐神经组成，支配膝前关节囊及股四头肌腱，多为传入纤维。腓总神经在膝关节处有两个分支，腓返神经和外侧关节支，外侧关节支自腓骨头的后上方关节线水平发出，支配前外侧关节囊和外侧副韧带。腓返神经是腓总神经的第一个分支，支配前外侧关节囊。隐神经是股神经后侧分支，位于股薄肌和缝匠肌之间，支配内下关节囊、髌腱及皮肤。后组由后关节支和闭孔神经组成，后关节支起自胫后神经，与后斜韧带交叉而过，支配腓后关节囊、半月板的周围部分、髌下脂肪垫、交叉韧带周围的滑膜。闭孔神经支配腘丛。

（曹红星）

第二节　伸膝装置损伤

伸膝装置包括股四头肌、股四头肌腱、内外侧髌旁支持带、内外侧髌股髌胫韧带、髌腱（髌韧带）、胫骨结节。伸膝装置位于膝关节前方，很容易受到损伤，当伸膝装置发生横断损伤时，它所经受的力比体重大 5 倍。临床常见的主要是股四头肌腱断裂和髌腱断裂。创伤、代谢性疾病、结缔组织病、肥胖和肌腱瘢痕等是诱发损伤的诱因，特别是老年人，由于肌腱的血液供应较差，就更容易发生这类损伤。

一、股四头肌腱断裂

股四头肌腱断裂主要是由于髌骨近端的股四头肌的强力收缩所致。Galen 最早报道股四头肌腱损伤。1887 年，MCBurney 应用手术方法治疗股四头肌腱断裂。

（一）症状和体征

股四头肌腱断裂的主要症状是疼痛和行走障碍。疼痛的程度相对于跟腱断裂来说是比较重的。但是，当髌旁支持带没有断裂时，疼痛也可能是比较轻的。患者往往在没有人帮助下不能自行行走。

体格检查时可以检查到肿胀、空虚感。当患者主动伸膝时，可以在肌腱断裂处触及肌腱空虚感。肌腱完全断裂的患者不能做直腿抬高或伸膝运动，不完全断裂的患者则有可能做直腿抬高，但不能将屈曲位的膝关节伸直。陈旧性股四头肌腱断裂的患者可以行走，但是患膝关节僵直，摆动期时要抬高患侧髋关节。

X 线检查可见到髌骨低位，必要时可双侧摄片对比髌骨位置。侧位相上可以看见髌骨退行性变化"牙征"。磁共振检查可以获得完全或不完全断裂的鉴别诊断。正常的股四头肌腱信号为低密度信号，纤维影连续。断裂者则有密度增高的信号，纤维不连续，周围有水肿。

（二）治疗方法

股四头肌腱断裂的治疗方法有保守治疗和手术治疗。

保守治疗主要用于股四头肌腱部分断裂。石膏制动患膝关节于伸直位，时间为 4 ~ 6 周。根据损伤的范围和股四头肌力恢复情况，当患肢可以直腿抬高 10d 后，即可去除制动，在支具保护下逐渐恢复肌力及膝关节的活动。

手术治疗主要应用于股四头肌腱完全断裂。对陈旧性或新鲜的股四头肌腱断裂应采用不同的手术方式。急性股四头肌腱断裂的手术方法主要是端对端吻合修复术。国外大量文献报道其满意率可以达到 83% ~ 90%。在行股四头肌腱断裂端对端吻合修复术时，最常用的是 Scuderi 缝合技术。首先做膝关节前方正中纵行切口，将断裂的肌腱清创后，端对端用不可吸收线间断缝合，然后在断端近侧的股四头肌腱浅层，锐性分离出一等腰三角形肌腱薄片，底边靠近断端，宽为 2cm，腰为 3cm 的三角形，顶角位于断裂口近端 5cm 处，剥离好后，将顶角翻向远侧，覆盖已缝合的断端，与其周围组织缝合加强端对端吻合口（图 7 - 16）。同时，跨过吻合端在髌骨内外两侧做 Bunnell 减张缝合（图 7 - 17），减张缝合线尾放在皮外打结，要注意防止局部皮肤压迫坏死，3 周拆除缝线。手术后长腿石膏伸膝位固定 6 周，去除石膏后行肌力练习，支具保护下屈膝练习，逐渐负重行走。

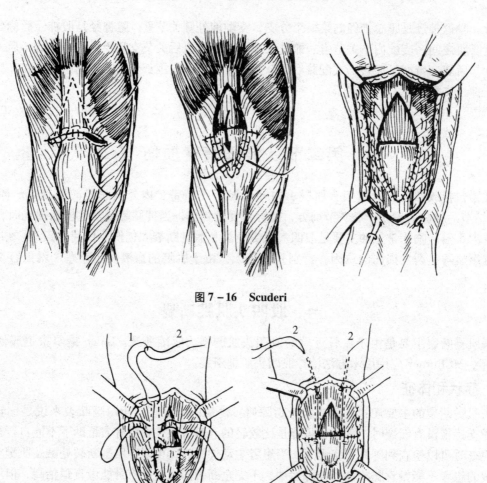

图 7 - 16　Scuderi

图 7 - 17　Bunnell 减张缝合

如果股四头肌腱断裂在髌骨上极,可采用骨槽骨道法缝合修复。在髌骨上极的后部做一横行骨槽,在骨槽内打 3~4 个骨道至髌骨下极,将股四头肌腱断端用不可吸收线缝合后,留出 3~4 个长线尾,穿过骨道至髌骨下极打结,使断端吻合(图 7-18)。

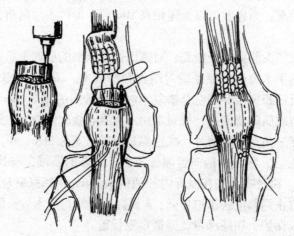

图 7 -18　骨槽骨道法

在端对端吻合肌腱修复断裂时应考虑缝合对髌骨位置的影响。避免髌骨倾斜，股四头肌腱张力过大而引起髌骨位置升高。

股四头肌腱断裂的误诊率较高，其原因主要是该损伤特异性体征少，医生对此认识不足。对于陈旧性股四头肌腱断裂，往往采用 Codivilla 肌腱延长法。做法很类似于 Scuderi 技术，不同点就在于切取近端三角形肌腱片时，切的厚度不同，Codivilla 肌腱延长法要求切取全层的三角形肌腱片，而不是薄片。另一处不同点是，切完三角肌片后再缝合断裂端，并缝合供肌腱区。其余步骤同 Scuderi 技术（图 7-19）。

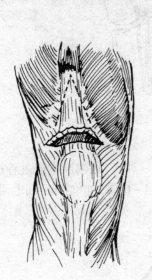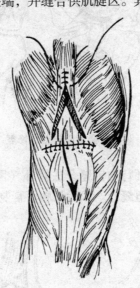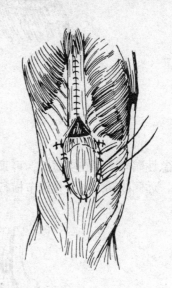

图 7-19 Codivilla 肌腱延长法

手术后处理：手术后为防止髌骨股骨粘连，早期的髌骨活动是很必要的。对于急性断裂修补，早期的石膏下直腿抬高练习可以从手术后 7~10d 开始，在完成动作良好的情况下，借助支具的帮助，活动膝关节，最好在一个月内患膝活动度达到屈膝 90°，同时股四头肌力量能举起 5% 体重时，可以去掉拐杖和支具行走，一般需要 6 个月的时间。对于陈旧性股四头肌腱断裂修补，时间可能还要更长一些。

二、髌腱断裂

髌腱位于髌骨下极与胫骨结节之间，上宽下窄，自髌骨下极至胫骨结节走行偏向外侧约 15°。髌腱断裂在临床上并不多见。其损伤机制主要是股四头肌收缩过程中，由于外力的作用，股四头肌被动拉长，髌腱不能承受而断裂。此时的髌腱常常患有肌腱炎。

（一）症状和体征

同股四头肌腱断裂一样，患者有明确的创伤史，有明显的疼痛。髌腱空虚感，髌骨上移，在侧位 X 线片上可以看到高位髌骨。磁共振有良好的影像供医生判断完全断裂还是部分断裂。

（二）治疗方法

对于部分髌腱断裂，伸膝位长腿石膏制动 3~6 周，去除石膏后功能练习，方法类似于部分股四头肌腱断裂。手术治疗用于急性完全髌腱断裂和陈旧性断裂的重建。

急性断裂如果在髌骨下极骨与肌腱交接处，可采用骨槽骨道法缝合修复。在髌骨下极的后部做一横行骨槽，在骨槽内打 3~4 个骨道至髌骨上极，将髌腱断端用不可吸收线缝合后，留出 3~4 个长线尾，穿过骨道至髌骨上极打结，使断端与骨槽吻合（图 7-20）。在打结固定之前，注意调整髌骨的高度和无倾斜度，髌骨不可位置太低，以屈膝 45°髌骨下极不低于髁间窝的高度为标准。手术后长腿石膏伸膝位制动 4~6 周，同时进行股四头肌力量练习，去除石膏后在支具的保护下，练习膝关节活动度，当股四头肌力量足够强，膝关节活动度达到 90°时，可以去除支具。

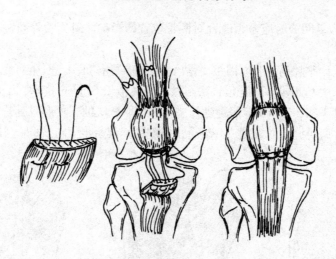

图 7 - 20　骨槽骨道法缝合修复

如果急性髌腱断裂在实质部，可采用环行内锁缝合法修补（图 7 - 21），近侧断端通过骨道在髌骨缝合打结，远侧断端通过胫骨结节横行骨道缝合。术后长腿石膏制动 4～6 周，功能练习同上面的叙述。

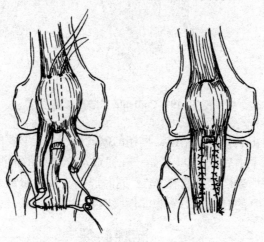

图 7 - 21　环行内锁缝合法

对于急性实质部中间断裂的髌腱，修补时应当用半腱肌或股薄肌做加强缝合。取膝关节正中切口，保留半腱肌远端止点，用肌腱剥离器切取肌腱近端，所取肌腱要尽可能地长，取下的肌腱首先通过胫骨结节处一内低外高的斜行骨道至外侧远端，向上至髌骨下极外侧，再通过髌骨下极的横行骨道至髌骨内侧，然后向下至肌腱止点缝合。如果还不够强度，可以再用股薄肌反方向加强。术后处理同其他修补术（图 7 - 22）。

陈旧性髌腱断裂的方法有直接缝合加强法，同种异体肌腱移植法，人造肌腱移植法。不管使用何种方法，重建时应注意髌骨的位置高度，旋转及股四头肌的张力。手术前拍摄双侧对比膝关节侧位 X 线片，了解髌骨位置高度。手术中要保证髌骨下极不低于股骨髁间窝水平。手术重建肌腱完成后，股四头肌腱张力应保持在可以屈膝 90°，伸直后肌腱有 1.0～1.5cm 的活动余地的状态。当髌腱缺损后长度不足时，可以将股四头肌腱 Z 形延长，但应拍摄术中 X 线片来确定髌骨的位置高低，并在合适的位置上固定缝合，同时要用半腱肌或股薄肌加强。

异体肌腱移植最常用的是骨跟腱移植。用带跟骨骨块的跟腱移植时，首先在胫骨结节上做一宽 1.5～2.0cm，长 2.5～3.0cm，深 1.5cm 的骨槽，然后将跟骨骨块塞入骨槽内，用两枚皮质骨螺丝钉固定。将跟腱分成三份，中间一份宽为 8～9mm，将此份跟腱从髌骨下极穿入髌骨的纵向骨道至髌骨上极，在 45° 屈膝位将髌骨下极的高度定在股骨髁间窝顶水平，缝合固定跟腱，再将另外两份跟腱缝于髌骨两侧。术后长腿石膏制动5周，去除石膏后在支具保护下进行功能练习（图7-23）。

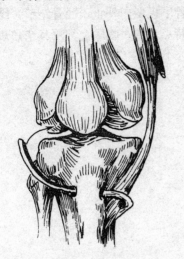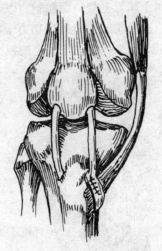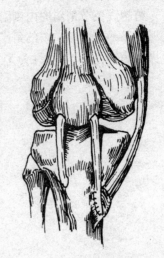

图7-22 半腱肌股薄肌加强

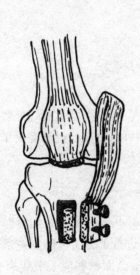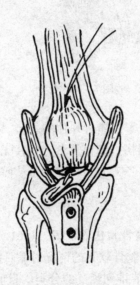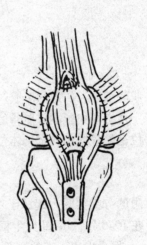

图7-23 骨跟腱移植法重建

（三）结果和预后

早期急诊修复髌腱断裂可以取得比较好的结果。国外学者两份报道共有35例急诊修复髌腱断裂，结果达到优良的占92%，只有1例在术后8周发生再断裂。而且各种修复方法没有区别。在报道的10例对陈旧性髌腱断裂进行髌腱重建术的结果中，结果满意率低，往往留有髌骨下移、活动受限及关节疼痛。但对于使用半腱肌和股薄肌重建髌腱给予了肯定。

（曹红星）

第三节 髌骨的急慢性疾患

一、生物力学和损伤机制

髌骨是人体内最大的籽骨，其近端与股四头肌腱相连接，远端与髌腱相连，外侧有髂胫束的牵拉。肌肉力量的内强与外弱是正常髌骨生物力学的特点之一。髌骨与股骨髁滑车构成髌股关节，而髌股关节是最不适合的关节，尽管股骨外髁高于股骨内髁，可以弥补肌力不平衡，但是髌股关节稳定性差。当股四头肌收缩时，髌骨借助髌腱产生合力向后压迫股骨髁滑车，使膝关节伸直。股直肌起自髋关节近侧的髂前下棘，跨越髋关节稍斜向内侧附丽于髌骨上极，而髌腱自髌骨下极斜向外止于胫骨结节，结果两者在髌骨处形成了一个尖端向内的角度，这是髌股关节的生物力学特点之二，临床上常用其余角表示为 Q 角，正常男性为 $8° \sim 10°$，女性为 $5° \sim 15°$，如果超过 $20°$ 应被视为不正常（图 7-24）。

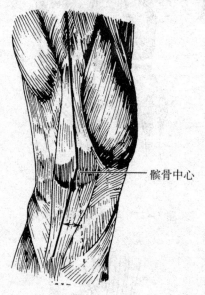

髌骨中心

图 7-24 Q 角

在股四头肌收缩时，Q 角的形成产生了使髌骨外移的趋势。另外，髌骨类型及股骨外髁的高度也对髌股关节的稳定性有很大影响。髌骨的损伤机制很复杂，往往无规律可以遵循。过屈膝关节常常损伤髌骨下极，俯卧位是髌骨损伤的常见体位，各方向的力量均可使髌骨受伤。

二、分类

对髌骨疾患的分类实际上起源于对髌骨软化的认识，1961 年 Outerbridge 医生首先对髌骨软化进行了分级。以后在 1970 年，Insall 医生根据髌骨软骨的情况对髌骨疾患进行了分类。随着技术的发展，于 1990 年 Fulkerson 医生发表了有关髌股关节排列紊乱的分类。目前，最全面的髌股关节疾患分类是 1988 年由 Merchant 医生建立的分类。

Merchant 分类法主要由六部分组成。第一部分是创伤及过度使用综合征，第二部分是髌骨不稳定，第三部分是无病因的髌骨软化，第四部分是剥脱性骨软骨炎（Dissecans），第五部分是滑膜皱襞，第六部分是医源性疾患。

髌骨软化的病因很多，主要与关节表面退化、年龄相关性退化、髌骨嵴的不正常、排列异常、髌骨形状、创伤、生物力学改变和骨顺从性变化有关。髌骨软化的程度可以分为四级（Outerbridge 髌骨软化分级）：一级：髌骨关节软骨完整，软骨肿胀变软；二级：髌骨软骨变，软区域有裂纹和碎片；三级：髌骨软骨剥脱或束样改变已深达软骨下骨，蟹肉样改变；四级：髌骨软骨腐蚀性改变，软骨下骨暴露。

三、关节外疾患

尽管髌骨疾患的分类很全面，在临床应用上还应判断疾患所在的部位，例如，关节内疾患或关节外疾患。而关节外疾患主要指滑囊炎和肌腱炎。

（一）滑囊炎

膝关节周围有四个滑囊：髌前滑囊、髌下滑囊、髌下深滑囊和鹅足滑囊。滑囊内有滑囊液，主要功能是减少摩擦，保护骨、肌腱和皮下组织（图 7-10）。

髌前滑囊最容易被侵害。髌前滑囊炎就是所谓的"家庭妇女膝"，原因是长期跪地而引起髌前滑囊炎症。膝前的直接打击也可造成髌前滑囊炎。急性损伤表现为局部肿胀、发红、有波动感。而慢性损伤则滑囊增厚造成长期不适。化脓性滑囊炎主要是在创伤后由细菌感染引起的。

髌下滑囊及髌下深部滑囊的作用是保护髌腱，不容易受到损伤。一旦发生损伤，很难与髌腱炎、半月板损伤、脂肪垫撞击、骨突炎相鉴别。

鹅足滑囊位于鹅足附丽点下，胫骨的前内侧面。鹅足滑囊炎的诊断比较困难，必须排除慢性损伤、半月板撕裂、骨坏死后才能确诊。

滑囊炎的治疗以保守治疗为主，休息、冷敷、加压包扎和石膏制动等方法均可采用。非激素类消炎药物有较好的疗效。抽取滑囊液的方法既可以用于治疗也可以用于诊断，可以用来进行细菌性或非细菌性分析。抽取滑液还可减轻疼痛。但是，在抽取滑液的过程中，应注意防止进一步损伤和污染。

（二）肌腱炎

肌腱炎和滑囊炎一样同属使用过度综合征，反复的过度负荷，造成伸膝肌腱的微损伤或肌腱骨化，或是髌骨与肌腱接合部处的微损伤，髌骨两极的微小碎块。肌腱炎也称"跳膝"，多发生在运动员，特别是跳远、跳高、跑步、篮球、排球等运动员身上。肌腱炎包括髌腱炎和股四头肌腱炎。有65%的肌腱炎发生在髌骨与髌腱交界处，25%的肌腱炎发生在股四头肌腱与髌骨接合处，10%发生在髌腱与胫骨结节交接处。

肌腱炎的局部表现为红肿痛。Blazina 医生对髌腱炎的临床表现做了分期：第一期：只有活动后疼痛。第二期：活动前或活动后疼痛，活动中不疼痛。第三期：活动中或活动后疼痛，并影响到动作的完成。

肌腱炎的治疗主要以保守治疗为主。处于第一、二期的患者，经过休息，症状基本都会消失，要避免进行加重症状的运动，如跑、跳等。肌肉力量练习应在无痛状态下进行，短弧肌肉力量练习对股内斜肌的恢复最有效。处于第三期的患者，治疗的重点要放在局部状况和伸膝力量方面。有症状时可以进行休息、冷敷及使用消炎药。对于症状难以控制的患者也不要使用激素在局部注射，因为激素可以引发肌腱断裂。如果有顽固性病变，可以手术切除病变，有医生报道手术效果良好。

（三）交感神经反射性髌骨营养失调

在创伤或手术后，有少数患者主诉伸膝有剧烈的疼痛，并且与创伤不成比例，这时应注意患者是否有交感神经反射性髌骨营养失调症。交感神经反射性髌骨营养失调症的特点是，广泛的不成比例的疼痛，膝关节僵直，皮肤变暗，皮温降低。患者面部表情表现为忧虑。一些检查如骨髓腔内压力，骨内静脉造影、活检、温度测量及交感神经节检查可以帮助明确诊断。

四、关节内疾患

（一）滑膜皱襞

滑膜皱襞来源于胚胎发育中的滑膜间隔。有 20%～60% 的人会长期遗留在膝关节内。滑膜皱襞的类型主要有三种：髌骨上滑膜皱襞、髌骨下滑膜皱襞和髌骨内侧滑膜皱襞。偶尔髌骨内侧滑膜皱襞有变异而出现在外侧（图 7 - 25）。

髌骨下滑膜皱襞起自股骨髁间窝前交叉韧带前面，止于髌前脂肪垫。髌上皱襞横位于髌上滑囊处。髌内侧皱襞起自髌上皱襞内侧，斜向前下经股骨内髁止于髌前脂肪垫。滑膜皱襞的临床症状特征性不强。有症状的常常表现为膝前痛。髌内侧皱襞的患者可在股骨内髁上触及条索，约有 64% 的有滑膜皱襞者会出现弹响症状，59% 的患者会出现打软腿现象，45% 会有假性膝关节绞锁。因此，有人把髌内滑膜皱襞综合征的诊断标准定为：①膝关节前方疼痛史。②关节镜下发现皱襞的纤维缘在屈膝时碰击股骨内髁。对于滑膜皱襞综合征的治疗，首先行保守治疗，以消除炎症为目的。如果保守治疗无效，关节镜下切除滑膜皱襞可以取得良好结果。

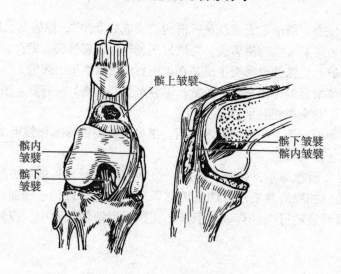

图 7-25 膝关节内滑膜皱襞

（二）脂肪垫损伤

髌下脂肪垫损伤通常是由于直接的外部打击或股骨髁与胫骨平台的直接撞击造成的局部炎症反应。局部疼痛、红肿，保守治疗可以使症状缓解。大多数患者不用手术清除。

五、髌骨发育异常

髌骨的发育异常可以造成髌骨疼痛。髌骨发育异常主要表现为髌骨的 X 线片上出现裂纹，有两裂型二分髌骨，三裂型三分髌骨和多裂型多分髌骨。这些裂的出现是由于髌骨附属继发骨化中心与髌骨主体没有融合而造成的。裂纹可以出现在髌骨的外上、外、内和下极。通常没有不适症状。二分髌骨的发生率在人群中占 0.05% ~ 1.90%，双侧存在的约占 50%。当遇到外力打击或创伤时，裂部就会出现症状。有症状的髌骨发育异常裂隙应与髌骨骨折相鉴别。髌骨骨折有明显的外伤史，皮下出血或肿胀，局部红肿痛，有不规则的骨折线分离。而髌骨发育异常裂隙，特别是有症状的两裂患者，往往骨裂隙是双膝关节对称存在，裂隙多在外上方，有圆形的规律外形边缘，裂隙有硬化边缘。对髌骨发育异常裂隙的治疗，如果有症状，可以选用融合或切除手术，手术效果一般不会影响到伸膝活动。

六、髌股关节半脱位和全脱位

髌骨半脱位和全脱位属于髌股关节排列顺序紊乱疾病的范围。半脱位的定义是髌股关节部分脱位，而全脱位是指髌股关节完全脱位。与半脱位和全脱位相联系的是随之而来的关节软骨损伤。

（一）X 线评估

X 线片对判断髌股关节半脱位和全脱位，以及髌股关节排列顺序紊乱很有意义。拍摄 X 线片主要有三个位置：①前后位：显示髌骨的完整性，髌骨的大小，形状，纵形裂纹骨折线，以及骨软骨的剥脱情况。②侧位：显示髌骨位置的高度。③轴位：轴位对判断髌骨排序是否正常有很重要的意义，通过伸膝轴位摄片方法发现，在膝关节伸直位，髌股关节并不是处于半脱位的状态。

在 X 线评估髌股关节排列顺序时，髌骨的高低以及髌骨与股骨滑车适合情况是两个重要的问题。

1. 髌骨高低的判断 常用的有三种方法：

（1）Blumensaat 线判断法（1938）：画线方法是拍摄屈膝 30°位侧位 X 线片，以股骨髁间窝顶的影像为准画线，髌骨的下极位于线上表示髌骨位置正常（图 7-26）。如果髌骨下极位于线上较远位置，表示髌骨高位。不过，有医生测量了 44 例正常人在准确屈膝 30°位上的髌骨位置，结果所有髌骨均不在 Blumensaat 线上。这项调查降低了 Blumensaat 线判断法的应用价值。

（2）Insall 测量方法（1971）：拍摄屈膝 20°~70°位侧位 X 线片，髌骨上极至髌骨下极的长度定义为髌骨长度，髌骨下极至胫骨结节的长度定义为髌腱长度，如果髌骨位置正常，两者应大致相等。即髌腱长度与髌骨长度之比值等于 1.02 ± 0.13，如果髌腱长度多于髌骨长度的20%，则表示髌骨高位（图7 - 27）。

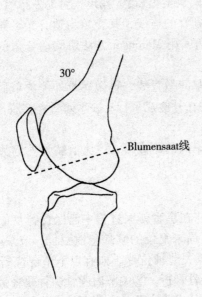

图 7 - 26　**Blumensaat 线判断法**

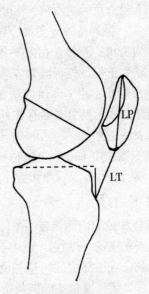

图 7 - 27　**Insall 测量方法**

（3）Blackburne 测量判断法（1977）：由于 Insall 测量方法在患者患有胫骨结节疾病或髌骨下极显示不清时不利于应用，因此产生了此法。拍摄屈膝 20° ~ 70° 位侧位 X 线片，胫骨平台至髌骨下极的垂直长度（a）与髌骨关节面的长（b）之比，a 比 b 等于 0.80，无性别间差异（图 7 - 28）。

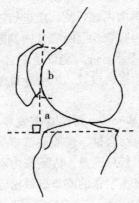

图 7 - 28　**Blackburne 测量方法**

2. 髌骨与股骨滑车适合情况　主要靠膝关节轴位片来判断。在拍摄膝关节轴位片时，应同时拍摄双侧膝关节以利于对比，屈膝在 20° ~ 45°，屈膝过大可能掩盖髌股关节的不正常关系，双膝关节保持无旋转位，股四头肌腱放松以防止不正常的髌股关系因肌肉收缩而发生变化，X 线片应垂直 X 线管球以防止骨影变形。下面主要介绍几种髌骨轴位拍摄法。

（1）Hughston 方法：被摄者俯卧位，屈膝 55°，X 线胶片平放于膝下，X 线射线 45° 拍照双膝关节。此法的不足之处是屈膝过大，X 线胶片未放在垂直于 X 线射线的位置上，所得影像有变形。

（2）Merchant 方法：被摄者仰卧位，小腿垂于床尾外，屈膝 45°，X 线胶片垂直于 X 线射线置于膝远侧胫骨前方，X 线射线 45° 在膝关节近侧拍照双膝关节。

（3）Laurin 方法：被摄者坐位，屈膝 20°，X 线胶片垂直 X 线射线放于膝近侧股骨前方，X 线射线自双足间拍摄双膝关节。

3. 膝关节轴位片读片法

（1）沟角：股骨滑车沟底向两侧髁做直线所成的交角。Hughston 方法所测沟角的正常值为 118°，Merchant 方法所测沟角的正常值为 138°或 137°，表示滑车沟的深浅度。角度大者易发生髌骨脱位。

（2）适合角：做沟角的分角线，再做滑车沟底至髌骨脊的连线，其交角为适合角。髌骨脊在角平分线内侧表示为负角，髌骨脊在角平分线外侧表示为正角，用 Merchant 方法所测适合角的正常值为 −8°，角度越小或为正角，表示髌骨容易外侧脱位。

（3）髌股外侧角：用 Laurin 方法拍照。在股骨内外髁间做直线，再做髌骨外侧关节面线，两者交角为髌股外侧角。表示髌骨是否存在外侧倾斜。交角顶尖在外侧或平行，表示髌骨存在脱位倾向。交角顶尖在内侧，表示正常。

（4）髌股指数：用 Laurin 方法拍照。将髌骨脊至滑车沟的距离（A）比上髌骨外侧关节面至股骨外侧滑车的距离（B）等于髌股指数，正常值为 1.6。

（二）手术治疗

1. 急性髌骨脱位的内侧修复手术　急性髌骨脱位往往在患者就医过程中已经自行复位。医生应根据病史及体检去发现这一过程。至少应对其保持警惕。对尚未复位的髌骨急性脱位，应采取闭合复位。凡怀疑有髌骨脱位或已复位的髌骨脱位患者，均应拍摄膝关节轴位片。如有以下情况应行急诊手术治疗：①发现髌骨处于半脱位或倾斜状态。②关节内髌骨软骨骨折。③关节内股骨髁骨软骨骨折。

手术方式可以选择关节切开术或关节镜下手术。手术的术式主要是内侧支持带修复、外侧支持带松解、骨软骨切除、髌骨近侧重建。关节镜下手术的发展，对关节内疾患的治疗效果起到了良好的促进作用。国外报道了一些关于急诊关节镜下内侧支持带修复、外侧支持带松解、髌骨近端重建的研究，结果有 92% 的患者主观上对手术满意。

急性髌骨脱位手术修复技术。做膝关节前方正中切口。经过内侧裂探察关节内部结构，检查骨软骨骨折碎片，如果有大碎片或是髌骨内侧单面大骨折片，应进行内固定，小的碎片可以切除。探查关节腔后，做髌骨外侧支持带松解，最后用不可吸收线间断缝合内侧撕裂的关节囊，髌骨内侧支持带，如果髌骨内侧边缘小碎片切除后，应将内侧支持带通过人造骨道缝合在髌骨内侧入造凹槽内（骨道凹槽法）。缝合时注意髌骨内外侧张力的平衡，内侧张力过紧，也会导致髌骨内侧半脱位。手术后第二天即可使用膝关节被动屈伸练习器进行功能练习。

2. 外侧支持带松解手术　1974 年，Merchant 医生首先发表了有关髌骨外侧支持带松解的论文。外侧支持带松解的适应证是：髌骨外侧压迫综合征，髌股关节疼痛伴髌骨外侧倾斜，髌骨外侧支持带疼痛伴外侧髌骨移位。外侧支持带松解的手术禁忌证是：内侧张力不足，高位髌骨，小型游走性髌骨，明显的髌股排列顺序紊乱。对于外侧支持带过于紧张的或非韧带松弛性髌骨内侧移动受限的患者，做外侧支持带松解术能收到较好的成功的效果。而对于没有"松弛病"征象的患者，手术的结果也是可以接受的。所谓"松弛病"征象是指以下情况，如股四头肌角度过大（Q 角），全身韧带松弛症，游走性髌骨，严重的弓形腿（O 形腿、X 形腿、膝反张），过分的股骨反生理弧度的前倾，胫骨过分旋转或不正常的旋前。

外侧支持带松解术可以在关节镜下或切开关节进行。关节切开外侧支持带松解术采用髌骨旁外侧纵形切口，在髌骨外缘外侧 1~2cm 处开始松解，从髌骨上缘向远端至关节线下胫骨结节，尽可能保护支持带下滑膜。经过彻底止血后关闭切口，加压包扎。手术后可以进行膝关节活动以及理疗。关节镜下手术松解时，将关节镜放在髌骨前内侧，电烧放在关节内髌骨前外侧，自髌骨旁 5mm 开始松解，从髌骨上缘至关节线纵行切开滑膜，髌旁支持带，股外侧肌腱，深达皮下脂肪而结束，电烧止血后加压包扎。手术后处理与其他手术一样。

3. 髌骨近端重新排列手术　髌骨近端重新排列的作用在于加强髌骨内侧拉力，改进股四头肌牵拉髌骨的方向，使倾斜的或外侧偏移的髌骨恢复其正常位置。髌骨近端重新排列手术多在外侧支持带松解手术后实行，其适应证是：髌骨复发性半脱位保守治疗无效者；复发性髌骨脱位者；年轻运动员急性脱位者；髌骨脱位复位后并发髌骨内侧撕脱骨折、髌骨外侧倾斜、半脱位者。

手术切口选择髌前正中切口，起自髌骨上缘经髌骨至胫骨结节。首先做适度的髌骨外侧支持带松解，再切开髌骨内侧股内侧肌肌腱，内侧支持带，将其重叠1.0～1.5cm缝合于远端偏外侧，以加强髌骨内侧拉力。手术后放引流管，加压包扎。手术后尽可能早的开始被动膝关节屈伸练习，当屈膝至90°时即可开始股四头肌力量练习。

髌骨近端重新排列手术的结果经统计得出，其满意率达到81%～92%，髌骨脱位复发率较低，约1.2%，手术可以改善患者症状、脱位体征，特别是对年轻男性患者有效。但是，对改善软骨软化没有明确的意义。

4. 髌骨远端重新排列手术　髌骨远端重新排列主要是针对胫骨结节的位置变化以及股四头肌腱角度过大（Q角）所采取的措施。Q角过大时会增加髌骨外侧拉力，使髌骨外侧倾斜，半脱位或脱位。胫骨结节的位置可以影响到Q角的大小，胫骨结节的高低则影响伸膝装置水平力臂的大小。髌骨远端重新排列手术的适应证是：因Q角增大而引起的髌骨倾斜、半脱位或脱位、高位髌骨并发髌骨脱位、低位髌骨。其禁忌证是：胫骨结节骨骺未闭合、Q角正常、股四头肌发育不健全，当对股四头肌发育不全者施行此手术时，会引起膝反张、膝外翻、髌腱挛缩、髌骨软化以及低位髌骨。

髌骨远端重新排列手术方法首先是由Hauser于1938年提出的。整个髌腱附丽连带骨块从胫骨结节游离下来，重新固定于胫骨结节的内侧偏后部位，同时进行髌骨近端重新排列。后来的研究者发现胫骨结节内侧移位时，由于胫骨是三角形，内移的同时会自动后移，而后移导致髌股关节间压力过大，并且由于高位髌骨矫正不彻底，Hauser手术后骨性关节炎的发生率很高。

Elmslie - Trillat 胫骨结节内移方法。膝关节前外侧髌旁纵形切口。髌骨外侧松解，游离髌腱并将胫骨结节截骨长4～6cm，保留远端髌腱连续不断，将胫骨结节内侧骨膜剥离后，再将胫骨结节截骨向远内侧拉紧，用双皮质骨螺丝钉固定。如果还不能纠正髌骨外侧移位，增做髌骨近端重新排列（图7-29）。有些医生用Elmslie - Trillat方法治疗患者并做了随访。对52例手术进行2年随访的结果是，77%的结果属于良好，脱位复发率为7%。另外对116例手术进行7年随访的结果是，93%的患者无复发性髌骨半脱位或脱位，主观满意率较好为73%，客观评价有66%的结果是优良。还有对114例手术进行2年随访的结果，满意率为81%，脱位复发率是1.7%，19%的患者有外侧骨性关节炎膝关节痛。用Merchant放射学方法评估，70%的髌骨位置良好，11%有外侧移位，19%有矫正过度的内侧半脱位。

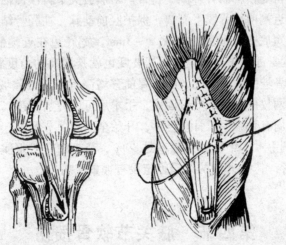

图7-29　Elmslie - Trillat 胫骨结节内移法

5. Maquet胫骨结节增高术　1976年Maquet医生提出，将胫骨结节垫高1～2cm以增加伸膝装置的水平力臂，而减少髌股关节接触压力，以此来缓解髌股关节的压力（图7-30）。从理论上讲这种手术并没有改变髌股关节的排列顺序，只是对髌股关节间的压力产生了影响。有人对这种影响进行了调查分析，当胫骨结节增高后，髌股关节间的压力传导部位将向近侧转移，但压力的大小没有改变。还有人认为，在膝关节屈曲30°以内时，髌骨外侧面压力减轻，屈曲大于30°以后，压力大小没有改变，但压力部位确实向近侧转移。因此，当髌股关节外上侧有关节炎时禁止实行该手术。

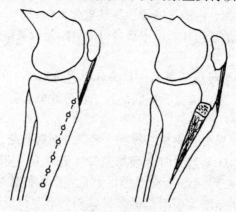

图 7 - 30　Maquet 胫骨结节增高术

　　对胫骨结节增高术的临床报道结果分析，近期 2 ~ 7 年随访的满意率多在 50% 以上，平均为 83%（6 份报道）。特别是对髌股关节炎患者减轻疼痛，此手术有较好的满意率，平均为 93%（3 份报道）。但是，由于此手术有较高的并发症，如皮肤坏死、感染、缺损、截骨处骨折、骨不愈合等等，在外科技术上已被改进。

　　6. Fulkerson 胫骨结节内移增高术　　1983 年，由 Fulkerson 医生提出了大块胫骨结节斜行截骨，胫骨结节内侧移位增高手术。关于该手术的适应证，他将患者分为三个治疗组：第一组是髌骨外侧半脱位者，以外侧支持带松解加胫骨结节内移手术治疗，有轻度髌内侧关节面变化者，结节内移可以解决问题，对于较重的退行性关节变化，常常需要结节增高前移以减少髌股关节的压力。第二组是髌骨外侧倾斜半脱位，采用胫骨结节前内移位法治疗，前移增高的角度视骨关节炎的程度而定，骨关节炎越严重前移的角度越大。第三组是髌骨外侧倾斜并发骨性关节炎者，轻度退行性变者以外侧支持带松解治疗，中重度者采用胫骨结节前内移位法治疗。

　　手术取髌前正中切口。首先松解髌骨外侧支持带。对髌股关节再次评估以决定胫骨结节内侧移位以及增高前移的角度。做胫骨近端前部骨膜下剥离，保护胫前动脉，在胫骨结节周围用骨钻钻孔以利于截骨，截骨的形状为倒楔形，短底边在髌腱远端宽 2 ~ 3mm，宽底边在近端髌腱深层，两侧斜边在髌腱旁，长 5 ~ 8cm，截骨的深度是远端浅，近端深，其坡度也就是增高的角度将根据髌股关节骨性关节炎的程度来决定，重度关节炎者坡度大，反之，不需要前移增高者可以去除坡度。截骨完成后试行移位，检查髌股关节情况合适后用两枚皮质骨螺丝钉固定。手术后可以冷敷，第二天开始膝关节主动或很小心地被动活动练习。手术后 6 周有骨痂生长骨愈合后，开始全面膝关节练习。

　　结果性研究显示有 26 例手术 2 年后的满意率是 89%，75% 的有严重髌股关节炎的患者结果良好。另外有 11 例手术 5 年随访者，其中 90% 的结果稳定没有加重疾病。

（谌洪亮）

第四节　膝关节软骨损伤

一、关节软骨的组织学

（一）组成成分

　　由水、基质、软骨细胞组成。

　　1. 水　　关节软骨中的 60% ~ 80% 为水。随着负荷的变化，部分水可以形成自由通透、营养软骨细胞、润滑关节。关节软骨发生退变后，水的含量减少。

2. 基质 主要由胶原及蛋白聚糖组成（图7-31）。

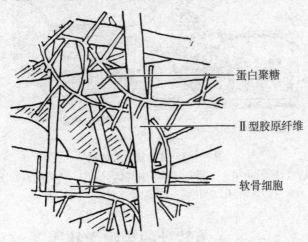

图7-31 关节软骨的组成

3. 胶原 90% ~95% 为Ⅱ型胶原，Ⅴ型、Ⅵ型、Ⅸ型及Ⅺ型胶原的含量很少。Ⅰ型胶原主要存在于骨、角膜、皮肤、半月板、纤维环、肌腱中。Ⅱ型胶原存在于关节软骨、脊索及椎间盘的髓核中。

4. 蛋白聚糖 蛋白聚糖可以单体及聚合体的形式存在（图7-32）。单体由蛋白核心及多个硫酸葡胺聚糖组成，聚合体由透明质酸形成的主链及单体形成的侧链构成。

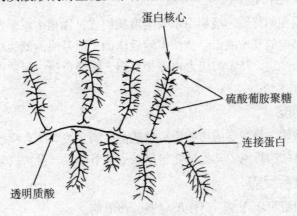

图7-32 蛋白聚糖聚合体的组成

胶原纤维及蛋白聚糖形成晶格样网架结构，使得软骨具有抗张强度及弹性。

5. 软骨细胞 源于间充质干细胞，主要功能为合成基质。软骨细胞与基质构成共生关系，软骨细胞合成基质，而基质通过液相机制维持软骨细胞营养。软骨细胞的功能活性与机体的年龄相关，幼年时，软骨细胞增生分化迅速，合成基质速度快；成年后，细胞数量减少，很少分化，功能降低。

（二）关节软骨的组织结构（图7-33）

自表层至深层，存在典型的结构变化，可分为四区：即浅表切线区、中间区、深层区、钙化区。浅表区的胶原纤维与关节面平行，又称为切线区。软骨细胞变长，平行于关节面排列。中间区的纤维粗大，非平行排列，软骨细胞接近球形。深层区的纤维走向与关节面垂直，彼此平行排列，软骨细胞呈球形，柱状排列，垂直于关节面。钙化区的纤维附着于钙化的软骨，形成软骨－骨之间的固定。

胶原纤维、蛋白聚糖及水同时还以软骨细胞为中心呈特征性分布，分为细胞周围区、近细胞区、远细胞区。细胞周围区内很少有胶原纤维而富含蛋白聚糖；近细胞区的胶原纤维呈网状，保护软骨细胞；远细胞区的胶原纤维含量大，排列方向如上所述。

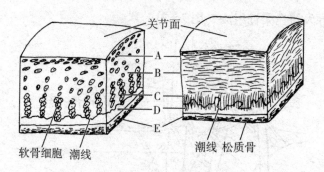

图 7 – 33 关节软骨的结构

A. 浅表切线区（10%～20%）；B. 中间区（40%～60%）；C. 深层区（30%～40%）；D. 钙化区；E. 软骨下骨

二、关节软骨的生物学特性

（一）关节软骨的营养

关节软骨的黏弹性特性，产生水分的弥散效应，使得营养成分携带入基质，代谢产物运出。因此，当软骨的机械特性出现异常变化时，软骨细胞的代谢会受到影响，进一步使软骨基质受损，软骨逐渐退变。

（二）关节软骨的双相特性

关节软骨具有液相及固相的特点。液相由水及电解质组成，固相由胶原及蛋白聚糖组成。当关节软骨受压时，水分透过网状结构的基质溢出，负荷解除后流回，而基质的低通透性防止水分流出过快。据研究，在负荷开始作用的数秒内，75%的应力由液相承担，缓冲负荷，保护固相结构，负荷持续作用时（数百秒至数千秒），由固相承担。

（三）关节软骨的功能

节软骨是一种黏弹性物质，最主要的功能为承担载荷，满足关节的全程活动及功能需要，这种功能依赖于其特殊的组成成分及结构特点。其他功能包括减小关节磨损，保护软骨下骨。

（四）关节软骨的愈合反应

组织愈合的过程：分为组织坏死期、炎性反应期、塑形期。

第一期：组织损伤时开始。根据损伤及缺血的程度，立即出现数量不等的细胞死亡，但随后还会有更多的细胞死亡。血肿及血凝块形成。血小板释放各种生长因子及细胞因子，多能干细胞迁移，血管长入。

第二期：血管扩张，血管壁通透性增加，液体、蛋白质、细胞渗出，致密纤维网架形成，炎性细胞及多能干细胞聚集。

第三期：新生血管长入纤维网架，形成肉芽组织，进一步成熟并收缩，形成瘢痕组织。也可以通过细胞化生，复制为原有的组织。

组织愈合的两个要素：特定细胞及血运的存在。前者的作用为清除坏死组织、合成新生组织，这些特定细胞来源于细胞复制及细胞迁移。血运系统不仅是许多生物活性分子的来源，还可形成适当的生物化学环境。

关节软骨的愈合缺陷：关节软骨的损伤反应与上述典型的组织愈合过程有两方面根本的不同。首先是缺乏最为重要的血运系统，另外是软骨细胞被包埋在晶格网架样结构中，无法完成迁移。

关节软骨的愈合反应：根据损伤是否穿透软骨下板，反应过程不同。

非全层损伤：损伤区边缘出现坏死区，出现短暂的软骨细胞有丝分裂及分泌基质期，表现为一些小的、增生的软骨细胞丛。但随即停止，没有明显的愈合过程。此种软骨损伤稳定，不会发展为骨关节炎。

全层损伤：由于穿透了软骨下板，血管系统得以介入。纤维凝块充填缺损区，源于血液及骨髓内的细胞聚集、细胞化生，6～12周时形成典型的纤维软骨，其弹性、刚度及耐磨性均较差，很容易出现退变，发展为骨关节炎。另外，修复软骨的胶原纤维束不能与周围纤维整合，存在间隙，在垂直剪切力作用下出现微动，也是导致退变的原因。

影响关节软骨的愈合的因素：缺损大小、持续被动活动、年龄。

二、关节软骨损伤的治疗

（一）手术修复方法

1. 截骨术　通过转移关节的负重面改善症状，疗效通常是部分及暂时的，大多为3～12年。适用于不适宜做关节置换的年轻患者。

2. 打磨刨削术/清理术　此方法不会促进软骨愈合，但去除了机械性刺激症状（如交锁、弹响、别卡感）、减轻了滑膜的炎症反应，可使症状得以暂时的缓解。

3. 间充质干细胞刺激法　通过穿透软骨下板的方法引出深层骨髓内的间充质干细胞、细胞因子、生长因子、纤维凝块，诱发纤维软骨愈合反应。具体的手术方法有很多种，如钻孔（Pride，1959）、微骨折（Rodrigo，1994）、海绵化（Ficat，1979）、软骨成形术（Johnson，1984）等。

这类方法的疗效具有不可预测性，更主要的是：这种愈合反应只产生纤维软骨即Ⅰ型胶原，而鲜有透明软骨所需要的Ⅱ、Ⅵ、Ⅸ型胶原成分，耐磨性差，即使早期具有好的疗效，也会逐渐减退。

4. 组织移植　目前受到广泛关注的是软骨及软骨细胞移植。软骨移植的关键是移植物必须包含活的软骨细胞。软骨移植与骨移植的根本不同点在于软骨移植物必须靠自身活的软骨细胞不断产生基质来维持移植物的长期存活，而骨移植是提供组织支架，供宿主进行爬行替代。由于软骨没有愈合能力，无法与宿主软骨愈合，所以通常是植入骨－软骨块，形成供体骨与受体骨间的愈合。

1）异体骨软骨移植：优点是移植物来源充分，供体年龄可以选择，移植物可以精确匹配。缺点包括传播疾病（如HIV）及免疫排斥问题。

软骨本身没有血运，与血液中的免疫系统隔绝；基质内的大分子仅有弱的免疫活性；软骨细胞含有表面抗原，但由于周围基质的遮蔽作用，不会激发免疫反应；骨组织含有免疫活性细胞，所以骨－软骨块移植会出现排斥反应，同时也影响骨－骨间的愈合。为降低免疫活性，通常采取冷冻的方法，但同时也会减弱软骨细胞的活性。虽然采取安全有效的冷冻方法（如两阶段降温及使用细胞保护剂），但软骨细胞的活性还是会受到影响，移植物远期的结局更容易出现退变。

异体骨软骨移植成功的关键因素包括：①匹配精确（形态，高度），固定牢固。②供体年轻。③避免出现骨吸收。

2）自体骨软骨移植：自体软骨移植的优点是不存在免疫反应及传播疾病的危险，软骨细胞活性好，骨间愈合可靠；缺点是组织来源有限，存在供区并发症，年龄固定，匹配困难。目前流行的方法之一是镶嵌成形术和马赛克成形术（图7-34），即在关节面的非重要区域，如股骨外髁的外侧边缘及髁间窝，取多个小的骨软骨栓植入缺损区，如此可以避免大块移植匹配不良的问题。

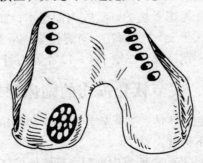

图7-34　马赛克成形术

3）软骨膜移植：取肋软骨膜覆盖缺损区。1990年及1996年，Homminga与Okamura分别报道了30例及21例临床应用，都发现了有透明软骨样组织充填缺损区。

（1）骨膜移植：此方法的理论基础为：受损区的生物学环境可以决定移植物的基因表达。低氧张力可以促使形成软骨，而高氧张力则促使成骨。因此，在血运不丰富的区域移植骨膜可以形成关节软骨。目前临床已有报道，Lorentzon（1996）报道了18例。

（2）间充质干细胞移植：自骨膜及骨髓分离骨软骨祖细胞进行培养，生成大量间充质干细胞植入缺损区。此方法的优点为：间充质干细胞为分化细胞，软骨表达范围比成熟软骨细胞更广，能更准确复制局部区域的显微结构与生化环境。

4）人工合成基质移植：将体外培养自体或异体软骨细胞种植于通过组织工程学方法合成的人工基质上，同时携带生物活性分子及生长因子，使用关节镜技术植入体内，软骨细胞不断合成Ⅱ型胶原，形成新的关节软骨，人工基质被逐步吸收。作为软骨细胞的载体，许多材料用于人工合成基质，如聚葡萄糖酸（PGA）、聚乳酸（PLA）、碳纤维垫、纤维原材料、胶原凝胶。

5）药物学调控：目前有很多研究都在致力于生物活性分子对软骨合成及退变的影响，如生长因子、骨形态发生蛋白、细胞因子等。

6）软骨细胞移植：通过切开或关节镜技术，在股骨内髁非主要负重区取软骨片段，在实验室将其切碎，经酶消化，分离软骨细胞，培养增殖。2~3周后，在胫骨近端内侧取骨膜瓣并与关节软骨缺损区缝合，将培养增殖的软骨细胞注入到骨膜下方。术后持续被动活动，2~3月后负重。Brittberg（1994）在New England journal of Medicine杂志发表了23例临床报道。Peterson（1997）发表了100例的临床报道。此后至今的5~6年间，在国际上已经完成了大量的这种手术并有专门的国际机构在监察认证。其疗效尚需严格的评估及长期的随访。

（二）关节软骨损伤的临床治疗对策

将软骨缺损分为以下四组：即小于$2cm^2$的股骨髁缺损、大于$2cm^2$的股骨髁缺损、髌骨缺损、胫骨缺损。

1. 小于$2cm^2$的股骨髁缺损　预后最好。如果包含性程度好，可以首先考虑行间充质干细胞刺激术，即清理、钻孔、微骨折法。治疗后3~5年内不会出现退行变及关节病。如果这种方法失效，可以考虑自体软骨细胞移植术，其成功率达到90%。另一种选择为马赛克成形术，可以进行关节镜下的微创操作，费用低。

2. 大于$2cm^2$的股骨髁缺损　包含性差，退形变发生率很高。对于低运动水平者，可首先考虑间充质干细胞刺激术；如果失效，可行自体软骨细胞移植；对于高运动水平者，自体软骨细胞移植为一期治疗手段，其成功率为90%；失效后可再次行此种手术或者行异体骨软骨移植；如果再次失效可以行人工关节置换术。

3. 髌骨缺损　重要的是同时纠正髌股关节的对线不良，可行联合手术。

4. 胫骨缺损　难于治疗。这种缺损虽然小，但自体软骨细胞移植及马赛克成形术的疗效均不好，间充质干细胞刺激术是唯一的选择。

对于股骨剥脱性骨软骨炎，首先考虑骨块的可吸收内固定术；如无法固定且缺损小于$2cm^2$，可行钻孔、微骨折或马赛克成形术；如大于$2cm^2$且深在、有囊性变，可首先考虑自体软骨细胞移植；如果缺损特别深，可以分阶段治疗，即一期植骨，二期于4~12个月后行自体软骨细胞移植。

四、关节软骨损伤的临床评估

治疗前首先要对软骨损伤进行综合评估。国际软骨修复学会（International Cartilage Repair Society）制订了一套综合评估系统，包括以下因素：

1. 病因　急性或慢性？是否有特殊的急性损伤机制或是慢性反复的损伤？

2. 缺损深度 使用 Outerbridge 分型（图 7 – 35）。

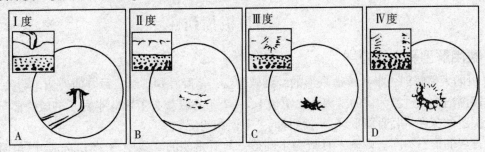

图 7 – 35 Outerbridge 分型
A. Ⅰ度 - 软化；B. Ⅱ度 - 纤维化；C. Ⅲ度 - 非全层裂伤；D. Ⅳ度 - 全层缺损

0 度：正常；

Ⅰ度：软化；

Ⅱ度：纤维化；

Ⅲ度：撕裂；

Ⅳ度：软骨缺损、软骨下骨外露。

另一个重要点是判断潮线是否穿透。如深在的骨软骨损伤、钻孔术、软骨下囊性变都会破坏潮线。缺血、坏死、骨挫伤及梗死，也有助于判断。

3. 缺损大小 要用探针精确测量并记录以 cm^2 为单位。

小缺损：$< 2cm^2$；

中缺损：$2 \sim 10cm^2$；

大缺损：$> 10cm^2$。

4. 包含程度 需要观察矢状位 MRI，包含程度差的 X 线表现为关节间隙消失。需要判断其包含程度差的原因，如缺损过大，边缘软骨质量差等。

5. 缺损位置 单髁？双髁？多髁？

6. 韧带完整性 是否有部分或完全撕裂？关节是否稳定？是否做过重建术？

7. 半月板完整性 是否做过半月板部分、次全或完全切除术？是否做过半月板缝合、异体移植术？

8. 力线 是否存在内外翻，严重程度？是否做过截骨术，类型？髌骨的力线是否异常？是否做过矫形术？

9. 既往治疗 是否为初次治疗？以前的治疗方法？是否做过手术？清创术？钻孔术？微骨折术？移植术？马赛克成形术？

10. X 线表现 标准的投照方法为负重位正位 X 线片。记录关节间隙狭窄程度：轻、中、重度及骨赘、囊性变。

11. MRI 表现 缺损深度、骨挫伤、剥脱性骨软骨炎及缺血坏死是否存在？

12. 一般状况、系统病史、家族史 是否存在类风湿病史？检查红斑狼疮、类风湿关节炎、HLAB27 相关疾病。是否有内分泌疾病，如甲状腺疾患、糖尿病、肥胖？是否有骨关节病、结缔组织病，如 Ehlers – Danlos 或 Marfan 综合征的家族史。

（陈顺广）

第五节　半月板损伤与疾患

半月板曾被认为是肌肉退化后的残留物，没有任何功能。但是随着近 60 年来对半月板的了解越来越多，它被公认为是膝关节生物力学诸环节中的一个重要部分。大量的半月板损伤无论对患者还是医疗消费都具有重要的影响。例如：近年来，全美国每一年中有 850 000 名患者做过至少一次半月板手术，而全球的数字至少是其两倍。可以肯定，一侧或双侧半月板部分或全部缺失会导致后期的关节退变。

一、半月板损伤

（一）实用解剖及生物力学

1. 半月板的大体解剖　半月板是 C 形的纤维软骨盘，与胫骨相延续。弓背向外侧，与关节囊相连，滑膜缘厚、逐渐向中央过渡为薄的游离缘。覆盖 1/2 ~ 2/3 的胫骨关节面。半月板的股骨面呈凹形，加深了胫 - 股关节的深度。胫骨面平坦，与胫骨的关节面相匹配。

两侧半月板的形态不同。内侧半月板为半圆形，前后角间的直线距离为 3.5cm，后角明显宽于前角。前角的附丽点在前交叉韧带前 6 ~ 8mm，与内侧髁间棘同处于一条矢状线上。由于位置靠前，所以常为髌下脂肪垫所遮盖。关节镜下如果要观察清楚，就必须适当清除髌下脂肪垫。前角的纤维融合为连接两侧半月板的半月板板间韧带或称横韧带。后角附丽于后交叉韧带胫骨附丽点的前方、外侧半月板后角附丽点的后方，即位于外侧半月板后角与后交叉韧带胫骨附丽点之间。内侧半月板的全长均与关节囊相连。

外侧半月板的形态更接近圆形。它覆盖外侧胫骨平台 2/3 的关节面，较内侧半月板多。前后角宽度几乎相等，前后角间的长度稍小于内侧。前后角均附丽于胫骨，前角的附丽点位于外侧髁间棘的前方，非常接近前交叉韧带的胫骨附丽点，后角附丽于外侧髁间棘的后方、后交叉韧带附丽点的前方。外侧半月板与关节囊结合松散，在腘肌腱裂孔处与关节囊分离。外侧半月板的一个特征是存在半月板股骨韧带。起自外侧半月板后角，止于股骨内髁的外侧面，紧邻后交叉韧带的股骨附丽点。位于后交叉韧带前方者称为 Humphrey 韧带，位于其后者称为 Wrisberg 韧带。半月板股骨韧带的大小及发生率都有很大的变异：可以缺如，也可以有一条或两条。由于不恒定性，其确切功能未明，推测半月板股骨韧带可以向前牵拉半月板的后角，增加股 - 胫关节的适合性。

Brantigan 与 Voshell 认为，外侧半月板直径小、周围厚、体部宽、活动度大、与交叉韧带相连，而内侧半月板正相反，所以内侧半月板更易于损伤。

2. 半月板的显微解剖　半月板由致密的纤维软骨构成。胶原纤维编织成网架结构，纤维软骨细胞充填其间。纤维软骨细胞是成纤维细胞与软骨细胞的混合体。浅层的细胞形态为梭形及纺锤形，类似成纤维细胞。其余部位的细胞接近卵形或多角形，许多特性类似于软骨细胞。

细胞外基质主要由胶原纤维构成，它由纤维软骨细胞分泌并维持恒定。大部分胶原纤维呈环形分布，同时还存在放射状排列的纤维及穿支纤维（图 7 - 36）。

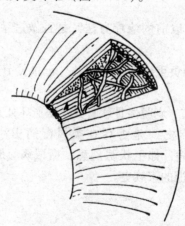

图 7 - 36　半月板胶原纤维的排列方向：放射状纤维、环形纤维及穿支纤维

胶原纤维的排列方向有其生物力学意义。环形纤维的作用颇类似于木桶周围的铁箍：当木桶受到向外扩张的水压作用时，铁箍的张力可以维持木桶的稳定性。同样，当半月板承受股骨 - 胫骨间的轴向负荷时，有被挤出关节间隙的趋势，而环状纤维的张力抵消了这种向外的放射状应力，从而维持了半月板

的整体稳定性。当半月板出现完全性的放射状裂时，这种作用就完全消失。所以，一个简单的、完全性的放射状裂相当于半月板全切除（图7－37，图7－38）。放射状纤维的作用类似于网格中的"结"，可以增加结构的稳定性，协助抵抗压缩应力，防止出现纵形撕裂。胶原纤维分为浅层、表层、中间层，由浅至深纤维逐渐粗大，在结构上更为重要。

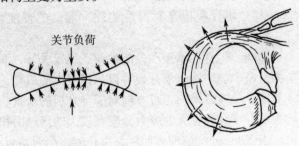

图7－37　半月板的环箍样作用可以抵消半月板向关节间隙外移位的趋势

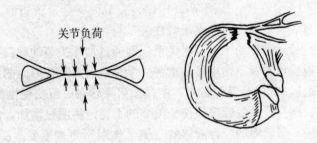

图7－38　当半月板撕裂时，其环箍样作用消失，半月板有被挤出关节间隙的趋势

　　Arnoczky 及 Warren 对半月板血运的研究清楚地表明：膝内、外侧动脉的上、下支供应半月板前部及周围关节囊的血运、膝中动脉供应半月板后部的血运，这些血管分支形成半月板周围的毛细血管丛，位于滑膜及关节囊，呈环形分布，发出放射状分支供应半月板的边缘区域。

　　两侧半月板靠近滑膜缘的10%～30%区域接受毛细血管网的血供，前后角的血运更丰富，有一些小血管直接进入。外侧半月板的腘肌腱裂孔处没有直接的血运进入，靠周围的血运供给。

　　有血运的半月板区域称为红区，即半月板滑膜缘的血供区；靠近游离缘的无血运部分称为白区；二者中间的区域称为红白区，此区靠近红区的一侧有血运，而靠近白区的一侧没有血运。半月板血运分区的概念对于判断半月板的愈合能力及手术操作有重要的意义（图7－39）。

　　半月板体部的神经分布类似于血运分布，前后角的神经支配比体部丰富。半月板的神经末梢有本体感觉功能，其确切的功能尚未明确。

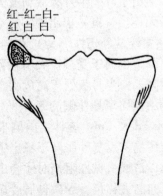

图7－39　半月板血运分区

　　如前所述，半月板的细胞外基质主要由Ⅰ型胶原构成纤维网架，占90%～95%。Ⅱ型、Ⅲ型、Ⅴ型、Ⅵ型胶原的含量很少，其功能未明。也可能存在弹性蛋白（elastin）。

半月板中存在不同类型的葡胺聚糖（GAG）。其含量随半月板的区域及年龄有所差异，主要包括硫酸软骨素、硫酸角质素、硫酸皮质素、透明质酸。也存在功能未明的非胶原性蛋白。

3. 半月板的生物力学功能　半月板具有液、固态双相的特点。液相主要为间质内的水分，固态主要为胶原组成的细胞外基质。间质内的水分可以通透固态基质内的空隙达到不同程度的形变，适应不同的生物力学要求。与关节软骨一样，半月板也是黏弹性物质，形变的程度可随负荷的大小及速率而变化。

半月板具有重要的生物力学功能，包括：承重、分配载荷、稳定关节、润滑关节、本体感觉。

承担股骨–胫骨间的负荷为最基本的功能。半月板可以承担很大的负荷，它与关节的接触面积可随屈伸及旋转活动而变化。如上所述，胶原纤维的走行方向对于半月板的承重功能具有重要的意义。

分配载荷也可认为是吸收振荡。半月板将大的应力分配在较大的接触面积上，从而对关节软骨及软骨下骨起到了保护作用。Walker 及 Erkman 的研究表明：站立位时，半月板承受体重的 40% ~ 60%。许多研究都证实：部分或全部切除半月板使得股骨–胫骨间的接触面积减小，导致应力集中。切除内侧半月板可以使接触面积减少 40%。这样，按照 Wolf 定律，关节面将会重新塑形，出现扁平状股骨髁，同时软骨软化、关节间隙变窄、骨赘形成，即出现骨性关节炎。

半月板也有助于稳定股骨–胫骨的相对位置关系，即通过加深关节的球臼关系增加股骨–胫骨间的适合性，尤其是内侧半月板后角的稳定作用最为重要。半月板对关节各方向的运动，尤其是旋转运动具有稳定作用，例如在伸膝最后 20°的胫骨旋转时。半月板切除后对关节松弛度的影响取决于韧带的完整性：韧带完整时影响较小，而一旦并发韧带损伤，关节的不稳定将明显增加。由于内侧半月板与关节囊结合紧密性大于外侧半月板，所以限制胫骨前移的"楔子作用"更加重要。Levy（1989）的研究表明：切除内侧半月板明显加重前交叉韧带的失效程度。

虽然半月板润滑关节作用的确切机制尚存争论，但可以肯定的是：半月板实质部的液体可以渗出。同时半月板也可以均匀分配关节内滑液，协助营养关节软骨。

半月板内分布的神经末梢完成本体感觉功能。虽然目前还没有动物模型的证实，但临床可以发现：半月板切除后，膝关节的本体感觉功能减退。

（二）半月板的损伤机制

创伤性的半月板损伤常发生于屈膝位时的扭转动作。屈膝时，如果股骨强力内旋，可迫使内侧半月板向后及髁间窝区域移动。一旦半月板后方的稳定结构无法抵御这种应力，半月板的后部会被推向关节的中央区域并被股骨、胫骨所挟持固定。此时如果突然伸膝，就会发生后角的纵形撕裂。如果纵裂向前方继续延伸，撕裂的部分就会进一步向髁间窝区域移动并嵌顿，无法复位，形成典型的桶柄样撕裂及关节交锁。撕裂程度及位置取决于受伤时半月板后角与股骨–胫骨髁的相对位置。

同样的机制也可见于外侧半月板，但由于外侧半月板活动度大，所以出现桶柄样撕裂的机会比内侧小。外侧半月板曲度大且与外侧副韧带无连接，更易于出现不完全的放射状裂。内侧半月板相对固定，更容易受损。移动度差的半月板（囊性变或是外伤性病变）在轻微外力下即可受损，盘状软骨更易于退变及撕裂，退变半月板的承受能力下降，也易于受损。关节面不吻合、韧带损伤、先天性关节松弛、股四头肌异常都可以导致力学环境的异常，使半月板处于高危状态。

半月板后角的纵裂最为常见，内侧的损伤率是外侧的 5 ~ 7 倍。撕裂可以是完全的或不完全的，多数累及半月板的胫骨面。Andrews、Norwood 及 Cross 统计：内侧半月板各部位的损伤中，后角占 78%。后角的小撕裂不会造成交锁，但会导致疼痛、反复肿胀及不稳定感，大的纵裂可以造成交锁。Smillie 认为，只有当撕裂部分向中央区明显移位，造成机械性阻挡时才会出现交锁。如果桶柄样撕裂进一步向前延伸，嵌顿的部分就会离开髁间窝区域向前方移位，导致伸膝受限。如果桶柄样撕裂的前或后部断裂，就会出现带蒂的半月板撕裂瓣。

放射状或斜形裂更常见于外侧半月板，通常位于前中结合部，为作用于半月板游离缘、使前后部分离的应力造成。由于外侧半月板接近圆形、曲率半径小，所以比内侧更易于出现此种撕裂。放射状裂还可见于退变的半月板或半月板囊肿。

包含放射状裂与纵裂的复合裂也会出现并且更易于出现退行性改变。

半月板囊肿通常并发撕裂，外侧的发生率是内侧的9倍。常见的原因为创伤后半月板退变，继发黏液性变并在半月板周边形成囊肿。

盘状软骨由于体积的异常庞大及过度活动，在受到压缩及旋转应力时，易于出现间质部的退变或撕裂。

（三）半月板损伤的分类

1. 根据损伤原因分型　可以分为创伤性及退行性两种。创伤性撕裂最常见于经常从事体育运动的年轻患者，为非接触性损伤，常并发ACL及PCL损伤，最常见的撕裂类型为纵裂及放射状裂。退行性损伤出现于40岁以上的患者，没有外伤史，通常并发关节的退行性变，这种损伤没有愈合能力，最常见的损伤类型为水平裂、瓣状裂及复合裂。

2. 根据解剖形态分型　①纵裂，其特殊类型为桶柄样撕裂。②放射状撕裂或斜形裂。③纵裂加放射状裂，特殊类型为瓣状裂。④水平裂。⑤半月板囊肿伴撕裂。⑥盘状软骨撕裂。

（四）半月板损伤的诊断

诊断症状及体征不典型的半月板损伤有时对于有经验的医生也是很困难的。通过综合评估，包括详细的病史、体检、放射学检查、特殊的影像学检查、直至关节镜检查，可以将误诊率减小至5%以下。但有时的确存在这样的情况：术前怀疑半月板损伤而关节镜下却未见或仅见轻微的异常，与症状不相符。此时，常易犯的错误是诊断为过度活动型半月板或脂肪垫肥厚。正确的做法是不要草率地切除不足以解释症状的异常结构。

半月板损伤常并发关节软骨及韧带损伤，应该同时熟悉这些并发症的特点，以免误诊或漏诊。

1. 病史　通常都有明确的外伤史。异常或退变的半月板不一定存在外伤史，这类损伤通常为中老年患者。

2. 症状　可以分为两大类。第一类为交锁症状，诊断明确，但需要强调的是：表现为伸膝轻度受限的交锁，有时需要双膝对比才能发现。因为正常情况下，有的膝关节会有50~10°的过伸，而交锁后仍可以伸膝至0°中立位。只有纵裂才会造成交锁，其中，内侧半月板的桶柄样撕裂最常见，但交锁绝不是桶柄样撕裂的同义语，因为关节内肿物、游离体等都会造成交锁。无论哪一种原因造成的交锁，在经过抽吸关节内积血及一段时间的保守治疗后仍无效者，都应手术治疗。假性交锁（false locking）最常见于关节损伤后，积血刺激后方关节囊及侧副韧带，加上腘绳肌痉挛，引起伸膝受限。抽吸关节内积血及短期的制动可使反应消退，伸膝恢复正常。第二类为非交锁症状。常见的症状为反复关节不适，常伴有关节积液及短暂的功能障碍。也可能存在其他的非特异性症状，如：疼痛、轻度肿胀、活动后膝前痛、打软腿、弹响、别卡感等。

打软腿现象本身无助于诊断，因为关节内的其他疾患如游离体、髌骨软化、韧带损伤所致的关节不稳定、肌力弱都可以造成打软腿。半月板损伤造成的打软腿常见于关节扭转时，伴有关节错位的感觉。其他原因所致的打软腿常出现于抗阻力屈膝位，如下楼梯时。

积液表明滑膜受到刺激，无特异性诊断价值。损伤性的积液常为血性，包括半月板血运区损伤；半月板体部或退变的半月板损伤不会积血；带蒂的半月板碎块反复移位，刺激滑膜产生慢性滑膜炎，出现非血性积液。没有积液或积血并不能排除半月板损伤。

3. 体检　最为重要的体征为局限性关节间隙（半月板边缘）的压痛。最常见于后内及后外侧。压痛来源于局部滑膜炎。

4. 诊断性试验　在膝关节屈伸及旋转活动中出现可触及或闻及的弹响都具有诊断价值，需要反复引出并精确定位。如果弹响位于关节间隙，那么半月板损伤的可能性很大。另外需要注意鉴别的是髌股关节的类似弹响。McMurray试验及Apley试验是最常用的试验，目的都在于引出弹响及定位。

McMurray试验最广为熟悉，具体做法如下：患者仰卧位，膝关节全屈位。检查内侧半月板时，一只手触及后内关节间隙，另一只手抓住足部。维持全屈位，尽量外旋或内旋小腿，并内收小腿，逐渐伸膝。当股骨髁滑过半月板撕裂部分时，会引出弹响。在出现弹响前多先有疼痛，出现弹响后疼痛缓解。相反，膝全屈位，小腿外展，内旋或外旋并逐渐伸直，出现疼痛及弹响可以检查外侧半月板损伤。McMurray 试验引出的弹响通常为半月板后部的边缘裂、于全屈及屈膝90°位时引出。接近伸膝位时的关节间隙弹响提示半月板的中、前部损伤。出现弹响时的膝关节屈伸位置有助于定位。

股四头肌萎缩常在半月板损伤中存在。

膝关节被动过伸试验产生疼痛，且局限于关节间隙部位时对诊断半月板损伤有一定意义。

有学者是通过4项临床检查来诊断半月板损伤的，即股四头肌萎缩、关节间隙固定压痛点、膝过伸试验阳性以及 McMurray 试验阳性。在这4项检查中，以固定压痛点与 McMurray 试验阳性尤为重要。

以 Apley 命名的研磨试验的具体做法如下：患者俯卧位，屈膝90°，大腿前方压在检查床上。检查者将足下压并旋转小腿，同时做屈伸膝活动，如引出关节间隙弹响及疼痛，则提示半月板损伤；向上方牵引足并旋转小腿，如引出疼痛，则提示韧带损伤。

McMurray 及 Apley 试验阴性不能排除半月板损伤。

另一个试验称为"下蹲试验"，具体做法为：小腿及足交替内外旋位，反复做下蹲动作。内旋位疼痛提示外侧半月板损伤，外旋位提示内侧半月板损伤；关节间隙疼痛对应两侧半月板损伤，其定位作用更准确。

5. X 线检查 常规拍摄正侧位及髌股关节切线位片。意义在于排除游离体、剥脱性骨软骨炎及其他关节内扰乱。

6. 关节造影 诊断的准确率与检查者的经验密切相关，有时具有极其重要的诊断意义，但不应作为常规检查。随着 CT 及 MRI 的出现，关节造影已经很少使用。

7. 其他 超声、X 线断层、CT、MRI 均为无创性辅助检查，关节镜检查为微创操作。Polly 的前瞻性研究表明：MRI 对内侧半月板的准确率为98%，外侧为90%。Manco 研究了高解析度 CT 对半月板损伤的诊断意义：敏感性为96.5%，特异性为81.3%，准确率为91%。

（五）半月板损伤的治疗

1. 非手术治疗 不完全的、小的（<5mm）、稳定的边缘撕裂，如果不并发关节不稳定，可采取保守治疗而且预后很好。经3~6周的保守治疗后，撕裂可以愈合。症状轻微的半月板撕裂可以采用康复治疗并限制关节活动。

并发关节不稳定者，如果不进行韧带重建，也应保守治疗。因为此时切除半月板，尤其是内侧半月板，会加重关节不稳定。

保守治疗需制动4~6周，可持拐进行足尖点地式负重，加强髋、膝周围肌肉的等长收缩。制动解除后，进行髋、膝、踝肌肉的康复锻炼。保守治疗最为重要的是急性期过后肌力的恢复，尽量通过进行关节活动及一系列锻炼恢复四头肌、腘绳肌、屈髋、外展髋肌力。如果症状复发，则需要进行特殊检查，如 MRI 等，并采取手术治疗。

经保守治疗的陈旧损伤再次急性发作后，不应再采取保守治疗，应手术治疗。对于桶柄状撕裂引起交锁者，不要试图强行复位，因为复位只能缓解疼痛症状，并可能造成撕裂进一步增大，而且这种陈旧撕裂即使复位也不会愈合。

2. 手术治疗 关节镜下手术为常规的治疗方法。

大量的动物实验及临床观察都证实：关节软骨的退变程度及范围直接与半月板的切除量相关。因此要尽量行部分切除术，只切除半月板的病损区域，保留健康的部分。只有当损伤范围过大，实在无法保留时，才行全切除术，但也要尽量保留边缘部分，特别是对于运动员及活动量大的年轻人。但也不要强求保留可能会引起症状的病损区域，因为这种危害要远远超过远期的关节退变。

总之，半月板损伤的治疗原则为：遵循缝合、部分切除、次全切除、全切除的次序。在保证半月板残留边缘稳定、光滑的前提下，尽量多保留半月板组织。尽量行关节镜下手术。

1）半月板缝合术（meniscus repair）：早在1885年，Annandale 就报道了半月板的缝合方法。但是直到近 20 年，由于对半月板的功能及缺失后的结果有了充分的认识，半月板缝合技术才受到广泛重视。

半月板愈合的生物学基础：半月板的愈合能力取决于血运状况，即损伤部分必须要进入红区才有可能愈合，位于白区的损伤基本不会出现愈合反应，但如果设法使之与红区相通，血运就可以进入，愈合就有可能。有许多基础及临床研究都证实，半月板周围的血运区可以产生类似于其他结缔组织愈合的反应。初始阶段为纤维血管瘢痕的形成，需要约 10 周时间。经过数月，甚至数年，逐渐转变为正常的纤维软骨。半月板完全愈合后的强度及生物力学特性尚无法证实。

（1）半月板缝合的手术指征：最理想的手术指征为急性的、创伤性的、位于血运区的、半月板周围纤维环完整的、半月板体部未受损、长度大于 8mm 的撕裂（过短的撕裂不会出现症状且有自发愈合的能力）。符合上述标准的最常见撕裂类型为边缘的或接近边缘的纵形撕裂；半月板前角附丽点的骨性撕脱也适于缝合。

相对适应证为非血运区或血运不肯定区域的撕裂。如果要缝合这种撕裂，可采用促进愈合的措施。

其他的相对适应证包括延伸至半月板滑膜边缘的完全性放射撕裂及体部严重受损的撕裂。这种撕裂即使愈合，其最终的生物力学功能也难以肯定。

（2）半月板的可缝合性：术前判断对于医生及患者都很重要，医生可以进行充分的手术设计，患者也可以做好术后康复的准备。

体育运动损伤（大部分并发 ACL 损伤）的年轻患者（年龄 20 岁左右），可缝合性通常较大。

MRI 对于半月板损伤诊断很可靠，但无法准确判断其可缝合性。最适合缝合的半月板边缘裂，通常在 MRI 上表现为假阴性。最准确的方法为关节镜检查：需要确切辨认损伤类型、位置、程度、半月板滑膜边缘的情况。

进一步要判断血运状况。松止血带观察创缘出血是一种方法。但是创缘不出血或没有肉芽组织也不能断定没有血运，因为关节内的水压同样也可以阻断毛细血管出血，而且位于血运区的撕裂经常没有肉芽组织存在。此时就需要根据撕裂的部位与滑膜边缘的距离进行判断。根据 Arnoczky 及 Warren 的结论：距滑膜缘 3mm 以内的区域为有血运区；大于 5mm 者为无血运区；3~5mm 者血运状况不肯定（图 7 - 39）。由于大多数的纵裂都是斜形的，所以就需要判断是否大部分的撕裂区处于血运区，如果决定缝合位于无血运区或区域难以判断是否有血运的撕裂，应使用促进愈合的技术。

（3）缝合技术：近 20 年来，出现了许多半月板缝合方法，而且还在不断完善。基本技术分为关节镜下缝合及切开缝合两类，关节镜下缝合又包括自内向外缝合、自外向内缝合、全关节内缝合三种。

无论采用何种缝合方法，必须遵循两个基本原则：第一，处理创缘，包括半月板侧及滑膜缘。切除游离的、不稳定的半月板碎块，打磨创缘。第二，滑膜新鲜化，即打磨半月板周围滑膜，包括半月板股骨侧及半月板胫骨侧。

半月板的愈合还需要一个稳定的力学环境，即半月板缝合后必须稳定，所以缝合强度是需要考虑的一个重要问题。实验结论是垂直缝合的初始强度大于水平缝合（大约是其 2 倍），关节内一端打结缝合的强度最小。各种可吸收缝合内固定物中：T 形缝合棒（T – Fix Suture Bar、Smith & Nephew、Endoscopy Division、Andover、Massachusetts）及半月板缝合箭（Meniscus Arrow、Bionx、Blue Bell、Pennsylvania）的初始强度略小于水平缝合。总之，垂直缝合的强度最大，水平缝合次之，可吸收内固定最小。

A. 关节镜下自内向外缝合（arthroscopic insideout repair）：这种技术最先为北美的 Henning 医生于 20 世纪 80 年代初期开始使用，随后有 Clancy、Graf，Rosenberg、Cannon、Morgan 等也加以采用。基本原理为：在关节镜监视下将特制的缝合器置入关节内，自内向外穿过半月板撕裂区，缝线在关节囊外打结固定。根据缝合器的不同，又分为以下三种方法：

Henning/Cannon 法：使用双臂、锥形尾端的 Keith 缝合针，采用不可吸收缝线。术中根据情况预弯缝合针，通过短直的套管置入关节内。

Clancy/Graf 法：即双套管法。可同时通过两根针。两根长缝合针带 2 – 0 可吸收或不可吸收缝线。配置不同曲度的套管，以便接近各种缝合区域。

Rosenberg 法：即单套管法。配备各种形状的系列单套管，可以接近半月板的前、中、后部。缝线采用 2 - 0 的 Ethibond 缝线或 2 - 0 的可吸收线。

Henning/Cannon 法的特点是关节镜置于损伤半月板的对侧，缝合操作在同侧，而 Clancy/Graf 法及 Rosenberg 法正相反，即缝合在对侧，关节镜在同侧。

缝合内侧半月板后 1/3 区域时，必须在膝后内侧做辅助切口。以关节间隙为中心，做长 11cm 的切口。膝关节屈曲 90°以避开隐神经的髌下支及缝匠肌支，切开深筋膜，显露但不切开关节囊，放置挡板保护膝后方的神经血管束，然后进行缝合。

缝合外侧半月板后 1/3 时也需做类似的辅助切口。膝关节屈曲 90°，在二头肌与髂胫束后缘的间隙进入深层，显露后外关节囊及腓肠肌外侧头，注意保护位于二头肌深方的腓总神经，放置挡板进行缝合。

B. 关节镜下自外向内缝合（arthroscopic outsidein repair）：基本原理为在关节镜监视下使用硬膜外麻醉穿刺套管针自关节外向关节内穿刺，穿过关节囊及半月板裂缘，将缝线通过穿刺针套管引入关节内，接下来的步骤有以下两种方法：①Johnson 的方法：再次进行如上平行穿刺并引入圈套器，将关节内的缝线引出关节外，在关节囊外打结固定完成单纯缝合。②Warren、Morgan、Casscells 的方法：将关节内的缝线端自前方入路引出，在关节外打结后回送入关节内，牵引缝线的关节外一端，使打结后的关节内缝线端固定于半月板体部，可反复进行如上操作。完成多针缝合后，邻近的缝线在关节囊外打结固定。自外向内的缝合方法相对安全，但缝合半月板后方时仍需做辅助切口保护神经血管束。

C. 关节镜下全关节内缝合（arthroscopic all - inside repair）：为 Morgan 首创，适用于缝合距滑膜边缘 2mm 以内的后角撕裂。这种方法避免了额外的切口，减少神经血管损伤的机会。术中需要使用 70°关节镜，经髁间窝置入后内或后外室。缝合操作通过后入路进行，大直径的缝合套管作为工作通道，使用特制的钩状缝合器进行垂直缝合，使用关节镜下打结技术进行关节内打结固定，根据撕裂长度进行多针缝合，针距 3~4mm。这种方法的技术要求较高。

近期，人们越来越多的应用全关节内缝合的内固定物，它可以简化手术步骤，方便操作，通常可以降解，或者至少有部分可以降解。

最早的全关节内缝合内固定物为可吸收半月板缝合箭（Meniscus Arrow、Bionix）。首先使用特制的穿刺针预制通道，然后将缝合箭通过套管，置入预制好的通道内。这种内固定物有很多缺陷，它只能进行半月板股骨侧表面的固定；它的坚硬质地和突出结构会损伤关节软骨；吸收时间过长，会导致移植物断裂、游离体的产生以及滑膜炎等一系列问题。

另一类全关节内缝合的内固定物带有缝线。T 形缝合棒（T - Fix Suture Bar、Smith & Nephew）发明于 1994 年，它由横形的、不可吸收的短棒及与之垂直相连的缝线组成。通过空心套管针，穿过撕裂区置入。横形短棒部分顶压在撕裂区的对侧，即半月板的滑膜缘，缝线部分暂留置于关节内。如此可多针缝合，相邻两缝线在关节内打结固定。现阶段应用最广泛的是 Rapid - Loc（Mitek Products、Westwood、MA）和 FasT - Fix（Smith & Nephew Endoscopy、Andover、MA）。Rapid - Loc 发明于 2001 年，它通过套管将锚钉部分穿过撕裂区，用推结器将头帽和预置滑结推进关节，固定撕裂的半月板。2001 年，Smith & Nephew 发明了 FasT - Fix，这是 T - Fix 的改进型，它的缝合强度可以和垂直褥式缝合相媲美。FasT - Fix 包括 2 个 5mm 的锚钉，中间连接缝线以及预置滑结。它类似于自内向外缝合技术，只是前端锚钉需要由引导针引入。应用引导针穿刺半月板撕裂处，前端锚钉和相连缝线都穿过撕裂半月板。移除引导针，将后方锚钉插入同一位置并将预置滑结推入打紧，完成缝合。FasT - Fix 预置深度是 17mm，但针的全长是 22mm，为防止贯穿损伤表面结构，需要应用限深装置。但是，仍存在穿透的危险。

全关节内缝合操作完全在关节内进行，不必做后侧辅助切口，避免了损伤血管神经的危险，并可以达到缩减手术时间、减少组织损伤的目的，但是防止并发症发生的目的并没有达到。虽然滑膜炎、游离体、组织刺激的概率在减小，但是这些问题仍然是全内式手术所要面对的问题。

（4）半月板缝合术的并发症：感染（浅表感染、深在感染）、深静脉血栓（包括肺栓塞）、关节粘连、交感神经性局部疼痛综合征。在关节镜下缝合技术出现的早期，即使很有经验的医生也会遇到腓总神经、隐神经及腘动脉损伤，需要修复甚至截肢。后来由于 Henning 的推荐，采用了后侧辅助入路及挡板保护，大大减少了这种并发症。

（5）半月板缝合的术后处理：分为最大保护期及限制活动期两阶段康复。前者的目的在于提供半月板最佳愈合期内的保护；后者的意义为：在愈合后的成熟期加以保护，免受强力应力的损害，防止再撕裂。

较保守的康复方案为：6周的最大保护期，限制活动期至术后6个月。在最大保护期内，伸膝位制动2周，限制活动（10°~80°）2周，严格限制负重（只允许足尖点地式负重）。在限制期内，重点在于恢复膝关节的活动度、肌力、柔韧性、耐力。避免做深蹲、全速跑及剧烈运动，鼓励直线慢跑、半速跑、骑车、游泳。如果同时进行ACL重建，则要遵循ACL重建后早期活动的康复原则，但完全负重要术后6周。

积极的康复方案为：在肿胀消退及膝关节活动度恢复后，允许早期完全负重、不限制活动、不限制急转类的体育运动。康复方法的制订应该个体化，如根据损伤类型、位置、是否同时行ACL重建、缝合方式（垂直或水平缝合）、缝线类型、初始缝合强度来制订。

（6）促进半月板愈合的方法：绝大多数的半月板损伤都发生在无愈合能力的非血运区，所以，有效的增强愈合能力的方法一直在受到关注。目前，大多数的技术还处于实验室研究阶段。

纤维凝块（fibrin clot）：已在临床使用，Arnoczky首先在实验室发现。Henning的临床报道为：缝合失效率由使用前的61%减小至使用后的8%；Cannon报道由60%减小至42%。

建立血运通道：Arnoczky及Warren首先在狗身上发现了在非血运区与血运区之间建立全层血运通道的方法。由于此方法有可能会减低半月板的机械性能，所以有人设计了非全层钻孔的微创方法并在山羊身上得以证实，但未在临床使用。

其他的方法如滑膜瓣、纤维凝胶、血小板衍生因子、纤维凝胶加内皮细胞、生长因子、氰丙烯酸凝胶、激光刺激等方法都处于研究阶段。目前可以充分肯定的是：选择适当的适应证、采用各种先进的手术方法，可以达到很高的成功率。愈合后即使承受很大的应力，也可以长时间保持稳定并达到半月板的生物力学要求。期望能有成熟的促进愈合的手段出现，使更多的半月板撕裂能得以修复。

2）半月板切除：晚期改变，目前有充分的证据表明，半月板切除会引起关节的退行性变化。Tapper及Hoover发现，半月板切除术后10年，有85%的病例出现X线片异常表现。Gear及Huckell的统计分别为62%及56%。如果同时并发前交叉韧带损伤，这种变化更早。Lynch、Henning及Glick报道，术后3年即有88%出现上述改变。而运动员的变化更明显。

Fairbank将上述的X线表现归纳为三类：①股骨髁关节面边缘出现前后方向的嵴；②股骨髁关节面边缘的1/2出现扁平样改变；③关节间隙狭窄。

北京积水潭医院1982年总结了63例73次半月板全切除术，平均随访16.7年的结果，其中随诊超过20年者35例，其X线改变为：关节间隙变窄、股骨髁变扁平、胫骨髁边缘增生、髁间棘变尖。另外发现，如手术时年龄已大于40岁，则结果较差。

切除后的再生：King曾在狗身上发现，半月板切除后，会有半月板样纤维组织自周围滑膜长入关节隙，而且外观上与正常半月板无差异。他还发现，尽管出现再生，关节软骨还是在半月板切除的相应区域出现退变。Cox发现，部分切除狗的半月板不会出现再生，完全切除的9例中，5例出现不同程度的再生，外观接近正常，但仍然出现关节软骨退变。因此，半月板样组织形成的条件是半月板完全切除或部分切除后，滑膜或半月板血运区外露。

目前不认为半月板切除后可以再生半月板，半月板样组织无论从组织学与形态学均不同于正常半月板。

再生的半月板样结构非常脆弱，胶原纤维排列混乱，没有环形纤维的排列结构，生物力学功能微不足道。因此，仍然要提倡尽量不做半月板的全切除。

3）半月板手术的并发症：最常见的两种并发症为关节积血及慢性滑膜炎。缝合伤口之前松止血带，可以最大限度地减少关节积血。大量的积血可以抽吸。慢性滑膜炎可由于术后活动过早引起，特别是肌力没有恢复或关节积血没有消退前。抽吸、制动、免负重、等长收缩功能锻炼有助于恢复。

（1）滑膜瘘：少见。出现于关节严重肿胀时（积血或慢性滑膜炎），四头肌收缩或关节活动，使滑膜及关节囊的缝合受到牵拉、断裂，关节液自小伤口喷出。患膝伸直位制动 7~10d，瘘管通常会闭合，无需再次手术。

（2）痛性神经瘤：通常为隐神经的髌下支受累。手术中需细致分离及定位，做前内侧关节切开时，要轻柔牵拉。通常需手术切除，保守治疗无效。

（3）血栓性静脉炎：使用止血带、过多牵拉胭窝部（切开手术时）及术后制动都是诱发因素。临床表现为术后小腿及肢体远端疼痛、肿胀伴低热。

（4）感染：是最为严重的并发症。如果术后 2~3d 开始肿胀、疼痛加重、体温升高，即可疑关节感染；需抽吸积液并做染色培养；立即静脉应用抗生素。如果为脓性积液，同时培养阳性，必须进行彻底的关节灌洗。如果 24h 后反应好转，则表明感染已得到控制；如果再度肿胀、体温高，则必须采取手术切开引流。通过关节镜进行灌洗、清理、去除感染失活组织，是有效的治疗手段。

（5）反射性交感神经萎缩（RSD）：可出现于任何一种膝关节损伤，但更常见于半月板术后，即使是关节镜下手术也是如此。RSD 是交感神经反应过重所致。临床表现为超过损伤及手术正常恢复期的长期疼痛，血管舒缩功能失调，皮肤过分敏感，皮肤营养不良，运动功能丧失，四头肌萎缩。X 线片表现为斑点状骨疏松，最明显见于髌股关节；核素扫描可见受累膝关节，尤其是髌骨的血流增加；温度测量显示患膝皮温下降 1℃以上。最重要的诊断方法为腰部交感神经阻滞后症状缓解。上述表现无法早期发现。虽然目前对它的认识越来越多并逐渐为人们所熟悉，但病因尚未明确。Schutzer 及 Gossling 认为极有可能是周围及中枢因素共同起作用，因为只是中央部位的关节如膝关节受累，而不是整个肢体。

镇痛药及 NSAIDs 有效，心理及社会康复也有一定意义。在发病早期、症状轻时，可以采用交感神经阻止剂治疗，配合严密观察及理疗。此阶段是最佳的治疗时机。O Brien 曾治疗过 60 例 RSD，其中 55 例采取交感神经阻滞治疗，症状消失。病情发展后，可反复行交感神经硬膜外吗啡阻滞及长疗程理疗。但顽固病例很难处理，即使行交感神经切断术也难于奏效。

必须充分认识这种并发症，不要轻易再次手术，包括关节镜检查。

（六）半月板移植

半月板切除是半月板损伤的常规治疗方法，但半月板切除的范围越大，相同时间内关节炎性改变越明显。当认识到半月板的重要作用后，半月板手术理念逐渐转变为尽量多的保留半月板组织，以防止膝关节炎过早发生。但是，仍有相当一部分半月板损伤患者需行半月板次全切除术甚至半月板全切术，半月板功能部分或完全丧失。为了恢复半月板功能，同种异体半月板移植是最佳选择。目前已有中期随访结果显示半月板移植术后关节疼痛明显减轻，关节功能明显改善。

当然，半月板移植并不能完全避免膝关节炎的发展，除半月板缺如外，膝关节稳定性、半月板撕裂类型、下肢力线均会影响膝关节炎的进程。

1. 相关基础知识

（1）免疫反应：半月板主要由胶原纤维构成，其中参杂少量纤维软骨细胞和成纤维软骨细胞，血管分布仅限于靠近滑膜边缘部分，因此半月板移植术后，血液介导的体液免疫基本无法发挥作用，免疫排斥反应以细胞免疫为主。另外，半月板移植物附带的骨块以及滑膜同样存在免疫细胞。但根据现有文献报道，半月板移植术后有临床意义的免疫排斥反应发生率极低。

（2）半月板获取、保存、灭菌：半月板移植物的来源为无传染性疾病的志愿者，在供体去世后 24h 内于无菌条件下获取。

取材完毕后，可应用以下 4 种方法进行保存：新鲜法、冷藏法、新鲜冷冻法和冻干法。新鲜法、冷藏法保留了半月板活体细胞，新鲜冷冻法和冻干法保存的半月板移植物不存在活体细胞。其中，冷藏法和新鲜冷冻法最常用。冷藏法需要控制降温速度以保持细胞活性，延长保存时间；新鲜冷冻法是将半月板置于 -80℃下快速冰冻，细胞被灭活，但其生物力学特性得以最完好的保留。早期应用的冻干法不仅使细胞灭活，而且影响半月板的生物力学特性，引起移植物皱缩，目前已基本停用。

移植物的灭菌方法主要有伽马射线照射、环氧乙烷熏蒸以及化学灭菌法。伽马射线照射（<2.0Mrads）可用于细菌灭活，对组织的生物力学特性影响较小。环氧乙烷用于冻干法保存的半月板灭菌，其副产品有导致滑膜炎可能，不推荐使用。化学灭菌法可用于灭活特定的病毒、细菌。

（3）生物力学：内侧半月板为 C 形，相对于外侧半月板活动度较差，后部比前部厚。外侧半月板为 O 形，前后厚度一致，活动性好。正常负重状态下，外侧半月板较内侧半月板分担更多重力。在半月板全切术后，外侧间室独特的生物力学和解剖学特性使其退变风险远较内侧间室高，更容易出现早期退行性改变，尤其对于膝关节外翻角度较大的女性患者更是如此。

2. 患者评估

（1）一般情况：半月板切除术后，患者关节间隙疼痛、交锁等症状立即消失。随着时间的推移，同侧关节间隙疼痛的症状会慢慢加重。临床医生需要仔细了解患者的病史，包括受伤机制、伴发损伤、手术方式等。详尽的体格检查同样重要，除关节炎体征外，还要着重检查患者下肢力线、韧带稳定性以及关节屈伸活动度。如果发现内、外翻畸形或者膝关节屈曲、伸直严重受限，应先予处理。既往手术方式不明的可根据手术切口以及关节镜入路做初步判断。

X 线检查可提示膝关节炎进展情况。负重相膝关节正位片可观察关节间隙有无变窄，侧位及髌骨切线位片有助于进一步观察骨赘生长情况。如查体发现膝关节存在内、外翻畸形，还应行下肢全长 X 线片。MRI 检查用于评价残留半月板位置以及关节软骨损伤情况。

（2）手术适应证与禁忌证：半月板全切术后，内侧间室疼痛经保守治疗 6 个月后疼痛仍然持续存在，关节软骨完整，下肢力线正常，关节稳定的患者可接受半月板移植手术。半月板移植术并没有绝对的年龄限制，但是年龄大于 55 岁的患者通常并发较严重的膝关节退行性改变，不适合该手术。同时，可根据需要进行同期、分期的力线矫正手术及韧带重建手术。

半月板移植的禁忌证包括下肢力线异常，严重膝关节炎性病变（Outerbridge Ⅳ级），过度肥胖，关节内感染等。

3. 术前准备　半月板切除患者出现同侧膝关节持续疼痛后，首先要进行最少半年的保守治疗，包括康复训练、减轻体重、服用非甾体类消炎药止痛等。对于年纪过大、严重关节炎性病变、疼痛症状轻微的患者不适合进行半月板移植手术。术前须向患者详细说明是否需进行分期手术以及术后可能出现的并发症。

半月板是新月形的纤维软骨，其环状胶原纤维可抵抗环向应力，而放射状纤维用以抵抗剪切力。要取得良好的移植效果，让移植半月板能够正常传导股骨 - 胫骨应力，首先要保证半月板移植物与原有半月板形状匹配。半月板移植物内、外侧不通用，MRI、X 线片等都可用于确定移植物大小。目前，通常采用 Pollard 在 1995 年提出的测量方法，利用前后位 X 线片测量移植物的宽度，利用膝关节侧位 X 线片测量移植物的前后缘长度。半月板宽度为胫骨棘最高处（内或外）至同侧胫骨平台边缘（不包括骨赘）的距离，内侧半月板长度为侧位胫骨平台长度的 80%，外侧半月板长度为侧位胫骨平台长度的 70%，所得结果存在一定的误差，同时应考虑 X 线片放大率的影响。有学者认为利用 MRI 估算半月板大小比普通 X 线片更准确。

4. 手术技术　符合半月板移植适应证的患者可行半月板移植手术以延缓其关节退行性改变。如患者同时存在交叉韧带断裂，可同时行交叉韧带重建手术。如患者存在膝关节内、外翻畸形，应一期行截骨手术纠正力线，二期行半月板移植术。

目前，半月板移植术多采用关节镜辅助技术。术中通常需要清理残留半月板组织，使移植物固定牢靠，且有助于关节镜下骨隧道的定位。另外还需要辅助小切口辅助半月板移植物进入关节。半月板移植物置入关节前，需用记号笔标注正反面。

内侧半月板前后角附着点距离前交叉韧带胫骨止点较近，很难在此处打骨槽，因此内侧半月板移植物应用骨栓技术以缝线穿引固定于半月板前、后角附着处。骨栓通常采用圆柱形，直径 7 ~ 9mm，长度 10 ~ 15mm。如移植物后方骨栓置入困难，可行局限的内侧副韧带松解或股骨髁间窝成型，但要注意保护后交叉韧带的股骨附丽。如果前交叉韧带缺如，移植物后角骨块置入关节将会变得容易。当骨栓固定完毕后，将半月板边缘与关节囊缝合固定，类似于半月板桶柄样撕裂的缝合技术。也可单纯采用缝合的方法固定内侧半月板移植物，这种移植物不需要骨锚，操作相对简便，但是有生物力学研究显示经骨锚固定的半月板移植物在分散应力等方面与正常半月板组织相似，而缝合固定的半月板移植物外凸的风险加大，且垂直应力大部分集中于胫骨平台中心处。

外侧半月板的前后角距离较近，采用骨栓固定易造成两条骨隧道打通影响固定效果，故通常采用骨桥固定或钥匙孔技术，即切取含有半月板前后角的骨块，移植物前后角之间有骨性相连，将其植入胫骨平台上事先打好的凹槽中。由于前交叉韧带胫骨附着点偏内侧，因此外侧有足够的空间在半月板前后角附着点之间打骨槽。移植物引入关节后，以螺钉固定骨性结构，最后可应用自内向外技术缝合半月板边缘。移植物前后角固定位置应尽量与原有半月板位置相同。

5. 康复　半月板移植术后康复计划同半月板桶柄样撕裂术后康复计划相似。术后可立即进行膝关节全范围的屈伸活动练习；术后 3 周可扶单楞；6 周可弃拐，但应避免扭转、深蹲等动作；6 个月后可做跳跃、跑步等活动。

6. 并发症　半月板移植术后可能发生的并发症包括深静脉血栓、感染、关节软骨损伤、感染疾病传播、关节粘连、移植物移位松动等。有研究表明，内侧半月板移植物在术后 3 年内有 20% ~30% 会出现后角退行性撕裂，原因可能与膝关节屈曲时后角应力过大、后角尺寸过大以及半月板本身的组织结构等有关。另一种可能发生的术后并发症为半月板固缩，据报道发生率最高可达 50%。固缩后的半月板移植物部分丧失了传导应力的功能。

7. 临床疗效　1989 年，Milachowski 等最先报道了 22 例半月板移植患者的术后评价 14 个月的二次关节镜探查结果，3 例失效。Noyes 等报道了 96 个半月板移植术病例，多数病例单独对半月板后角进行固定。术后 2 年内，有 29 例半月板移植物需要移除，余下的 67 个半月板移植物行二次关节镜探查或 MRI 评价愈合情况，结果显示完全愈合占 9%，部分愈合占 31%，失效占 58%，失效率同关节炎性改变的程度相关。Carter 等对 46 个半月板移植物进行评价 2 年的随访，其中 38 个行二次关节镜探查，结果提示失效仅为 4 个，22 个主诉疼痛明显缓解。另外，还有很多学者的随访愈合率在 80% 以上。虽然理论上讲，半月板移植术后恢复了半月板传递、分散应力、减少关节软骨磨损的功能，然而半月板移植是否能延缓关节炎的发生仍无定论，目前并没有 10 年以上的长期随访结果证实半月板移植术可以减小关节退变的发生率。

二、盘状软骨

盘状软骨是一种半月板畸形，各个国家的发病率差异颇大，有报道，日本及韩国为 26%，而有的国家不到 1%。绝大多数的盘状软骨出现于膝外侧，内侧盘状软骨的发生率为 0 ~0.3%。

（一）分型

Watanabe 的分型：完全型、不完全型、Wrisberg 韧带型。前两型相对常见，外形为盘状，覆盖全部或绝大部分外侧胫骨平台关节面，其后方有冠状韧带附着。这种盘状软骨在膝屈伸活动时无异常活动，属稳定型，所以通常无症状。一旦撕裂，症状类似于其他半月板损伤。

Wrisberg 韧带型的盘状软骨的后方冠状韧带缺如，即没有关节囊附着，仅有 Wrisberg 韧带连接，在膝屈伸活动时存在过度异常活动，属不稳定型，有人又称之为过度活动型。此型的发病年龄更小，通常无外伤史，由于存在异常活动而出现弹响。

内侧盘状软骨罕见，更易于损伤，症状与内侧半月板相同。X 线片无异常表现，可行 MRI 确诊。

典型的盘状软骨在伸直膝关节过程中出现弹跳，小腿可呈现侧方摆动。单纯盘状软骨除去膝伸屈活动时弹跳体征外，多无疼痛症状，盘状软骨并发撕裂后，弹跳声响可以改变并同时伴发疼痛及伸膝受限。盘状软骨的 X 线片可表现为关节间隙增宽、内侧髁间棘变高、腓骨小头位置有时也偏高，如需进一步明确诊断，可行 MRI 检查或关节镜检查。

（二）治疗

（1）在关节镜或关节切开手术中偶然发现的、无损伤的、完全型或不完全型盘状软骨无需治疗。

但无法预测这些未经治疗的盘状软骨最终究竟有多少会发展为撕裂或退变。因此，必须根据每个患者的特点制订治疗方案。稳定的、完全型或不完全型的盘状软骨通常无需治疗，除非引起软骨软化或其他病理变化。

（2）对于引起症状的完全型或不完全型盘状软骨撕裂，如果未累及边缘部分，最佳的治疗为关节镜下成形术。Dickhau、Delee、Fujikawa 都认为，幼年时进行成形术后，随着生长发育，被保留下来的盘状软骨边缘会出现适应性变化，最后塑形为稳定、正常的半月板。

（3）对于缺乏后方连接的 Wrisberg 韧带型盘状软骨，一般采取全切除术，因为成形术后仍然会遗留不稳定的边缘并引起症状。虽然全切除后会最终导致关节退变，但在儿童时期这种变化很小。Washington 对行全切除术的 9 膝随访了 15 年，其中 8 膝未见明显退行性改变。Aichroth 随访 48 膝 5.5 年，出现早期退变的仅有 3 例（6%），而这 3 例均为手术时年龄超过 16 岁的青少年。

Rosenberg 报道了一种手术方法——关节镜下成形术，被保留的边缘在关节镜下行后方缝合术，恢复其附丽区。术后 12 个月关节镜复查发现已愈合。目前这种方法由于随访期短，尚不能确定其远期疗效。

三、半月板囊肿

半月板囊肿相对少见。外侧的发生率是内侧的 3～10 倍。

（一）病因

（1）创伤后半月板实质部出血，继而出现黏液性退变。

（2）半月板随年龄老化而出现局部坏死及黏液性退变。

（3）滑膜细胞进入半月板实质部或泌黏液细胞化生，形成囊肿。

（4）滑膜细胞通过损伤区进入半月板实质部并分泌糖胺聚糖或黏多糖酸，形成囊肿。

最近，Bame 提出，滑液通过损伤区进入半月板实质部形成囊肿。他分析了 1 571 例半月板损伤中的 112 例半月板囊肿，发现所有囊肿均伴有半月板水平裂或桶柄样撕裂并发边缘水平裂。在半月板实质部与关节内形成通道，滑液在囊肿与关节间流动交换。囊肿的生化分析显示其成分与滑液类似，也进一步支持这种观点。许多学者都注意到，半月板囊肿与半月板病变的相关性很强（接近 100%），最常见的病变为外侧半月板中 1/3 的边缘裂。

（二）诊断

1. 症状 最突出的症状为疼痛，活动后加重。肿物多为患者自行发现。如果并发半月板损伤，可出现典型的症状如：弹响、打软腿等。偶尔，大的囊肿向后方延伸，易与腘窝囊肿（Baker 囊肿）混淆。

2. 体征 半月板囊肿可触及，多位于膝外侧、腓骨头的近端、外侧副韧带的前方，质硬、固定。囊肿通常为多房样结构，内容物为清亮的胶冻状液体。囊肿的特征为大小随膝关节屈伸活动变化，伸膝时增大，屈膝时减小或消失，称为 Pisani 征。

3. 影像学检查 MRI 可以很清晰地显示囊肿及半月板损伤。大的半月板囊肿可以侵犯胫骨外髁关节软骨，X 线片可见缺损区。

（三）治疗

保守治疗极少，即注射抗炎药物暂时止痛。通常为手术治疗。过去采取切开囊肿切除及半月板全切除术。目前公认的方法为，关节镜下手术处理病损半月板，同时行关节镜下囊肿减压或切开囊肿切除两种治疗方法。

Ryu 与 Ting 采用半月板部分切除加囊肿减压的方法治疗 26 例并随访 26 个月，未见复发；Glasgow 治疗 72 例，随访 34 个月，优良率 89%。

Reagan 发现，上述方法的优良率仅为 50%（6/12），而关节镜下半月板部分切除加切开囊肿切除方法的优良率为 80%（16/20）。

McLaughlin 及 Noyes 推荐的方法为，关节镜下行半月板中央部分切除术，小切口切除囊肿，同时缝合半月板边缘裂。他们认为这种方法可以最大限度地保留半月板的结构与功能。

1. 关节镜下半月板部分切除加囊肿减压术　首先建立常规的关节镜入路。确认半月板损伤并酌情行半月板部分切除。于体表触及囊肿并挤压，使囊液流入关节内，达到减压目的，同时可发现囊肿与半月板间的通道。如果这种方法无效，可用硬膜外穿刺针自外向内穿刺，寻找并定位通道；将蓝钳自内向外穿入通道并扩充，囊肿内容物可引流至关节内；还可以进一步将小直径的刨刀置入囊肿内，切断多房间隔进一步减压，同时清理囊肿及通道，使其瘢痕化并闭锁（图7－40）。也有人建议缝合半月板侧的通道。

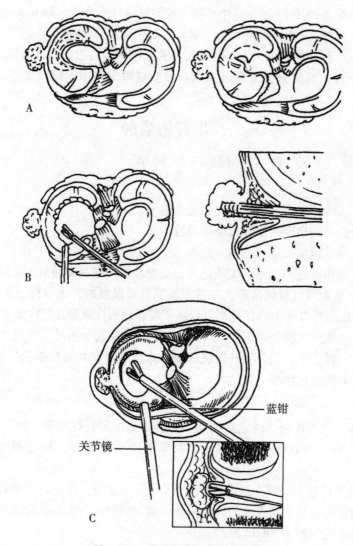

图7－40　半月板囊肿的手术方案
A. 外侧半月板损伤伴囊肿形成；B. 半月板部分切除＋囊肿减压；C. 用蓝钳进行半月板切除及囊肿减压

2. 囊肿切除术　在囊肿处取小切口，仔细分离并切除囊肿。偶尔可见到囊肿的蒂部，追踪至半月板退变区，切除通道并新鲜化半月板边缘，显露退变区并使之与血运区相通，用可吸收线进行缝合，术后伸膝位制动4周。

（李永辉）

第八章

踝关节、足部损伤

第一节 踝关节骨折和脱位

踝关节骨折是常见损伤之一，1922 年 Ashurst 和 Brommer 将其分为外旋型、外展型、内收型与垂直压缩型，又根据骨折的严重程度分为单踝、双踝和三踝骨折。20 世纪 40 年代末至 50 年代初 Lauge - Hansen 提出另一种分类方法，根据受伤时足部所处的位置、外力作用的方向以及不同的创伤病理改变而分为旋后 - 内收型、旋后 - 外旋型、旋前 - 外展型、旋前 - 外旋型和垂直压缩型，其中以旋后 - 外旋型最常见。Lauge - Hansen 分类法强调踝关节骨折波及单踝、双踝或三踝是创伤病理的不同阶段。1949 年 Denis 提出一种从病理解剖方面进行踝关节骨折脱位的分类方法，比较适用于手术治疗，1972 年以后 Weber 等对这种分类进行改进而形成 AO（ASIF）系统的分类法，主要根据腓骨骨折的高度以及与下胫腓联合、胫距关节之间的关系而将踝关节骨折脱位分为 3 型。在重视骨折的同时必须也重视韧带的损伤，只有全面地认识损伤的发生与发展过程，才能正确估价损伤的严重程度，确定恰当的治疗方案。

Danis - Weber（AO/ASIF）踝关节骨折分类系统如图 8 - 1。

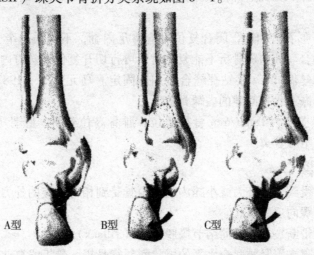

A型　　　　B型　　　　C型

图 8 - 1　Danis - Weber（AO/ASIF）踝关节骨折分类系统

必须指出踝关节骨折脱位时并非单一的间接外力所引起，联合外力致伤者并不少见，如足部处于旋后位，距骨不仅受到外旋外力，而且同时还可以受到垂直压缩外力，此时后踝骨折不仅表现为单纯撕脱骨折，骨折片较大可以波及胫骨下端关节面的 1/4 甚或 1/3 以上。相比之下 Lauge - Hansen 分型更符合于临床的实际情况。Lauge - Hansen 以尸体标本上的实验证实了临床常见的骨折脱位类型，并阐明了损伤发生的机制。

一、闭合性骨折脱位

（一）旋后－内收型

足于受伤时处于旋后位，距骨在踝穴内受到强力内翻的外力，外踝受到牵拉，内踝受到挤压的外力。

第Ⅰ度：外踝韧带断裂或外踝撕脱骨折，外踝骨折常低于踝关节水平间隙，多为横断骨折或外踝顶端的撕脱骨折。

第Ⅱ度：第Ⅰ度加内踝骨折，骨折位于踝关节内侧间隙与水平间隙交界处，即在踝穴的内上角，骨折线呈斜形斜向内上方，常并发踝穴内上角关节软骨下方骨质的压缩，或软骨面的损伤。

Hughes（1995 年）指出在外踝韧带损伤中 50% 有踝穴内上角关节面的损伤，以后有可能形成游离体。

外踝韧带断裂的治疗前已述及。外踝顶端的撕脱骨折或撕脱骨折片较大，均可用外翻位 U 型石膏固定 4～6 周，也可切开复位螺丝钉固定，由于外踝的轴线于腓骨干的纵轴相交成向内的 10°～15° 角，螺丝钉应穿过腓骨干内侧皮质，如果仅行髓腔内固定，容易使外踝出现内翻，即正常的外踝与腓骨干的交角变小，而影响踝穴的宽度。如果内固定牢固，术后可以不用外固定，早期开始踝关节功能锻炼。

第Ⅱ度骨折中如果内踝骨折移位明显且闭合复位后不稳定者，可行切开复位内固定，切开复位时应注意踝穴内上角是否塌陷，如有塌陷则应予以复位并充填以松质骨，然后以螺丝钉内固定。

（二）旋前－外展型

足处于旋前位，距骨在踝穴内强力外翻的外力，内踝受到牵拉，外踝受到挤压的外力。

第Ⅰ度：内踝撕脱骨折或三角韧带断裂。内踝骨折位于踝关节水平间隙以下。

第Ⅱ度：第Ⅰ度加以下胫腓韧带部分或外全损伤，其中下胫腓前韧带损伤也可以表现为胫骨前结节撕脱骨折，下胫腓后韧带损伤也可表现为后踝撕脱骨折。此型可以出现下胫腓分离。

第Ⅲ度：第Ⅱ度加以外踝在踝上部位的短斜形骨折或伴有小碟形片的粉碎骨折。碟形骨折片位于外侧。

治疗可行闭合复位 U 形石膏固定，闭合复位时应将足内翻，不应强力牵引，以防软组织嵌入内踝骨折端之间影响复位及愈合。如内踝骨折不能复位时，可行切开复位螺丝钉内固定，内踝骨折片较小时可用克氏针内固定并以钢丝做 "8" 字钻孔缝合行加压固定。马元璋等（1982 年）用经皮撬拨复位和内固定方法治疗有软组织嵌入骨折间隙的内踝骨折。

少见的旋前－外展型损伤为 Dupuytren 骨折脱位，腓骨高位骨折、胫骨下端腓骨切迹部位撕脱骨折、三角韧带断裂同时有下胫分离。

（三）旋后－外旋型

足处于旋后位，距骨受到外旋外力或小腿内旋而距骨受到相对外旋的外力。距骨在踝穴内以内侧为轴向外后方旋转，冲击外踝向后移位。

第Ⅰ度：下胫腓前韧带断裂或胫骨前结节撕脱骨折（Tillaux）。

第Ⅱ度：第Ⅰ度加外踝在下胫腓联合水平的冠状面斜行骨折，骨折线自前下方向后上方呈斜形。

第Ⅲ度：第Ⅱ度加后踝骨折，由于下胫腓后韧带保持完整，后踝多为撕脱骨折，骨折片较小，但如合并有距骨向后上方的外力时，则外踝骨折表现为长斜形，后踝骨折片也较大，有时可以波及胫骨下端关节面的 1/4 或 1/3。

第Ⅳ度：第Ⅲ度加内踝骨折或三角韧带断裂。

旋后－外旋型中第Ⅳ度可以并发有下胫腓分离，由于外踝骨折位于下胫腓联合水平，骨折位置不很高，故下胫腓分离的程度较旋前外旋型为轻，且于原始 X 线片中可不显现，而于外旋、外展应力下摄片时方可显现，但如同时并发有垂直外力，外踝骨折线较长，且向上延伸较多时，下胫腓分离则可明显，同时后踝骨折片也较大。

旋后－外旋型骨折可行闭合复位，矫正距骨向后方的脱位，足内旋并将踝关节置于90°位用"U"形石膏固定；当后踝骨折片较大时，不能以推前足背屈使向后脱位的距骨复位，由于后踝骨折片较大，又由于跟腱的紧张牵拉，后踝部位失去支点，单纯背屈前足时不能到达后踝骨折的复位，反可能使距骨向后上方脱位；而应自跟骨后侧向前推拉足部，并同时将胫骨下端向后方推移，始可达到后踝骨折的复位；如果后踝骨折片较大时，为控制足部的跖屈，可用短腿前后石膏托制动6周。

闭合复位失败者可行切开复位，由于外踝骨折是冠状面斜行骨折，可用松质骨加压螺丝钉在前后方向上做内固定；如果后踝骨折片较小，则于外踝复位并固定以后多可同时复位；如果后踝骨折片较大，则需同时以松质骨加压螺丝钉做内固定。内踝骨折亦以松质骨加压螺丝钉内固定，术后可仅用短腿石膏托制动2周或不用外固定，早期开始踝关节功能锻炼。

（四）旋前－外旋型

足由受伤时处于旋前位，三角韧带被牵扯而紧张，当距骨在外踝内受到外旋力时，踝关节内侧结构首先损伤而丧失稳定性，距骨以外侧为轴向前外侧旋转移位。

第Ⅰ度：内踝撕脱骨折或三角韧带断裂。内踝骨折的骨折线可呈斜行，在矢状面自前上斜至后下，于踝关节侧位X线片中显示得更为清楚，不同于旋前－外展型第Ⅰ度内踝撕脱骨折，后者内踝骨折为横行，且位于踝关节水平以下。

第Ⅱ度：第Ⅰ度加下胫腓前韧带、骨间韧带断裂。如果下胫腓韧带保持完整，也可以发生 Tillaux 骨折（胫骨下端腓骨切迹前结节撕脱骨折）。

第Ⅲ度：第Ⅱ度加外踝上方6～10cm处短螺旋形或短斜形骨折。

第Ⅳ度：第Ⅲ度加下胫腓后韧带断裂，导致下胫腓分离，或下胫腓后韧带保持完整，而形成后踝撕脱骨折，同样也发生下胫腓分离。

在第Ⅲ度中如果腓骨骨折位于腓骨上1/4部位并呈螺旋形，下胫腓可以发生完全分离，骨间膜损伤可一直达到腓骨骨折的水平，称之 Maisonneuve 骨折。

旋前－外旋型骨折中腓骨骨折位置高，常于中下1/3水平，骨间膜的损伤又常与腓骨骨折在同一水平，故下胫腓分离较旋后－外旋型明显。

根据尸体实验与临床病例的观察，产生下胫腓分离的条件包括以下三方面：

（1）踝关节内侧的损伤（内踝骨折或三角韧带损伤），使距骨在踝穴内向外或向外后方旋转移位成为可能。

（2）下胫腓全部韧带损伤或下胫腓前、骨间韧带损伤，而下胫腓后韧带损伤表现为后踝撕脱骨折，从而下胫腓联合失去完整性并有可能增宽。

（3）骨间膜损伤，骨间膜使胫腓骨紧密连接并保持正常的关系，当（1）、（2）两个条件存在的情况下，骨间膜损伤可以使胫腓骨之间的距离加宽，下胫腓分离得以显现。

在临床上，骨间膜损伤与腓骨骨折常在同一水平同时并存，此时，下胫腓分离最为明显，如果腓骨保持完整，则可以阻挡距骨向外侧的明显移位，其下胫腓分离则不如有腓骨骨折时显著。因此，下胫腓分离以存在于旋前－外旋型骨折中者最为明显。

尽管如此，不是所有的下胫腓分离在损伤后原始X线片中都能显现，由于损伤后足部畸形恢复到正常位，或经急救复位，而在原始踝关节正位X线片中并不显示下胫腓联合增宽，踝关节内侧间隙也未显示增宽，如果对损伤的严重性估计不足，可以忽略了下胫腓分离的存在，导致治疗上的失误。因此，在临床工作中可采取外旋、外展应力下拍踝关节正位X线片以证实下胫腓分离的存在，避免遗漏诊断。

下胫腓分离可行闭合复位，将足内旋、内翻位以"U"形或短腿石膏托固定，如果腓骨骨折与内踝骨折复位良好，并不需要将下胫腓联合以螺丝钉内固定。如果切开复位内固定，则也只需将腓骨骨折与内踝骨折做内固定，不需固定下胫腓联合。从尸体实验证实：仅固定腓骨不固定内踝，不能限制距骨在踝穴内向外或向外后方的移位，在应力下仍然出现下胫腓分离。只固定内踝，不固定腓骨，不能限制距骨在踝穴内向外后方向的旋转，在应力下由于腓骨骨折而失去对距骨向外后方旋转的对抗作用，下胫腓仍然出现分离。而将内踝与腓骨同时固定以后，即使在应力下也不出现下胫腓分离。临床病例的结果与实验结果相同，当内踝骨折固定以后，由于三角韧带与足部的连结，腓骨骨折固定以后外踝韧带与足部的连接，以及腓骨中下 1/3 以上部位骨间膜的完整，使胫腓骨之间获得稳定，踝穴侧方的完整性与足又形成连续的整体，从而距骨在踝穴内也得到稳定，在外旋与外翻的应力下，距骨在踝穴内不发生向外侧或向外后侧的移位，因此，下胫腓不出现分离，在临床上，当内侧结构损伤无法修复时或腓骨骨折严重粉碎难以施行内固定时，如有下胫腓分离存在，则可固定下胫腓联合。

旋前 - 外旋型骨折第 Ⅰ、Ⅱ 度可行闭合复位，将足内旋、内翻位用 U 形石膏固定，内踝骨折复位困难，骨折断端间有软组织嵌夹而分离较远者，可行经皮撬拨复位内固定或切开复位内固定。第 Ⅲ 度因腓骨于中下 1/3 部位形成螺旋形或短斜形骨折，易有重叠移位，如闭合复位困难则以切开复位内固定为宜。第 Ⅳ 度骨折并发下胫腓分离，为达到踝穴的稳定并可早期开始踝关节功能锻炼，切开复位将腓骨骨折与内踝骨折做内固定。

（五）垂直压缩型

垂直压缩型可分为单纯垂直压缩外力与复合外力所致 2 种不同的骨折。单纯垂直压缩外力骨折依受伤时踝及足所处的位置不同又可分为背伸型损伤——胫骨下端前缘压缩骨折；跖屈型损伤——胫骨下端后缘骨折以及垂直损伤——胫骨下端粉碎骨折，常同时有斜形骨折。

由复合外力引起的垂直压缩骨折，可分为垂直外力与外旋力复合引起者，多见于旋后 - 外旋型骨折中，后踝骨折较大，腓骨冠状面斜形骨折也较长。垂直外力与内收外力复合引起者，内踝或胫骨下端内侧呈粉碎或明显压缩骨折；垂直外力与外展外力复合引起者，外踝或胫骨下端外侧呈粉碎或压缩骨折。

垂直压缩型骨折可试行闭合复位，需与造成骨折的外力方向相反，进行牵引并直接推按骨折部位，如背伸型则应在踝跖屈位牵引并自近端向远端推按胫骨下端前缘争取达到复位，但是由于外力损伤较大，胫骨下端松质骨嵌压后不易达到复位，即使复位后由于被压缩部位的空隙也不易维持复位。因此，为达到关节面尽可能解剖复位，并维持复位后的位置，多需切开复位，在复位后遗留的间隙处充填以松质骨并用松质骨加压螺丝钉做内固定，术后早期开始功能锻炼。

1949 年 Denis 提出一种从病理解剖方面进行踝关节骨折脱位的分类方法，比较适用于手术治疗，1972 年以后 Weber 等对这种分类进行改进而形成 AO（ASIF）系统的分类法（图 8 - 2），主要根据腓骨骨折的高度以及与下胫腓联合、胫距关节之间的关系而将踝关节骨折脱位分为 3 型。

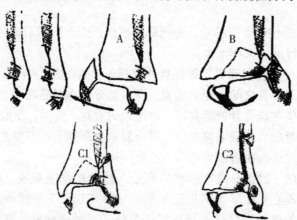

图 8 - 2 Denis - Weber（AO/ASIF）踝关节骨折分类系统

Ⅰ 型：外踝骨折低于胫距关节（可为外踝撕脱骨折或为外踝韧带损伤），如同时并发内踝骨折则多为接近垂直的斜形骨折，也可以发生胫骨下端内后侧骨折。此型主要由于内收应力引起。

Ⅱ 型：外踝骨折位于胫腓联合水平，下胫腓联合有 50% 损伤的可能性，内侧结构的损伤为三角韧带损伤或内踝骨折，也可发生胫骨下端外后侧骨折。此型一般由强力外旋力引起。

Ⅲ 型：腓骨骨折高于下胫腓联合水平，个别病例可以没有腓骨骨折，此型均有下胫腓韧带损伤，内侧结构损伤为内踝撕脱骨折或三角韧带断裂，也可以发生胫骨下端外后侧骨折。此型又分为两种，单纯外展应力引起者，外踝骨折位于下胫腓联合水平上方，如外展与外旋联合应力引起者，多为腓骨中下1/3骨折。

压缩型：由高处坠落或由交通事故引起的嵌压或压缩骨折。Weber（1972年）将此型分为3种。

（1）胫腓骨远端压缩骨折，距骨体滑车完整。

（2）各种类型的踝穴骨折同时并发距骨体滑车骨折。

（3）胫骨远端压缩骨折，不并发腓骨骨折，但并发下胫腓联合损伤。

Weber（1972年）关于压缩骨折的分类还提出可按胫骨平台骨折的分类，即中心型、前侧型与后侧型。

联合型：胫骨远端骨折并发踝关节损伤。如胫骨远端的螺旋形骨折，其骨折线可以延伸进入踝关节并可并发内踝骨折以及下胫腓联合分离。

二、开放性骨折脱位

踝关节开放性骨折脱位多由压砸、挤压、坠落和扭绞等外伤引起，其致伤原因与闭合性骨折脱位不同，后者主要由旋转外力引起。在开放性骨折脱位中，按骨折类型可分为外翻型、外翻位垂直压缩型、外旋型、内翻型与单纯开放性脱位5种，其中以外翻型最为多见。压砸外力来自外侧，开放伤口位于内踝部位，呈横形、L形或斜形。外翻位垂直压缩型多由坠落伤引起，其开放伤口亦在内踝部位。外旋力引起之开放性骨折，其伤口亦在内侧。仅内翻型损伤，其开放伤口位于外踝部位。综上所述，踝关节开放性骨折脱位的开放伤口，多表现为自内向外，即骨折近端或脱位的近侧骨端自内穿出皮肤而形成开放伤口。

踝关节开放性骨折脱位，伤口污染较重，感染率相对较高。由于旋前外展型居多，外踝骨折多位于踝上部位并呈粉碎型，内固定有一定困难，除将内踝骨折以螺丝钉固定外，外踝骨折可用克氏针内固定，如单纯依靠石膏外固定来维持复位后的位置。一旦伤口感染，则必须进行换药和更换敷料，骨折极易发生移位。因此，在踝关节开放性骨折脱位中，如何防止感染以及通过内固定稳定骨折端是主要的问题。

三、踝关节骨折脱位手术适应证

任何一个关节发生骨折以后，最可靠的恢复功能的方法是使关节面解剖复位，大多数踝关节骨折脱位通过闭合复位外固定的保守治疗方法，可以达到这一目的。但对某些复位后不稳定的骨折脱位，则可能不止一次的进行闭合复位、更换石膏或调整外固定物，势必加重关节部位的损伤以及肿胀的程度，甚至不得不延长外固定的时间，关节不能早期开始功能锻炼，最终影响疗效。因此，应该避免追求闭合复位而反复进行闭合整复。一经闭合复位失败则应及时选用切开复位内固定。切开复位内固定具有直视下容易达到骨折解剖复位的优点，内固定牢固又为早期开始关节功能活动、不用外固定创造了有利条件，功能恢复较快，令人满意，Brodie 和 Denham（1974年）手术治疗298例其中69%不用外固定，80%患者于手术后恢复工作，复位理想者占86%，在复查时踝关节活动受限20°即评定为差，在该组中仅占4%。踝关节骨折脱位之手术适应证如下。

1. 闭合复位失败 在踝关节骨折脱位中复位不满意的是内踝骨折和后踝骨折。除旋后内收与垂直压缩型以外，其他类型的内踝骨折均为撕脱骨折，骨折近端的骨膜常与骨折远端一同向前、下方移位，骨膜容易嵌夹于骨折断端之间阻碍复位，可行经皮撬拨穿针内固定或切开复位以螺丝钉内固定。后踝骨折大于胫骨下端关节面1/4时，距骨在踝穴上方失去稳定性，容易发生向后上方的移位，后踝骨折经闭合复位后关节面移位大于1mm者应行切开复位螺丝钉内固定。除内踝、后踝骨折以外，近年来日益重视外踝骨折的复位，外踝本身的轴线与腓骨干轴线之间相交成向外侧的10°～15°角，如外踝骨折后并有重叠或向外后方移位时，踝穴必然相应增宽，距骨在踝穴内可以发生向外侧半脱位，日久可导致踝关节创伤性关节炎。因此，要求对外踝骨折的准确复位，必要时需行切开复位内固定。

2. 垂直压缩型骨折 由于受伤暴力较大，胫骨下端关节面损伤严重，或嵌压明显或移位严重，均难以手法或牵引复位，应行切开复位并以松质骨加压螺丝钉内固定，复位后的间隙可以松质骨或骨水泥充填。

3. 开放性骨折脱位　从关节内骨折或开放性骨折两方面要求，对踝关节开放性骨折脱位行内固定是重要的，但由于受伤外力大，且以外翻型损伤多见，外踝在踝上部位呈粉碎型骨折，以螺丝钉或钢板做内固定有一定困难，因此可以选用克氏针行内固定。当内侧结构是三角韧带损伤时，更应强调对外踝骨折的内固定，如单纯依赖外固定，则在肿胀消退以后或于更换敷料检查伤口时，骨折容易移位而导致畸形愈合。内侧结构是三角韧带损伤而又并发下胫腓分离时，除将外踝骨折行内固定以外，应同时修复三角韧带；如修复三角韧带存在困难时，则内侧结构失去限制距骨外移的作用，此时还应固定下胫腓联合，单纯固定外踝不能限制距骨向外侧移位，势必导致下胫腓分离。

四、踝关节骨折脱位的并发症

踝关节骨折脱位常见的并发症为骨折不愈合、畸形愈合和踝关节创伤性关节炎。

（一）骨折不愈合

最常见者为内踝骨折，其不愈合率为 3.9% ～ 15.0%（Burwell 和 Charnley，1965 年）。内踝骨折不愈合的原因有骨折断端间软组织嵌入，复位不良骨折断端分离，或因外固定时间过短以及不正确的内固定。内踝骨折不愈合的诊断主要依赖于 X 线，Hendelesohn（1965 年）提出的诊断标准是伤后半年 X 线仍然可见到清晰的骨折线，骨折断端硬化，或骨折断端间距离大于 2mm 且持续存在半年以上者，可诊断不愈合。关于内踝骨折不愈合是否需行手术治疗也有不同的意见，Harvey（1965 年）认为，内踝骨折位置良好，且有坚强的纤维性愈合，踝关节功能良好，无症状或偶有轻微症状时不一定必须手术治疗。Otto Sneppen（1969 年）报告 156 例内踝骨折不愈合经过平均 15 年（8～23 年）的随诊，其中 1/3 自然愈合，而且内踝骨折不愈合并不增加踝关节骨性关节炎的发生率。因此，对于内踝骨折不愈合可以通过随诊观察，允许患者负重，经过负重并使用患侧肢体后，确实疼痛症状是由骨折不愈合引起，可考虑行切开复位内固定植骨术，植骨方法可用嵌入植骨或以松质骨充填于断端间。

外踝骨折不愈合较少见，Otto Sneppen（1971 年）统计仅占 0.3%，但如一但发生其产生的症状远较内踝骨折不愈合为重，因为在步态周期的负重期，跟骨轻度外翻，距骨向外侧挤压外踝，当外踝骨折不愈合时，对距骨外移和旋转的支持作用减弱，最终将导致踝关节退行性变。如已明确诊断外踝骨折不愈合则应行切开复位内固定及植骨术。

（二）畸形愈合

畸形愈合多由复位不良引起，也见于儿童踝关节骨骺损伤以后导致的生长发育障碍。旋前 - 外旋型骨折中下 1/3 骨折重叠移位后畸形愈合。外踝向上移位，踝穴增宽，距骨在踝穴内失去稳定，导致踝关节创伤性关节炎。Weber（1981 年）强调在治疗踝关节骨折时必须恢复腓骨的正常长度。对于腓骨中下 1/3 骨折畸形愈合可用腓骨延长截骨术治疗，如果内踝对距骨的复位有所阻挡，则需行内踝截骨并清除关节内的瘢痕组织。还应清除胫骨下端腓骨切迹内的瘢痕组织，以使腓骨长度恢复以后与切迹完全适合，腓骨截骨并以延长器进行延长，在延长同时应将腓骨远段内旋 10°，取内踝上方松质骨块，植于腓骨截骨后间隙内，用钢板做内固定。踝关节骨折畸形愈合并发有严重的创伤性关节炎，不应再做切开复位术，而应考虑踝关节融合术，老年患者亦可行人工踝关节置换术。

儿童踝关节骨骺损伤 Salter Ⅰ 型很少见，可由外旋力引起胫骨下端骨骺分离。Ⅱ 型最常见，外旋型损伤其干骺端骨折片位于胫骨下端后侧，外展型损伤其干骺端骨折片位于外侧，同时腓骨下端常并发骨折，一般 Ⅱ 型损伤不遗留发育畸形，但明显移位者可以发生骨骺早期闭合，其畸形不易随发育而自行矫正。Ⅲ 型又可分为内收损伤与外旋损伤，前者又称栏杆骨折（railing fracture），移位明显时可出现内翻畸形。外损伤则类似于成人的 Tillaux 骨折，由于胫骨下端前外侧 1/4 骨骺是最后闭合的部位，当受到外旋外力时，该部位可被下胫腓前韧带撕脱而发生 Ⅲ 型的骨骺损伤，但由于骨骺已接近闭合，因此，对生长发育一般并无影响。

踝关节骨骺损伤Ⅳ型也较少见，多由内收外力引起，但可引起发育障碍而遗留畸形。

Ⅴ型损伤多由垂直压缩外力引起，常是内侧骨骺板受到损伤而早期闭合，导致内翻畸形。对儿童踝关节骨骺损伤以后引起之胫骨下端畸形可行胫骨下端截骨术矫正。

（三）创伤性关节炎

踝关节骨折脱位继发创伤性关节炎与下列因素有关：

（1）原始损伤的严重程度：胫骨下端关节面粉碎骨折、原始距骨有明显脱位者创伤性关节炎发生率较高。从骨折类型分析，以旋前－外旋型并有下胫腓分离者容易继发创伤性关节炎。

（2）距骨复位不良仍然残存有半脱位，多继发创伤性关节炎，距骨向后半脱位较向外侧半脱位更易发生创伤性关节炎。

（3）骨折解剖复位者发生创伤性关节炎者低，复位不良者高。Burwell 和 Charnley（1965 年）统计135 例手术治疗者，复位不良发生创伤性关节炎为 100%。

对青壮年患者踝关节严重创伤性关节炎且踝关节功能明显受限、疼痛症状严重者可行踝关节融合术，常用的踝关节融合术的方法有踝关节前融合、踝关节经腓骨融合、关节内单纯植骨融合和加压融合术等。对老年患者可行人工踝关节置换术。对儿童则只能行关节内单纯植骨融合术，因踝关节前方滑行植骨与胫腓骨融合均会损伤胫骨或腓骨下端骨骺。

（陈　洋）

第二节　距骨骨折及脱位

距骨无肌肉附着，表面 60%～70% 为关节面，有 7 个关节面分别与周围邻骨形成关节。距骨从解剖位置可分为头部、颈部和体部。体部又有外侧突和后侧突。后侧突有内、外侧结节。距骨体前宽后窄，踝背伸稳定，而跖屈不稳定。其血液供应主要来自由距骨颈前外侧进入的足背动脉关节支。距骨体的血供可概括如下：①跗管动脉：来自胫后动脉，在其分成足底内侧动脉和足底外侧动脉近端约 1cm处分出，是距骨体的主要供应动脉。在跗管内它发出 4～6 支进入距骨体。②三角动脉：发自于跗管动脉，供应距骨体的内侧 1/4～1/2，是距骨体的第 2 位主要滋养动脉，经过骨内交通支供应更广泛的区域。③跗骨窦动脉：大小和起源的变异很大，供应距骨体的外侧 1/8～1/4 区域。跗骨窦动脉与跗管动脉形成交通支，具有供应距骨更多区域的能力。④距骨后结节由胫后动脉（最为常见）或腓动脉直接发出分支支配：虽然动脉非常细小，但由于骨内有丰富的交通，这一区域也有供应距骨体更大范围的潜力。因为距骨所供应的血运有限，因此当距骨骨折有移位或距骨脱位后，容易发生缺血性坏死。

一、距骨骨折

（一）分类

距骨骨折尚无一个统一的分类方法。

1. Coltart（1952 年）分类　把距骨骨折分为 3 大类。

（1）骨折：①撕脱骨折。②头部压缩骨折。③颈部骨折。④体部骨折。

（2）骨折脱位：①颈部骨折并发距下关节脱位。②颈部骨折并发距骨体后脱位。③体部骨折并发距下关节脱位。

（3）全脱位。

2. Hawkins（1970 年）分类　把距骨颈部骨折分为 3 型。

Ⅰ型：无移位的距骨颈部骨折，骨折线在中后关节之间进入距下关节。

Ⅱ型：移位的距骨颈部骨折并发距下关节脱位或半脱位，骨折线经常进入一部分体部及距下后关节面。

Ⅲ型：移位的距骨颈部骨折，距骨体完全脱位，骨折线常常进入一部分体部。体部经常向后内方突出，位于胫骨后面和跟腱之间。

Canale（1978 年）提出 Hawkins Ⅱ、Ⅲ型可伴有距舟关节脱位。这种骨折又被称为 Hawkins Ⅳ型。

3. Steppen（1977 年）分类　把距骨体部骨折分为 5 类。

（1）骨软骨骨折。

（2）距骨体冠状面和矢状面垂直和水平剪刀骨折。

（3）距骨后突骨折。

（4）距骨外侧突骨折。

（5）距骨体压缩粉碎骨折。

（二）距骨头骨折

距骨头骨折较少见，占距骨骨折的 5% ~10%。多为高处跌下，暴力通过舟状骨传至距骨时造成，轴向载荷造成距骨头压缩和胫骨前穹隆的背侧压缩骨折，一般移位不明显。距骨头骨折因局部血运丰富不易发生缺血性坏死。无移位骨折用小腿石膏固定 4 ~6 周即可。小块骨折如无关节不稳定，可手术切除。移位骨块大于 50% 距骨头关节面时，易致距舟关节不稳定，需要内固定。距骨头部移位骨折应采用前内侧入路，经胫前肌腱内侧进行。

（三）距骨颈骨折

距骨颈骨折约占距骨骨折的 50%，青壮年多见。由于颈部是血管进入距骨的重要部位，该部位骨折后较易引起距骨缺血性坏死。治疗：距骨骨折准确复位，重建关节面是基本要求。Ⅰ型无移位，小腿石膏固定 8 ~12 周即可，6 周内不可负重，当骨小梁穿过骨折线后开始负重。此型不愈合可能性少见，但仍有缺血性坏死的可能。Ⅱ、Ⅲ、Ⅳ型骨折，原则上距骨颈的移位骨折应立即切开复位内固定，因为闭合方法很难达到解剖复位。Ⅱ型骨折移位较轻，可试行手法复位。如距骨颈和距下关节达到解剖复位，经 X 线证实复位满意后，用小腿石膏固定足踝于轻度跖屈外翻位 6 ~8 周，再更换石膏固定于功能位，直至骨性愈合。一般固定时间需 3 ~4 个月始能愈合，固定期间不宜过早负重。手法复位失败，不应反复操作，以免加重软组织损伤，尽早采用切开复位手术。切开复位一般采用前内或前外切口。显露距骨颈骨折，复位满意后，可用 2 根克氏针或 2 枚 3.5mm 或 4.5mm 螺钉或空心螺钉固定。再用石膏管型固定 8 ~12 周（图 8 -3）。Ⅲ、Ⅳ型骨折是骨科急诊，移位的距骨体对皮肤和神经血管的压迫会导致皮肤坏死、神经血管损伤或两者同时发生；距骨唯一存留的血管 - 三角动脉，可能扭转或闭塞，因此只有通过急诊复位才能得到解除。Ⅲ型骨折移位粉碎严重，往往并发开放伤，须行清创手术，同时复位骨折块。闭合性损伤，手法复位更加困难。距骨颈切开复位的手术方法：自内踝近端前方做切口，弧向远端走向足底，止于舟骨体的内侧壁，长为 7.5 ~10.0cm，利用胫前、后肌腱间隙显露距骨头和颈。注意不要损伤内踝下方的胫后肌腱和神经血管束。如果距骨体从踝穴中脱出，截断内踝将会使显露和复位更为容易。显露骨折和距骨体及颈的前内侧，尽可能地保留距骨头和颈周围的软组织。复位满意后，冲洗关节，去除骨块和碎片。固定材料及石膏固定同前。

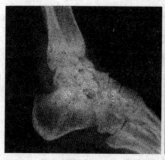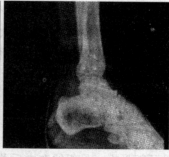

术前　　　　　　　　　　　术后

图 8 -3　距骨骨折术前和术后

（四）距骨体部骨折

鉴别距骨体骨折和距骨颈骨折很重要。尽管距骨颈和距骨体骨折在不伴骨折移位或虽伴有移位但无脱位的情况下，二者缺血性坏死的发生率相似，但距骨体骨折后出现创伤后距下关节骨关节病的发生率较高。

1. 骨软骨骨折　这种骨折是指一部分软骨和骨片从距骨顶部剥脱的剪切骨折。距骨滑车关节面在受到应力的作用后或在其外侧和内侧面发生骨软骨骨折。前者是由于足背伸时受内翻应力旋转，距骨滑车外侧关节面撞击腓骨关节面而引起；后者是足跖屈时内翻应力使胫骨远端关节面挤压距骨滑车内侧关节面而发生骨折。距骨滑车关节面的骨软骨骨折常发生于踝关节扭伤后，患者就诊时关节肿胀、疼痛、活动受限，容易诊断为踝扭伤。有人报道，此类骨折在急诊室的漏诊率为75%。所有踝扭伤患者中有2%～6%后来被确诊为骨软骨骨折。因此踝扭伤后应注意此类骨折的发生，拍摄足的正、侧位和踝穴位X线片。高度怀疑骨折时，可做关节造影双重对比或MRI检查。无移位骨折除限制活动外，用小腿石膏固定6周。大的关节面损伤，尤其外侧损伤，应手术切开或在关节镜下切除骨块，缺损区钻孔，以使再生纤维软骨覆盖，或做软骨移植。大的骨块可用可吸收螺钉固定。

2. 距骨外侧突骨折　该骨折的损伤机制为内翻的足强烈背屈的压缩和剪切应力所致，尤其好发于滑雪引起的踝关节损伤。通常距骨的外侧部分在CT扫描下很容易辨认。治疗：如外侧突没有明显移位或移位不超过3mm或未累及距骨后关节的重要部位，一般只需闭合治疗，石膏固定6～8周。后期进行距下关节和胫距关节活动，电刺激和应力训练。若移位超过3mm，则有指征行切开复位或骨块切除术。

3. 距骨后侧突骨折　后侧突骨折常难诊断，如漏诊，会导致明显的长期功能障碍。怀疑此骨折时，可做CT扫描或与对侧足的侧位片比较。治疗可以尝试非手术治疗，但如症状持续或距骨后侧突部位局限性压痛，则有切除骨块的指征。

4. 距骨体部剪力和粉碎骨折　剪力骨折损伤机制类似于距骨颈骨折，但骨折线更靠后。粉碎骨折常由严重压砸暴力引起。骨折可发生在外侧、内侧结节或整个后侧突。治疗：移位小于3mm时，可用小腿石膏固定6～8周。移位大于3mm时，可先手法复位，位置满意后再石膏固定，如复位失败，应切开复位，螺钉固定。严重移位粉碎骨折，复位已不可能，可能需要切除距骨体，做Blair融合术或跟-胫骨融合术。

二、距骨脱位

1. 距下关节脱位　多由足部跖屈位张力内翻所引起，其发生率较骨折多。距下关节脱位特点：距骨仍停留于踝穴中，而距下关节和距舟关节脱位，因此又名距骨周围脱位。按脱位后足远端移位方向，可分为内侧脱位、外侧脱位、前脱位和后脱位。脱位后，足有明显的内翻或外翻畸形，诊断一般不困难。少数患者可并发神经血管束损伤。治疗：不伴有跟骨或距骨边缘骨折的距下关节内侧脱位，通常可以闭合复位。但距下关节外侧脱位则很难闭合复位，妨碍复位的最常见因素是胫后肌腱和距骨的骨软骨骨折。脱位后应及早复位，以免皮肤长时间受压坏死。复位成功后用石膏管形将患足固定于背伸90°中立位6周。闭式复位失败，应积极行切开复位，去除阻碍复位的原因，开放脱位应彻底清创。不伴有骨折的距下关节脱位长期结果一般很好，但距下关节活动可能会有中等程度受限，在非平坦路上行走不灵活。距下关节脱位后，虽然距骨血供可能受到损害，但较少发生距骨缺血性坏死。

2. 胫距关节脱位　胫距关节脱位多并发于踝部骨折或踝部韧带撕裂伤。在整复骨折时，胫距关节脱位常可一并整复。但当胫后肌腱、血管、神经或腓骨长、短肌腱移位，发生交锁，手法不能复位时，应手术切开整复。

3. 距骨全脱位　距骨全脱位往往发生在足极度内翻时，距骨围绕垂直轴旋转90°，致使距骨头朝向内侧，同时距骨还沿足长轴外旋90°，故其跟骨关节面朝向后方，距骨全脱位是一种严重损伤，多为开放损伤，易并发感染，预后差。治疗距骨全脱位手法复位成功率极低，往往需要在麻醉下进行手术。距骨脱位后，严重地损伤了距骨血运，为了血管再生和防止缺血坏死，石膏固定时间一般不应少于3个月。对手法复位失败，或开放性损伤的病例，应及时手术复位，以免发生皮肤坏死。一般采用踝部前外侧横切口，术中须注意保护附着于距骨上的软组织，以防发生坏死。术后石膏固定时间与手法整复后相同。陈旧性距骨全脱位，可行距骨切除术或踝关节融合术。

（牟乐明）

第三节　跟骨骨折

一、解剖特点

（1）跟骨是足部最大一块跗骨，是由一薄层骨皮质包绕丰富的松质骨组成的不规则长方形结构。

（2）跟骨形态不规则，有6个面和4个关节面。其上方有三个关节面，即前距、中距、后距关节面。三者分别与距骨的前跟、中跟、后跟关节面相关节组成距下关节。中与后距下关节间有一向外侧开口较宽的沟，称跗骨窦。

（3）跟骨前方有一突起为跟骨前结节，分歧韧带起于该结节，止于骰骨和舟骨。跟骨前关节面呈鞍状与骰骨相关节。

（4）跟骨外侧皮下组织薄，骨面宽广平坦。其后下方和前上方各有一斜沟分别为腓骨长、短肌腱通过。

（5）跟骨内侧面皮下软组织厚，骨面呈弧形凹陷。中1/3有一扁平突起，为载距突。其骨皮质厚而坚硬。载距突上有三角韧带、跟舟足底韧带（弹簧韧带）等附着。跟骨内侧有血管神经束通过。

（6）跟骨后部宽大，向下移行于跟骨结节，跟腱附着于跟骨结节。其跖侧面有2个突起，分别为内侧突和外侧突，是跖筋膜和足底小肌肉起点。

（7）跟骨骨小梁按所承受压力和张力方向排列为固定的2组，即压力骨小梁和张力骨小梁。2组骨小梁之间形成一骨质疏松的区域，在侧位X线片呈三角形，称为跟骨中央三角。

（8）跟骨骨折后常可在跟骨侧位X线片上看到2个角改变。跟骨结节关节角（Bohler角），正常为25°～40°，由跟骨后关节面最高点分别向跟骨结节和前结节最高点连线所形成的夹角。跟角交叉角（Gissane角），由跟骨外侧沟底向前结节最高点连线与后关节面线之夹角，正常为120°～145°。

二、损伤机制

跟骨骨折为跗骨骨折中最常见者，约占全部跗骨骨折的60%。多由高处跌下，足部着地，足跟遭受垂直撞击所致。有时外力不一定很大，仅从椅子上跳到地面，也可能发生跟骨压缩骨折。跟骨骨折中，关节内骨折约占75%，通常认为其功能恢复较差。所有关节内骨折都由轴向应力致伤，如坠伤、跌伤或交通事故等，可能同时并发有其他因轴向应力所致的损伤，如腰椎、骨盆和胫骨平台骨折等。跟骨的负重点位于下肢力线的外侧，当轴向应力通过距骨作用于跟骨的后关节面时，形成由后关节面向跟骨内侧壁的剪切应力。由此造成的骨折（原发骨折线）几乎总是存在于跟骨结节的近端内侧，通常位于Gissane十字夹角附近，并由此处延伸，穿过前外侧壁。该骨折线经过跟骨后关节面的位置最为变化不定，可以位于靠近载距突的内侧1/3，或位于中间1/3，或者位于靠近外侧壁的外侧1/3。如果轴向应力继续作用，则出现以下2种情况：内侧突连同载距突一起被推向远侧至足跟内侧的皮肤；后关节面区形成各种各样的继发骨折线。前方的骨折线常延伸至前突并进入跟骰关节。Essex Lopresti将后关节面的继发骨折线分为两类：如果后关节面游离骨块位于后关节面的后方和跟腱止点的前方，这种损伤称为关节压缩型骨折；如果骨折线位于跟腱止点的远侧，这种损伤称为舌形骨折。

三、分类

跟骨骨折根据骨折线是否波及距下关节分为关节内骨折和关节外骨折。

关节外骨折按解剖部位可分为：①跟骨结节骨折。②跟骨前结节骨折。③载距突骨折。④跟骨体骨折。

关节内骨折有多种分类方法。过去多根据 X 线平片分类，如最常见的 Essex Lopresti 分类法把骨折分为舌形骨折和关节压缩型骨折。其他人根据骨折粉碎和移位情况进一步分类，如 Paley 分类法等。

根据 X 线平片分类的缺点是不能准确地了解关节面损伤情况，对治疗和预后缺乏指导意义。因此，大量 CT 分类方法应运而生。现将较常见的 Sanders 分类法介绍如下：

其分型基于冠状面 CT 扫描。在冠状面上选择跟骨后距关节面最宽处，从外向内将其分为三部分 A、B、C，分别代表骨折线位置。这样，就可能有四部分骨折块，三部分关节面骨折块和二部分载距突骨折块。

Ⅰ型：所有无移位骨折。

Ⅱ型：二部分骨折，根据骨折位置在 A、B 或 C 又分为ⅡA、ⅡB、ⅡC 骨折。

Ⅲ型：三部分骨折，根据骨折位置在 A、B 或 C 又分为ⅢAB、ⅢBC、ⅢAC 骨折。典型骨折有一中央压缩骨块。

Ⅳ型：骨折含有所有骨折线。

四、临床表现及诊断

跟骨骨折是足部的常见损伤，以青壮年伤者最多，严重损伤后易造成残疾。外伤后后跟疼痛，肿胀，踝后沟变浅，瘀斑，足底扁平、增宽和外翻畸形。后跟部压痛，叩击痛明显。此时即高度怀疑跟骨骨折的存在。

X 线对识别骨折及类型很重要。X 线检查：跟骨骨折的 X 线检查应包括 5 种投照位置。侧位像用来确定跟骨高度的丢失（Bohler 角的角度丢失）和后关节面的旋转。轴位像（或 Harris 像）用来确定跟骨结节的内翻位置和足跟的宽度，也能显示距骨下关节和载距突。足的前后位和斜位像用来判断前突和跟骰关节是否受累。另外，摄一个 Broden 位像用来判断后关节面的匹配，投照时，踝关节保持中立位，将小腿内旋 40°，X 射线管球向头侧倾斜 10°~15°。特殊的斜位片能更清楚地显示距骨下关节。如果医生治疗此类骨折的经验比较丰富，三种 X 线影像可能即已足够，但是，为了对损伤进行全面的评估，通常需要 CT 扫描检查。应该进行 2 个平面上的扫描：半冠状面，扫描方向垂直于跟骨后关节面的正常位置；轴面，扫描方向平行于足底。CT 检查更清晰显示跟骨的骨折线及足跟的宽度，CT 扫描结果现已成为骨折分类的基础和依据。此外，跟骨属海绵质骨，压缩后常无清晰的骨折线，有时不易分辨，常须根据骨的外形改变、结节关节角的测量来分析和评价骨折的严重程度。

五、治疗

各类型跟骨骨折治疗共同的目标如下：①恢复距下关节后关节面的外形。②恢复跟骨的高度（Bohler 角）。③恢复跟骨的宽度。④腓骨肌腱走行的腓骨下间隙减压。⑤恢复跟骨结节的内翻对线。⑥如果跟骰关节也发生骨折，将其复位。制订治疗计划时尚需考虑患者年龄、健康状况、骨折类型、软组织损伤情况及医生的经验。

1. 跟骨前结节骨折　跟骨前结节骨折易误诊为踝扭伤，骨折后距下关节活动受限，压痛点位于前距腓韧带 2cm，向下 1cm 处。无移位骨折采用石膏固定 4~6 周。骨折块较大时，行切开内固定；陈旧骨折或骨折不愈合有症状时，可手术切除骨折块。

2. 跟骨结节骨折　跟骨结节骨折有 2 种类型：一种是腓肠肌突然猛烈收缩牵拉跟腱附着部，发生跟骨后撕脱骨折；另一种为直接暴力引起的跟骨后上鸟嘴样骨折。治疗骨折无移位或少量移位时，用石膏固定患肢于跖屈位 6 周。若骨折块超过结节的 1/3，且有旋转及严重倾斜，或向上牵拉严重者，可手术复位，螺丝钉固定。术时可行跟腱外侧直切口，以避免手术瘢痕与鞋摩擦。术后用长腿石膏固定于屈膝 30°跖屈位，使跟腱呈松弛状态。

3. 载距突骨折　单纯载距突骨折很少见。无移位骨折可用小腿石膏固定 6 周。移位骨折可手法复位足内翻跖屈，用手指直接推挤载距突复位。较大骨折块时也可切开复位。骨折不愈合较少见，不要轻易切除载距突骨块，因为有可能失去弹簧韧带附着而致扁平足。

4. 跟骨体骨折　跟骨体骨折因不影响距下关节面一般预后较好。骨折机制类似于关节内骨折，常发生于高处坠落后。骨折后可有移位，如跟骨体增宽，高度减低，跟骨结节内外翻等。此类骨折除常规X线片外，还应做CT检查，以明确关节面是否受累及骨折移位情况。骨折移位较大时，可手法复位并石膏外固定，或切开复位内固定。

5. 关节内骨折　关节内骨折是跟骨中最常见的类型，治疗意见分歧较大。

（1）保守疗法：适用于无移位或少量移位骨折，或年龄大、功能要求不高或有全身并发症不适于手术治疗的患者。鼓励早期开始患肢功能运动及架拐负重。此法可能遗留足跟加宽、结节关节角减少、足弓消失及足内外翻畸形等。

（2）骨牵引治疗：跟骨结节持续牵引下，按早期活动原则进行治疗，可减少病废。

（3）闭合复位疗法：患者俯卧位，在跟腱止点处插入1根斯氏针，针尖沿跟骨纵轴向前并略微偏向外侧，达后关节面下方后撬起。撬拨复位后再用双手在跟骨部做侧方挤压，侧位及轴位透视，位置满意后，将斯氏针穿入跟骨前方。粉碎骨折时，也可将斯氏针穿过跟骰关节。然后用石膏将斯氏针固定于小腿石膏管型内。6周后去除石膏和斯氏针。此方法适用于某些舌状骨折。

（4）切开复位术：适用于青年人，可先矫正跟骨结节关节角，及跟骨体的宽度，再手术矫正关节面。做跟骨外侧切口，将塌陷的关节面撬起，至正常位置后，用松质骨填塞空腔保持复位。术后用管型石膏固定8周。若固定牢固，不做石膏外固定，疗效更满意（图8-4）。

6. 严重粉碎骨折　严重粉碎骨折，年轻患者对功能要求较高时，切开难以达到关节面解剖复位，非手术治疗又极有可能遗留跟骨畸形而影响功能，一期融合并同时恢复跟骨外形可以缩短治疗时间，使患者尽快地恢复工作。在切开复位时，亦应有做关节融合术的准备，一旦不能达到较好复位，也可一期融合距下关节。手术时用磨钻磨去关节软骨，大的骨缺损可植骨，用钢板维持跟骨基本外形，用1枚6.5mm或7.3mm直径全长螺纹空心螺钉经导针固定跟骨结节到距骨。

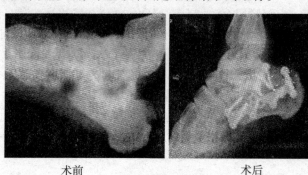

术前　　　　　　　　　　　　　　　术后

图8-4　跟骨骨折术前和术后

六、并发症及后遗症

1. 伤口皮肤坏死、感染　外侧入路L形切口时，皮瓣角部边缘有可能发生坏死，应注意：术中延长切口时，小心牵拉软组织并保持为全厚皮瓣至关重要；外侧皮缘下应放置引流以防止形成术后血肿；延迟拆除缝线，甚至达3周以上，在此期间不应活动以减轻皮瓣下的剪切力；围手术期常规应用抗生素。一旦出现坏死，应停止活动。如伤口感染，浅部感染，可保留内植物，伤口换药，有时需要皮瓣转移。深部感染，需取出钢板和螺钉。

2. 距下关节和跟骰关节创伤性关节炎　由于关节面骨折复位不良或关节软骨的损伤，距下关节和跟骰关节退变产生创伤性关节炎。关节出现疼痛及活动障碍，可使用消炎止痛药物、理疗、支具和封闭等治疗。如症状不缓解，应做距下关节或三关节融合术。

3. 足跟痛　可由于外伤时损伤跟下脂肪垫或骨刺形成所致，也可因跟骨结节的骨突出所致。可用足跟垫减轻症状，必要时行手术治疗。

4. 神经卡压 神经卡压较少见，胫后神经之跖内或外侧支以及腓肠神经外侧支，可受骨折部位的软组织瘢痕卡压发生症状，或手术损伤形成神经瘤所致。非手术治疗无效时，必要时应手术松解。

5. 腓骨长肌腱鞘炎 跟骨骨折增宽时，可使腓骨长肌腱受压，肌腱移位，如骨折未复位，肌腱可持续遭受刺激而发生症状，必要时可手术切除多余骨质，使肌腱恢复原位。也可因术中外侧壁掀开时，损伤腓骨肌腱，有限的骨膜下剥离及仔细牵拉可避免此并发症。

6. 复位不良和骨折块再移位 准确恢复跟骨结节到合适外翻对线是基本要求，术中应多角度拍摄X线片以避免此并发症。如果负重过早会导致主要骨折块的移位，患者至少应在8周内禁止负重以避免该并发症。

（刘　丹）

第四节　跖骨骨折及脱位

一、解剖特点

前足有两个重要作用，一个是支撑体重，第二个是行走时5块跖骨间可以发生相对移位以便将足底应力平均分布于第1跖骨的2个籽骨和其余4个跖骨，避免局部皮肤压坏。前足表面上是一个整体，但各部分的损伤则需要根据不同情况分别处理。

解剖学上5块跖骨明显分为3个部分：第1、第5和中部3块跖骨。

二、损伤机制

跖骨骨折临床上较常见，但由于其功能的相对次要，目前相关文献极少有其发生率的记载。常由重物砸伤或挤压伤等直接暴力、身体扭转等间接暴力导致跖骨干螺旋形骨折，尤其是中间的3个跖骨。应力骨折多见于运动员等。

三、分类

跖骨骨折通常按骨折部位来分类，分别为基底部、骨干和颈部骨折。

四、临床表现及诊断

跖骨骨折诊断较简单，明确的外伤史，局部压痛，有时可及骨擦感，足部活动受限，足部正斜位片可明确诊断。其中斜位片有助于判断跖骨头在矢状位的移位。必要时可行CT扫描加三维重建，明确骨折的详细情况。

五、治疗

第1跖骨较其他跖骨短而粗大，构成足内侧纵弓的一部分，与第2跖骨间韧带连接少，故相对活动度更大。它基底内侧有胫前肌腱附着，外侧有腓骨长肌腱附着，这一对肌腱维持着跖骨的位置。第1跖骨头上有2个籽骨，分担了前足1/3应力。由于第1跖骨对前足的稳定性起关键作用，所以对第1跖骨应该采用更加积极的治疗，努力恢复其形态和其他跖骨头之间的正常关系。对于移位不明显的横行骨折，可予石膏外固定。对于一些简单的骨干部位的骨折，可以经皮用克氏针固定，具有损伤小、经济等优点，但固定不如钢板确切，且有损伤跖板、关节面，钉道感染等不足。对于移位明显的不稳定骨折，如果软组织条件允许，可用微型钢板螺钉固定。如果软组织损伤不适宜内固定，则可以采用外固定架治疗。术后注意软组织愈合，一般负重延迟至术后8~10周至X片上见骨痂。

第5跖骨骨折很常见，由于有很多运动肌附着于其基底部，所以不同于其他骨折。腓骨短肌止于第5跖骨结节背侧，第三腓骨肌止于干骺结合部，跖侧也有跖筋膜附着（图8-5）。第五跖骨骨折可以分为3种类型：第4、第5跖骨间关节以近的骨折为节结骨折，或称Ⅰ区骨折；第4、第5跖骨间关节区域的骨折为Jones骨折，或称Ⅱ区骨折；该区以远的骨折为骨干应力骨折或称Ⅲ区骨折（图8-6）。Ⅰ区骨折一般保守治疗效果较好，骨折涉及关节达30%以上的需手术治疗。Jones骨折通常以保守治疗为主，对于运动员等要求尽早活动的，可以行髓内螺钉固定。骨干部位骨折现今的治疗趋势是切开复位微型钢板固定。

对于中部跖骨骨折侧方移位小于4mm，成角畸形小于10°，短缩不明显，一般石膏固定等保守治疗可取得满意疗效。但存在固定时间长，患足肿胀、疼痛等不适，而且对于跖骨头颈部骨折固定不确切者容易发生再移位。对于移位等畸形明显的跖骨骨折，也可采用经皮或切开复位后克氏针固定，具有手术创伤小、费用低等优点，但对于长斜形或粉碎骨折，尤其是靠近跖骨头处骨折，其固定效果不如钢板确切，并且会损伤跖趾关节、跖板，术后导致关节疼痛、跖骨头和跖板的粘连等。

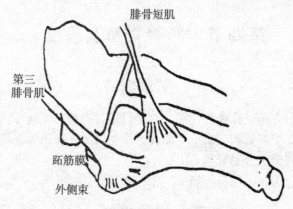

图8-5　第5跖骨基底部韧带附着情况

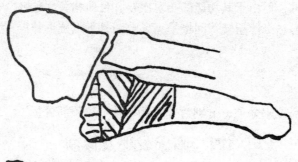

图8-6　第5跖骨基底部骨折分类

随着经济发展，患者要求的提高，对于长斜形或粉碎性骨折，跖骨头骨折跖屈明显者，更多采用AO微型钢板内固定等更为积极的治疗方法。跖骨头的形态对于维持整个足弓的稳定性起着极其重要的作用，切开复位内固定并且确切的修复其形态，对于减少日后由于不稳定等导致的足部疼痛有重要意义。当骨折远端跖屈明显，在今后的负重时该跖骨的负荷增加，会导致难以处理的跖侧皮肤过度角质化，而足背侧的骨性突起亦可引起疼痛。偶尔远端的背屈，可以使该跖骨的负荷减小，导致周边的损伤。Sisk指出骨折越靠近远端，远端跖屈越明显，越应考虑手术。而且足部往往都有鞋和袜子的保护，很少像手外伤一样出现严重的污染而影响内固定的植入，手术较安全。跖骨骨折常由高能量损伤引起，且足背部皮肤软组织菲薄，术前应注意软组织条件，积极予脱水消肿等对症处理，待肿胀消退后方可手术。

Alapuz等对57例中间跖骨骨折患者采用手术治疗和非手术治疗的最终结果进行了评价，发现效果差者多得惊人（39%）。不论采用何种治疗方法，只32%的患者效果良好。导致效果较差的因素包括骨折矢状面移位、开放骨折和严重软组织损伤。有学者认为，轻度侧方移位可以接受，然而，不论跖骨头在矢状面背伸移位或跖屈移位，还是跖骨过度短缩都将导致跖骨疼痛和慢性前足疼痛。鉴于此，推荐经背侧入路行闭合复位和经皮穿针固定。必须注意跖骨在矢状面的对线，触摸跖骨头以确定是否所有跖骨头都在同一平面，从而做出初步评估。

（李保杰）

参考文献

［1］唐佩福，王岩．解放军总医院创伤骨科手术学——创（战）伤救治理论与手术技术［M］．北京：人民军医出版社，2014．

［2］Terry Canale．坎贝尔骨科手术学第12版：关节外科、儿童骨科、脊柱外科、手外科、足踝外科［M］．北京：人民军医出版社，2015．

［3］邱贵兴，戴尅戎．骨科手术学（第4版）［M］．北京：人民卫生出版社，2016．

［4］陶海鹰，陈家禄，任岳．脊柱外科手术入路与技巧［M］．北京：人民军医出版社，2013．

［5］任高宏．临床骨科诊断与治疗［M］．北京：化学工业出版社，2015．

［6］陈建庭，朱青安，罗卓荆．脊柱手术指南［M］．北京：北京大学医学出版社，2013．

［7］荣国威，田伟，王满宜．骨折（第2版）［M］．北京：人民卫生出版社，2013．

［8］杨扬震，林允雄．骨与关节创伤［M］．上海：上海科学技术出版社，2013．

［9］姜保国，王满宜．关节周围骨折［M］．北京：人民卫生出版社，2013．

［10］泽口毅．钢板固定骨折手术技巧［M］．沈阳：辽宁科学技术出版社，2015．

［11］杨小蓉，黄俊华，裴福兴．图解骨科手术配合［M］．北京：科学出版社，2015．

［12］王澍寰．手外科学（第3版）［M］．北京：人民卫生出版社，2011．

［13］顾玉东．手外科手术学（第2版）［M］．上海：复旦大学出版社，2010．

［14］田光磊，陈山林．手外科［M］．北京：中国医药科技出版社，2013．

［15］公茂琪，蒋协远．创伤骨科［M］．北京：中国医药科技出版社，2013．

［16］徐国成，韩秋生，李长有［M］．北京：中国医药科技出版社，2013．

［17］［日］津下健哉．津下手外科手术图谱［M］．北京：人民卫生出版社，2016．

［18］徐国成．外科手术学基本技术及技巧［M］．沈阳：辽宁科学技术出版社，2010．

［19］［美］David B. Thordarson．足踝外科学精要（第2版）［M］．北京：北京大学医学出版社，2013．

［20］王正义．足踝外科学（第2版）［M］．北京：人民卫生出版社，2014．

［21］［美］Sam W. Wiesel，［美］Mark E. Easley．Wiesel骨科手术技巧：足踝外科［M］．上海：上海科学技术出版社，2015．

［22］郝定均．简明临床骨科学［M］．北京：人民军医出版社，2014．

［23］卫生部医政局．骨科临床路径［M］．北京：人民卫生出版社，2012．

［24］李长有，徐国成，张青．骨科小手术图解［M］．沈阳：辽宁科学技术出版社，2012．